普通高等教育"十四五"规划教材

普通高等学校动物医学类专业系列教材

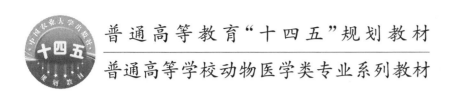

动物性食品卫生学 实验教程

陈明勇　胡艳欣　主　编

田纪景　沈张奇　董彦君　副主编

U0259664

中国农业大学出版社

·北京·

内 容 简 介

　　《动物性食品卫生学实验教程》以我国的国家标准和最新版的行业标准为依据,具有内容全面、结构系统完整、实用性强、适应面广的特点,基本能满足相关高等农业院校的教学需要。本教程以实验基本操作技术为主,主要目的是加强学生动手能力和综合素质的培养,提高学生分析问题和解决问题的综合能力。该教程实验、实习内容直观性和技术性较强,实验中要求学生认真观察,仔细操作,严格按照操作规程进行,如实、详尽地记录实验结果,并对其进行认真的分析,进而养成良好的实验习惯。

图书在版编目(CIP)数据

　　动物性食品卫生学实验教程 / 陈明勇,胡艳欣主编. -- 北京:中国农业大学出版社,2020.10

　　ISBN 978-7-5655-2460-8

　　Ⅰ.①动…　Ⅱ.①陈…②胡…　Ⅲ.①动物性食品－食品卫生－实验－高等学校－教材　Ⅳ.①R155.5-33

　　中国版本图书馆 CIP 数据核字(2020)第 217878 号

书　　名 动物性食品卫生学实验教程	
作　　者 陈明勇　胡艳欣　主编	
策划编辑 张　程	**责任编辑** 张　程
封面设计 郑　川	
出版发行 中国农业大学出版社	
社　　址 北京市海淀区圆明园西路 2 号	**邮政编码** 100193
电　　话 发行部 010-62733489,1190	读者服务部 010-62732336
编辑部 010-62732617,2618	出 版 部 010-62733440
网　　址 http://www.caupress.cn	**E-mail** cbsszs@cau.edu.cn
经　　销 新华书店	
印　　刷 北京鑫丰华彩印有限公司	
版　　次 2021 年 10 月第 1 版　2021 年 10 月第 1 次印刷	
规　　格 787×1092　16 开本　15.75 印张　390 千字	
定　　价 47.00 元	

图书如有质量问题本社发行部负责调换

编写人员

主　　编　陈明勇　胡艳欣

副主编　田纪景　沈张奇　董彦君

编写人员　（按姓氏拼音排序）

常玲玲（西北农林科技大学）

陈明勇（中国农业大学）

董彦君（中国农业大学）

古少鹏（山西农业大学）

胡艳欣（中国农业大学）

霍乃蕊（山西农业大学）

李　浩（中国农业大学）

栗绍文（华中农业大学）

刘天龙（中国农业大学）

沈张奇（中国农业大学）

田纪景（中国农业大学）

王少林（中国农业大学）

肖　鹏（云南农业大学）

前　言

　　随着高等农业院校本科系列课程教学改革的不断深入，动物性食品卫生学课程的教学内容、教学要求和教学条件有了很大的变化。长期以来，各高等农业院校一直缺乏该课程适用性强的实验教材，亟须一本既能满足相关高等农业院校的专业需求，又能适应科学技术发展水平的实验教材。因此我们在"十四五"规划教材要求的基础上，编写了与该课程配套的《动物性食品卫生学实验教程》。

　　本教程具有内容全面、结构系统完整、实用性强、适应面广的特点，基本能满足相关高等农业院校的教学需要。本教程以实验基本操作技术为主，主要目的是加强学生动手能力和综合素质的培养，提高学生分析问题和解决问题的综合能力。本教程实验、实习内容直观性和技术性较强，实验中要求学生认真观察，仔细操作，严格按照操作规程进行，如实、详尽地记录实验结果，并对其进行认真的分析，进而养成良好的实验习惯。

　　本教程的实验内容符合国家标准且技术成熟，其目的在于对基本操作技术和基本方法的训练。本教程的编写得到了各位教师的大力支持和积极参与，在此，对其他所有编者表示感谢，同时感谢中国农业大学动物医学院本科生刘天娇同学绘制封面和插图。

　　本教程涉及动物医学的众多学科和众多新的科学技术内容，由于编者水平有限，教程中难免有不足和遗漏之处，恳请同行和其他读者提出宝贵意见，以便再版时改进。

编　者

2021 年 5 月

目　　录

实验一　肉新鲜度的卫生检验

实验目的：通过实验了解肉新鲜度评价的国家标准,掌握国家标准中要求检测项目的检验方法和原理。要求学生熟悉新鲜肉和腐败肉的感官性状、分解产物特性和细菌污染程度等方面的知识,并掌握肉新鲜度各检验项目的操作技术和对检验结果进行综合评定的方法。

　　鲜肉是指活畜禽屠宰加工后,经兽医卫生检验符合市场鲜销而未经冷冻的畜禽胴体,一般需要经过冷却成熟后才可食用。屠宰后的鲜肉在自然条件下存放时一般会经历僵硬、成熟、自溶和腐败四个连续的变化过程。僵硬和成熟阶段的肉属于新鲜肉,而自溶标志着鲜肉腐败变质的开始,鲜肉发生腐败变质后会导致蛋白质或其他营养成分的强烈分解,产生许多有毒有害的低分子产物。肉的腐败变质是一个渐进性的复杂变化过程,采用综合性的检查方法才能客观地对鲜肉卫生状况做出正确的判断。肉新鲜度的卫生检验包括感官检验、理化检验和细菌学检验。

一、肉新鲜度的感官检验

　　感官检验是通过检验者的视觉、嗅觉、触觉和味觉等感觉器官对肉的新鲜度进行检查。这种方法简便易行,既能反映客观情况,又能及时作出结论。感官指标是国家规定检验肉新鲜度的主要标准之一,是肉新鲜度检验的最基本指标。

　　感官检验主要是观察肉品表面和切面的颜色,触摸肉品表面和切面的湿润程度,观察肌肉纤维的清晰程度和感觉其坚韧性,用手指按压肌肉判定肉的弹性,嗅闻肌肉的异常气味,按下列煮沸实验方法检查肉汤的变化等,最后根据检验结果评定肉的新鲜度。

　　煮沸实验：称取 20 g 检验肉样剪成 2～3 g 的小块,除去脂肪和结缔组织,置于 200 mL 三角烧杯中,加 100 mL 水,用表面皿盖上加热至 50～60 ℃,开盖检查气味,继续加热煮沸 20～30 min,检查肉汤的气味、滋味和透明度以及脂肪的气味和滋味。

　　判定标准：感官指标应符合 GB 2707—2016《食品安全国家标准　鲜(冻)畜、禽食品》的规定(表 1-1)。不同的肉的新鲜度感官检验方法见表 1-2 至表 1-4。

表 1-1　肉感官要求

项目	要求	检验方法
色泽	具有产品应有的色泽	取适量试样置于洁净的白色盘（瓷盘或同类容器）中，在自然光下观察色泽和状态，闻其气味
气味	具有产品应有的气味，无异味	
状态	具有产品应有的状态，无正常视力可见外来异物	

注：本表适用于鲜（冻）畜、禽产品；不适用于即食生肉制品；本表引自 GB 2707—2016。

表 1-2　猪肉感官卫生检验方法

项目	鲜猪肉	冻猪肉
色泽	肌肉有光泽，红色均匀，脂肪乳白色	肌肉有光泽，红色或稍暗，脂肪白色
组织状态	纤维清晰，有坚韧性，指压后凹陷立即恢复	肉质紧密，有坚韧性，解冻后指压凹陷恢复较慢
粘度	外表湿润，不粘手	外表湿润，切面有渗出液，不粘手
气味	具有鲜猪肉固有的气味，无异味	解冻后具有鲜猪肉固有的气味，无异味
煮沸后肉汤	澄清透明，脂肪团聚于表面	澄清透明或稍有浑浊，脂肪团聚于表面

注：本表适用于猪屠宰加工后，经兽医卫生检验合格，允许市场销售的鲜猪肉和冷冻猪肉。

表 1-3　牛肉、羊肉、兔肉的感官卫生检验方法

项目	鲜牛肉、鲜羊肉、鲜兔肉	冻牛肉、冻羊肉、冻兔肉
色泽	肌肉有光泽，红色均匀，脂肪白色或微黄色	肌肉有光泽，红色或稍暗，脂肪洁白或微黄色
组织状态	纤维清晰，有坚韧性	肉质紧密、坚实
粘度	外表微干或湿润，不粘手，切面湿润	外表微干或有风干膜或外表湿润不粘手，切面湿润不粘手
弹性	指压后凹陷立即恢复	解冻后指压后凹陷恢复较慢
气味	具有鲜牛肉、鲜羊肉、鲜兔肉固有的气味，无臭味，无异味	解冻后具有牛肉、羊肉、兔肉固有的气味，无异味
煮沸后肉汤	澄清透明，脂肪团聚于表面，具特有香味	澄清透明或稍有浑浊，脂肪团聚于表面，具特有香味

注：本表适用于活牛、羊、兔屠宰加工后，经兽医卫生检验符合市场销售的鲜牛肉、鲜羊肉、鲜兔肉和冷冻牛肉、冻羊肉、冻兔肉。

表 1-4　鲜（冻）禽产品感官卫生检验指标

项目	鲜禽产品	冻禽产品
组织状态	肌肉富有弹性，指压后凹陷部位，立即恢复至原状	肌肉指压后凹陷部位恢复较慢，不易完全恢复至原状
色泽	表皮和肌肉切面有光泽，具有禽类品种应有的光泽	
气味	具有禽类品种正常的气味，无其他异味	
煮沸后肉汤	透明澄清，脂肪团聚于表面，具有禽类品种的香味	

续表 1-4

项目	鲜禽产品	冻禽产品
淤血[以淤血面积(S)计]/cm² S>1 0.5<S≤1 S≤0.5	不得检出 片数不得超过抽样量的 2% 忽略不计	
硬杆毛(长度超过 12 mm 的羽毛,或直径超过 2 mm 的羽毛根)/(根/10 kg)	≤1	
异物	不得检出	

注:淤血面积指单一整禽或单一分割禽体的一片淤血面积。

二、肉新鲜度的理化检验

肉新鲜度理化检验指标主要包括挥发性盐基氮、pH、粗氨、球蛋白沉淀反应、硫化氢及过氧化物酶等。我国现行的食品卫生标准中,肉新鲜度检验的唯一理化指标是挥发性盐基氮,其他检验只能作为肉新鲜度检验的辅助方法,实际工作中应根据情况选用。

1.挥发性盐基氮(TVB-N)的测定

挥发性盐基氮(TVB-N)的测定方法有半微量定氮法、自动凯氏定氮仪法和微量扩散法(GB 5009.228—2016)。

(1)半微量定氮法

①基本原理

动物性食品在腐败过程中,由于酶和细菌的作用,蛋白质发生分解,产生氨及胺类等碱性含氮物质,这些物质在碱性环境中具有挥发性,故称为挥发性盐基氮。

在半微量凯氏定氮器的反应室内放入样品提取液,利用弱碱氧化镁,使碱性含氮物质游离而被蒸馏出来,被接收瓶中的硼酸吸收。然后用标准盐酸溶液滴定,根据滴定用去的酸的量,计算出样品中挥发性盐基氮的含量。

②器材与试剂

器材:天平(感量为 1 mg)、搅拌机、具塞锥形瓶(300 mL)、半微量定氮装置、吸量管(10.0 mL、25.0 mL、50.0 mL)、微量滴定管(10 mL,最小分度为 0.01 mL)。

试剂:氧化镁(MgO)、硼酸(H_3BO_3)、三氯乙酸($C_2HCl_3O_2$)、盐酸(HCl)或硫酸(H_2SO_4)、甲基红指示剂($C_{15}H_{15}N_3O_2$)、溴甲酚绿指示剂($C_{21}H_{14}Br_4O_5S$)或亚甲基蓝指示剂($C_{16}H_{18}ClN_3S \cdot 3H_2O$)、95% 乙醇($C_2H_5OH$)、消泡硅油。

③试剂配制

氧化镁混悬液(10 g/L):称取 10 g 氧化镁,加 1 000 mL 水,振摇成混悬液。

硼酸溶液(20 g/L):称取 20 g 硼酸,加水溶解后稀释至 1 000 mL。

三氯乙酸溶液(20 g/L):称取 20 g 三氯乙酸,加水溶解后稀释至 1 000 mL。

盐酸标准滴定溶液(0.010 0 mol/L)或硫酸标准滴定溶液(0.010 0 mol/L):临用前以盐

酸标准滴定溶液(0.100 0 mol/L)或硫酸标准滴定溶液(0.100 0 mol/L)配制。

甲基红乙醇溶液(1 g/L):称取 0.1 g 甲基红,溶于 95％乙醇,用 95％乙醇稀释至 100 mL。

溴甲酚绿乙醇溶液(1 g/L):称取 0.1 g 溴甲酚绿,溶于 95％乙醇,用 95％乙醇稀释至 100 mL。

亚甲基蓝乙醇溶液(1 g/L):称取 0.1 g 亚甲基蓝,溶于 95％乙醇,用 95％乙醇稀释至 100 mL。

混合指示液:临用时将 1 份甲基红乙醇溶液与 5 份溴甲酚绿乙醇溶液混合;也可临用时将 2 份甲基红乙醇溶液与 1 份亚甲基蓝乙醇溶液混合。

④操作方法

A. 样品肉浸液的制备:将样品剔除脂肪、筋腱和骨后,绞碎搅匀,称取 10.0 g 置于锥形瓶中,加 100 mL 蒸馏水,不断摇动,浸渍 30 min 后过滤,滤液放入冰箱备用。

B. 测定:使用半微量定氮装置测定,向接收瓶内加入 10 mL 硼酸溶液,5 滴混合指示液,并使冷凝管下端插入液面下,准确吸取 10.0 mL 滤液,由小玻璃杯注入反应室,以 10 mL 水洗涤小玻璃杯并使之流入反应室内,随后塞紧棒状玻璃塞。再向反应室内注入 5 mL 氧化镁混悬液,随后立即将玻塞盖紧,并加水于小玻璃杯内以防漏气。夹紧螺旋夹,开始蒸馏。蒸馏 5 min 后移动蒸馏液接收瓶,液面离开冷凝管下端,再蒸馏 1 min。然后用少量水冲洗冷凝管下端外部,取下蒸馏液接收瓶。以盐酸或硫酸标准滴定溶液(0.010 0 mol/L)滴定至终点。使用 1 份甲基红乙醇溶液与 5 份溴甲酚绿乙醇溶液混合指示液,终点颜色至紫红色。使用 2 份甲基红乙醇溶液与 1 份亚甲基蓝乙醇溶液混合指示液,终点颜色至蓝紫色。同时做空白试验。

⑤计算

$$挥发性盐基氮含量(mg/100\ g) = \frac{(V_1 - V_2) \times 14 \times c}{m \times \left(\dfrac{V}{V_0}\right)} \times 100$$

式中:V_1—测定用样品液消耗的盐酸标准溶液体积,mL;V_2—空白试剂液消耗的盐酸标准溶液体积,mL;c—盐酸或硫酸标准滴定溶液的浓度,mol/L;m—样品的质量,g;14—滴定 1.0 mL 盐酸[$c(HCl)=1.000$ mol/L]或硫酸[$c(1/2\ H_2SO_4)=1.000$ mol/L]标准滴定溶液相当的氮的质量;V—准确吸取的滤液体积,本方法中 $V=10$ mL;V_0—样液的总体积,本方法中 $V_0=100$ mL;100—计算结果换算为毫克每百克(mg/100 g)的换算系数。

注:实验结果以重复性条件下获得的 2 次独立测定结果的算术平均值表示,结果保留 3 位有效数字。

⑥注意事项

A. 空白试验稳定后才能进行正式试验。每个样品测定之间应用蒸馏水洗涤容器 2～3 次。滴定终点观察时,空白试验与正式试验色调应一致。

B. 在重复性条件下获得的 2 次独立测定结果的绝对差值不得超过算术平均值的 10％。

C. 当称样量为 20.0 g 时,检出限为 0.18 mg/100 g;当称样量为 10.0 g 时,检出限为

0.35 mg/100 g。

（2）自动凯氏定氮仪法

①器材与试剂

器材：天平（感量为 1 mg）、搅拌机、自动凯氏定氮仪、蒸馏管（500 mL 或 750 mL）、吸量管（10.0 mL）。

试剂：硼酸溶液（20 g/L）、盐酸标准滴定溶液（0.100 0 mol/L）或硫酸标准滴定溶液（0.100 0 mol/L）、甲基红乙醇溶液（1 g/L）、溴甲酚绿乙醇溶液（1 g/L）、混合指示液（1 份甲基红乙醇溶液与 5 份溴甲酚绿乙醇溶液临用时混合）、氧化镁。

②仪器设定

A. 标准溶液使用盐酸标准滴定溶液（0.100 0 mol/L）或硫酸标准滴定溶液（0.100 0 mol/L）。

B. 带自动添加试剂、自动排废功能的自动定氮仪，关闭自动排废、自动加碱和自动加水功能，设定加碱、加水体积为"0 mL"。

C. 硼酸接收液加入设定为 30 mL。

D. 设定蒸馏时间 180 s 或蒸馏体积 200 mL，以先到者为准。

E. 采用自动电位滴定方式判断终点的定氮仪，设定滴定终点 pH ＝4.65。采用颜色方式判断终点的定氮仪，使用混合指示液，30 mL 的硼酸接收液滴加 10 滴混合指示液。

③操作方法

A. 样品肉浸液的制备：将样品剔除脂肪、筋腱和骨后，绞碎搅匀，称取 10.0 g 置于锥形瓶中，加 75 mL 蒸馏水，不断摇动，浸渍 30 min 后过滤。

B. 测定：按照仪器操作说明书的要求使仪器运行，通过清洗、试运行，使仪器进入正常测试运行状态，先进行试剂空白测定，取得空白值。在装有已处理试样的蒸馏管中加入 1 g 氧化镁，立刻连接到蒸馏器上，按照仪器设定的条件和仪器操作说明书的要求开始测定。测定完毕及时清洗和疏通加液管路和蒸馏系统。

④计算

$$挥发性盐基氮含量（mg/100\ g）= \frac{(V_1 - V_2) \times 14 \times c}{m} \times 100$$

式中：V_1—测定用样品液消耗的盐酸或硫酸标准溶液体积，mL；V_2—空白试剂液消耗的盐酸或硫酸标准溶液体积，mL；c—盐酸或硫酸标准滴定溶液的浓度，mol/L；m—样品的质量，g；14—滴定 1.0 mL 盐酸[$c(HCl)＝1.000\ mol/L$]或硫酸[$c(1/2\ H_2SO_4)＝1.000\ mol/L$]标准滴定溶液相当的氮的质量；100—计算结果换算为毫克每百克（mg/100 g）或毫克每百毫升（mg/100 mL）的换算系数。

注：实验结果以重复性条件下获得的 2 次独立测定结果的算术平均值表示，结果保留 3 位有效数字。

⑤注意事项

A. 空白试验稳定后才能进行正式试验。每个样品测定之间应用蒸馏水洗涤容器 2～

3次,滴定终点观察时空白试验与正式试验色调应一致。

B. 在重复性条件下获得的2次独立测定结果的绝对差值不得超过算术平均值的10%。

C. 当称样量为10.0 g时,检出限为0.04 mg/100 g。

(3)微量扩散法

①基本原理

在康维氏微量扩散皿的外室放入样品提取液,挥发性含氮物质会在碱性溶液中释出,利用弱碱试剂(饱和碳酸钾溶液)使含氮物质在37 ℃游离扩散,扩散到扩散皿的密闭空间中,逐渐被内室硼酸溶液吸收,然后用标准酸溶液滴定,根据滴定消耗的酸液量,计算出肉样品中总挥发性盐基氮的含量。

②器材

微量扩散皿(标准型):玻璃质,内外室总直径61 mm,内室直径35 mm,外室深度10 mm,内室深度5 mm,外室壁厚3 mm,内室壁厚2.5 mm,加磨砂厚玻璃盖。

微量滴定管,恒温培养箱。

③试剂配制

饱和碳酸钾液:称取50 g碳酸钾,加50 mL水,微加热助溶,使用时取上清液。

水溶性胶:称取10 g阿拉伯胶,加10 mL水,再加5 mL甘油及5 g无水碳酸钾(或无水碳酸钠),研匀。

吸收液、混合指示液、0.01 mol/L盐酸或硫酸标准溶液,同半微量定氮法。

④操作方法

A. 样品肉浸液的制备:同半微量定氮法。

B. 测定:将水溶性胶涂于扩散皿的边缘,在扩散皿中央内室加入1 mL吸收液和1滴混合指示液;在扩散皿外室一侧加入1 mL样品液体,另一侧加入1 mL饱和碳酸钾溶液,注意勿使两液接触,立即盖好;密封后将扩散皿于桌面上轻轻转动,使样液与碱液混合。将扩散皿置于37 ℃温箱内放置2 h,取盖,用0.01 mol/L盐酸标准溶液滴定,滴定终点为蓝紫色,记录标准盐酸的用量。同时做试剂空白对照试验。

⑤计算

$$挥发性盐基氮含量(mg/100 g) = \frac{(V_1 - V_2) \times 14 \times c}{m \times \frac{1}{100}} \times 100$$

式中:V_1—样品液消耗的盐酸标准溶液体积,mL;V_2—空白试剂消耗盐酸标准溶液体积,mL;c—标准盐酸溶液浓度,mol/L;m—样品质量,g;100—计算结果换算为毫克每百克或毫克每百毫克的换算系数;$\frac{1}{100}$—准确吸取的滤液体积/样液总体积。

注:计算结果保留3位有效数字。

⑥注意事项

A. 扩散皿应洁净,干燥,不带酸碱性;加碳酸钾时应小心加入,不可溅入内室。

B. 本方法须用标准液做回收试验;样品测定与空白试验均需各做2份平行试验。

C. 当称样量为20.0 g时,检出限为1.75 mg/100 g;当称样量为10.0 g时,检出限为

3.50 mg/100 g。

以上 3 种方法中的任何一种方法均可测得肉的挥发性盐基氮含量,新鲜肉中的挥发性盐基氮含量应≤15 mg/100 mg(GB 2707—2016)。

2.pH 的测定

肉品的 pH 是判定肉品新鲜度的重要参考指标之一。肉品 pH 的测定方法主要有 pH 试纸法、酸度计测定法、比色法(GB 5009.237—2016)。

(1)基本原理

畜禽宰前活体肌肉的 pH 为 7.1～7.2,宰后由于缺氧,肌肉中的肌糖原无氧酵解,产生大量乳酸,三磷酸腺苷迅速分解,产生磷酸,致使乳酸和磷酸聚积,肉中 pH 下降。如宰后 1 h 的热鲜肉,其 pH 可降至 6.2～6.3,24 h 后降至 5.6～6.0,在肉品工业中称为"排酸值", 可以一直维持到肉品发生腐败分解前期。所以新鲜肉的 pH 一般为 5.6～6.4。肉品腐败时,肉中蛋白质在细菌酶的作用下,被分解为氨和胺类化合物等碱性物质,因而使肉趋于碱性,pH 显著增高,可以达到 6.5 以上。另外,宰前过度疲劳、虚弱的患病动物,由于生前能量消耗过大,肌肉中贮存的肌糖原较少,因而宰后蓄积于肌肉中的乳酸量也较低,肉 pH 也显得较高。因此测定肉的 pH,不仅有助于判定肉的新鲜度,而且在一定条件下也有助于了解屠畜宰前的健康状况。

(2)器材与试剂

器材:天平,量筒,烧杯,锥形瓶,刻度吸管,剪刀,pH 精密试纸,酸度计,pH 比色箱,比色管。

试剂:磷酸二氢钾-氢氧化钠混合液(pH 5.8～8.0),溴麝香草酚蓝指示液(pH 6.0～6.7),酚红指示液(pH 6.8～8.0)。

(3)操作方法

①肉浸液的制备:同前半微量定氮法中的方法,制备 1:10 肉浸液,过滤备用。

②pH 试纸法:将 pH 精密试纸条的一端浸入被检肉浸液中,或直接贴在被检肉的新鲜切面上,数秒钟后取出(取下),与标准比色板对照,直接读取 pH 的近似数值。

③酸度计测定法:将酸度计调零、校正、定位,然后将玻璃电极和参比电极插入烧杯内肉浸液中,按下读数开关,观察指针移动所指 pH,直接读出测定结果。

④比色法:将肉浸液置于比色管中,分别加入指示剂混匀,插入比色箱,与标准比色管进行比色对照,判定试验结果。

(4)判定方法

新鲜肉 pH 5.8～6.2;次鲜肉 pH 6.3～6.6;变质肉 pH 6.7 以上。

3.肉中粗氨的测定

肉中粗氨的测定一般采用纳氏试剂法。纳氏试剂对肉中的游离氨或结合胺都能起反应,是测定氨的专用试剂。

(1)基本原理

当肉类腐败时,蛋白质分解生成氨和铵盐等物质,称为粗氨。肉中的粗氨随着腐败程度的加深而相应增多,因此测定粗氨可以判定肉类腐败变质的程度。氨是肉腐败分解时蓄积于肉中的特征性产物之一,纳氏试剂对游离氨和结合胺均能起反应,在碱性环境下与氨和铵盐形成碘化二亚汞铵的黄色或橙色沉淀,使肉浸液染成黄色,颜色深浅及沉淀量的多少与粗氨的含量和肉的腐败程度成正比,从而判定肉的新鲜度。

(2)器材与试剂配制

器材:试管、吸管、试管架、烧杯。

纳氏试剂:称取 10 g 碘化钾溶于 10 mL 热蒸馏水,再加入热的升汞饱和溶液至出现红色沉淀,过滤。向滤液中加入碱溶液(30 g 氢氧化钾溶于 80 mL 水中),并加入 1.5 mL 上述升汞饱和溶液,待溶液冷却后,加无氨蒸馏水稀释至 200 mL,贮于棕色玻璃瓶内,置暗处密闭保存,使用时取其上清液。

(3)操作方法

①肉浸液的制备:同前半微量定氮法中的方法,制备肉浸液,过滤备用。

②测定:取 2 支试管,1 支加肉浸液 1 mL,另 1 支加入 1 mL 煮沸 2 次冷却的无氨蒸馏水作为对照,然后轮流在 2 只试管中滴加纳氏试剂,每加 1 滴振摇数次,同时观察试管溶液颜色的变化,直至加到 10 滴为止。

(4)判定方法

粗氨含量与肉品新鲜度判定方法见表 1-5。

表 1-5 粗氨含量与肉品新鲜度判定方法

纳氏试剂滴数	肉浸液变化	粗氨含量/(mg/100 g)	肉的新鲜度评价
10	透明无变化	<16	新鲜肉
10	黄色透明	16~20	次鲜肉
10	淡黄色浑浊有少量悬浮物	21~30	腐败初期
6~9	黄色浑浊,稍有沉淀	31~45	腐败肉,处理后可食用
<6	大量黄色或棕色沉淀	>46	完全腐败,不能食用

4.球蛋白沉淀反应

(1)基本原理

肌肉中的球蛋白在碱性环境中呈可溶解状态,而在酸性条件下则不溶解。新鲜肉呈酸性反应,因此新鲜肉的肉浸液中无球蛋白存在。而肉在腐败过程中,由于大量有机碱的生成而呈碱性,其肉浸液中溶解有球蛋白,肉腐败越严重,则肉浸液中球蛋白的含量就越多。因此,可以根据肉浸液中有无球蛋白和球蛋白的多少来检验肉品的新鲜度。但是,宰前患病或过度疲劳的畜禽,其新鲜肉亦呈碱性反应,可使球蛋白试验显阳性结果。根据蛋白质在碱性溶液中能与重金属离子结合形成沉淀的性质,采用重金属离子沉淀法测定肉浸液中的球蛋白,常选用 10%硫酸铜作蛋白质沉淀剂进行试验。

(2)器材与试剂配制

试管、试管架、吸管、水浴锅。

10％硫酸铜溶液:称取五水硫酸铜 15.64 g,先以少量蒸馏水使其溶解,然后加蒸馏水稀释至 100 mL。

(3)操作方法

①肉浸液的制备:同前半微量定氮法中的方法制备肉浸液,过滤备用。

②测定:取 2 支 5 mL 试管,1 支试管加入肉浸液 2 mL,另 1 支试管加入 2 mL 蒸馏水作为空白对照。然后向 2 支试管中滴加 10％硫酸铜溶液 5 滴,充分振荡后,静置 5 min 观察试管溶液颜色的变化。

(4)判定方法

①新鲜肉:肉浸液透明,液体呈淡蓝色。②次鲜肉:肉浸液出现轻度混浊或絮状沉淀。③变质肉:肉浸液混浊并有白色沉淀。

5.肉中硫化氢的测定

(1)基本原理

在组成肉类的氨基酸中,有一些含有巯基的氨基酸,在肉类腐败分解过程中,在细菌产生的脱巯基酶作用下发生分解,能放出硫化氢。硫化氢在碱性环境中与可溶性醋酸铅碱性溶液发生反应,产生黑色的硫化铅沉淀。因此,测定肉中硫化氢与醋酸铅反应呈色的深浅,可以判定肉的新鲜度。

(2)器材与试剂

100 mL 具塞锥形瓶,烧杯,碱性醋酸铅滤纸。

醋酸铅碱性溶液:10％醋酸铅溶液中加入 10％氢氧化钠溶液,至析出白色沉淀时为止。

碱性醋酸铅滤纸:将滤纸条放入上述醋酸铅碱性溶液中浸泡后,取出晾干,备用。

(3)操作方法

将被检肉样剪成黄豆大小的碎块装入 100 mL 具塞锥形瓶中,至瓶容积的 1/3,并尽量使其平铺于瓶底。取一张碱性醋酸铅滤纸条,悬挂于瓶口与瓶底之间,盖上瓶塞,纸条与肉块表面接近但不接触肉面,室温下静置 30 min 后,观察瓶内滤纸条的颜色变化。必要时可将锥形瓶浸入 60 ℃温水中,以加快反应。

(4)判定标准

新鲜肉:滤纸条无变化;次鲜肉:滤纸条边缘变成淡褐色;变质肉:滤纸条下部变为褐色或黑褐色。

6.过氧化物酶的测定

(1)基本原理

健康畜禽新鲜肉中含有过氧化物酶,而不新鲜肉及病畜肉、衰弱牲畜肉中都缺乏过氧化物酶,因而测定肉中过氧化物酶的含量,有助于判定肉的新鲜度和宰前的健康状况。

根据过氧化酶能从过氧化氢中裂解出氧的特性,在肉浸液中加入过氧化氢和某种易被氧化的指示剂后,肉浸液中的过氧化酶从过氧化氢中裂解出氧,将指示剂氧化而改变颜色,根据显色时间判定肉品的新鲜度。测定时一般选用联苯胺作指示剂,联苯胺被氧化为二酰亚胺代对苯醌,二酰亚胺代对苯醌和未氧化的联苯胺形成淡蓝绿色的混合物,经一定时间后变成褐色,一般不超过 3 min。

(2)器材与试剂

试管、试管架、移液管、锥形瓶、滤纸、玻璃棒、量筒。

1%过氧化氢溶液:取 30%过氧化氢液 1 mL,用蒸馏水稀释至 30 mL 即可,现配现用。

0.2%联苯胺酒精溶液:称取 0.2 g 联苯胺,溶于 100 mL 95%酒精中即成,贮存于棕色瓶内,有效保存期不得超过 1 个月。

(3)操作方法

①肉浸液的制备:同前制备 1:10 肉浸液,过滤备用。

②测定:取 2 支 5 mL 试管,1 支试管加入肉浸液 2 mL,另 1 支试管加入 2 mL 蒸馏水做空白对照。在 2 支试管中分别加入 0.2%联苯胺酒精溶液 5 滴,充分振荡,再加入 1%过氧化氢溶液 2 滴,立即观察 3 min 内试管溶液颜色变化的速度和程度,判定结果。

(4)判定标准

健畜新鲜肉:肉浸液 30～90 s 呈蓝绿色(后变为褐色),呈阳性反应。说明肉中有过氧化物酶存在。

病死、过劳或处于濒死期急宰的动物肉:肉浸液 2～3 min 后出现淡青绿色或无色,呈阴性反应,说明肉中没有过氧化酶。

市场检验不能制备肉浸液时,在肉的切面上加 1%过氧化氢溶液 2 滴和 0.2%联苯胺酒精溶液 5 滴,此时出现蓝绿色斑点,继而变为褐色者,为阳性反应,无色斑者为阴性反应。

三、肉品的细菌学检验

引起肉类腐败变质的原因很多,如加工过程中的卫生条件,保存中的温度及宰前屠畜的健康状况等,主要原因是腐败微生物作用的结果。细菌污染肉品的途径有 2 个方面:一是内源性感染,是指细菌在宰前就已随血液和淋巴循环侵入肌肉组织;二是外源性感染,是指在屠宰加工过程中或肉类保藏运输中,细菌落在肉表面,在适宜的温度条件下生长发育,随即向肉的深处侵入。肉品的细菌学检验主要包括菌落总数的测定、大肠菌群的测定和致病菌的检测,均需按照国家标准的检测方法进行。

1.检测方法

菌落总数的检测按 GB 4789.2—2016 方法进行;大肠菌群的检测按 GB 4789.3—2016 方法进行;沙门菌的检验按 GB 4789.4—2016 方法进行;志贺氏菌的检验按 GB 4789.5—2012 方法进行;金黄色葡萄球菌的检验按 GB 4789.10—2016 方法进行。

2.细菌学检测

根据 GB 2707—2016《食品安全国家标准　鲜(冻)畜、禽产品》,要求微生物限量应符合

GB 2726—2016 中的要求(表 1-6),因此本实验以表 1-6 中的描述为实验指标。

表 1-6　鲜(冻)肉品的细菌学指标

项目	采样方案[a]及限量				检验方法
	n	c	m	M	
菌落总数/(CFU/g)	5	2	10^4	10^5	GB 4789.2—2016
大肠菌群/(CFU/g)	5	2	10	10^2	GB 4789.3—2016

注:a.采样和样品处理按 GB 4789.1 执行;n.同一批次产品应采集的样品件数;c. 最大可允许超出 m 值的样本数;m.微生物指标可接受水平的限量值;M.微生物指标的最高安全限量值 。

实验二　肉制品的卫生检验

实验目的：通过实验掌握肉制品的感官检验和理化检验方法，并按卫生标准对肉制品进行卫生质量评定。了解实验室中各个检验项目的原理。

肉制品主要包括腌腊肉制品、熟肉制品和肉类罐头三大类。肉制品的卫生检验以感官检查为主，主要从肉制品色泽、形态、弹性、组织结构状态、外表坚实度和气味等方面进行检验，必要时进行理化指标的检验和细菌学检验。腌腊肉制品、熟肉制品和肉类罐头具有不同的卫生检验程序和方法。

一、腌腊肉制品的卫生检验

(一)腌腊肉制品的感官检验

腌腊肉制品的感官检查主要判定腌腊肉制品外表和切面的色泽、弹性、气味和组织状态。检验时，取出代表性的肉样，观察肉样表面和切面的色泽、弹性、组织状态，嗅其气味；同时取浸泡腌腊肉制品的盐水检查，从盐水的状态判定腌腊肉制品的质量。

1.腌肉、腊肉和火腿的感官检验

腌腊肉制品进行感官检验一般采用简便易行、效果确实的看、扦、斩3步检验法。看是从表面和切面观察其色泽和硬度，以鉴别其质量好坏；扦是探测腌肉深部的气味；斩是在看和扦的基础上，对肉品内部质量产生疑问时所采用的辅助方法。

在进行具体检验时，先从腌肉桶(池)内取出上、中、下3层中有代表性的肉，看其表面和切面的色泽和组织状况，然后探刺、嗅检深部气味。肉的深层常由于腌制前冷却不充分、开切刀口不确实和用盐不当等原因，食盐难以渗透到达。骨骼、关节周围较其他部位的肉易于变质腐败，因此使用深部扦签方法对肉的深层进行检验具有。

一般整片腌肉通常为5签。扦签的部位和方法为：第1签从股内侧透过膝关节后方的肌肉打入膝关节；第2签由后腿肌肉打入髋关节及肌肉深处；第3签从胸腔脊椎骨下面打入背部肌肉；第4签从胸腔肌肉打入肘关节；第5签从颈部通过脊椎骨下打入胸腔的肩关节。猪头可在耳根部和颌骨之间及咬肌外面打签。

一般火腿为3签。扦签的部位和方法为：第1签在蹄髈部分膝盖骨附近，打入髋关节；

第 2 签在商品规格中方段,髋骨部分、髋关节附近;第 3 签在中方与油头交界处,打入髋骨与荐椎间。

扦签时,将特制竹签刺入肉品深部,拔出后立即嗅检气味,评定是否有异味和臭味。在第二次扦签前,必须擦去签上前一次沾染的气味或另行换签。当连续多次嗅检后,嗅觉可能对气味变得不敏感,故经过一定操作后要有适当的间隙,以免误判。

当扦签发现某处有腐败气味时,应立即换签。扦签后用油脂封闭签孔,以利于保存。使用过的竹签应用碱水煮沸消毒。

当看和扦发现质量可疑时,可用刀斩开肉品,进一步检查内部情况,或选肉层最厚的部位切开,检查断面肌肉与肥膘的状况,必要时还可试煮,品评熟腌肉的气味和滋味。

腌肉制品的判定标准如下。

①良质腌肉:外表清洁,没有霉菌、生虫和黏液,呈暗红色或鲜红色,切面呈红色,没有斑点,色泽均匀,结实而具有弹性,具有新鲜腌肉特有的令人愉快的气味。

②次质腌肉:外表较暗,有时轻度发黏、生虫,切面色泽均匀,但在外缘可以明显地看到暗色的圈,弹性稍弱,具有轻度的酸酵气味或霉败气味,脂肪轻度发黄。

③变质腌肉:外表呈暗红色,发黏,有时覆盖霉层,生虫,切面色泽不均,呈灰色或暗红色、褐色,弹性差,具有明显酸酵、腐败的氨臭气味,脂肪发黄。

2.盐水的感官检验

从腌肉桶内取出 200 mL 盐水,观察盐水的色泽、透明度和气味,判定其质量好坏。

盐水的判定标准如下。

①良质腌肉的盐水呈红色,透明,无泡沫,不含絮状物,没有发酵、霉烂和腐败气味,具有良质腌肉的固有气味。

②变质腌肉的盐水呈血红色或污浊的褐红色,混浊不清,具有泡沫,有时含有絮状物,具有腐败的或强酸的气味。

3.食品害虫的检查

各种腌腊肉制品,特别是较干的或回潮黏糊的制品,在保藏期间,容易出现各种害虫。腌腊肉制品常见的害虫有酪蝇、火腿甲虫、红带皮蠹、白腹皮蠹、火腿螨和齿蠊螨等,应注意检查。

(二)腌腊肉制品的实验室检验

腌腊肉制品中的微生物不易生存和繁殖。在生产实践中,腌腊肉制品可能出现的质量问题主要是亚硝酸盐的残留量过高、食盐含量过高或某些品种的肉品含水量过高以及在保藏过程中发生的脂肪氧化酸败和霉变。因此腌腊肉制品的实验室检验项目主要有亚硝酸盐含量的测定、食盐含量的测定、酸价的测定和水分含量的测定等。

1.亚硝酸盐含量的测定

肉制品中亚硝酸盐含量一般采用离子色谱法或分光光度法进行测定(GB 5009.33—2016)。本标准适用于所有食品中亚硝酸盐含量的测定。

(1)离子色谱法

①原理。试样经沉淀蛋白质、除去脂肪后,采用相应的方法提取和净化,以氢氧化钾溶液为淋洗液,阴离子交换柱分离,电导检测器或紫外检测器检测。以保留时间定性,外标法定量。

② 试剂。

乙酸溶液(3%):量取乙酸 3 mL 于 100 mL 容量瓶中,以水稀释至刻度,混匀。

氢氧化钾溶液(1 mol/L):称取 6 g 氢氧化钾,加入新煮沸过的冷水溶解,并稀释至 100 mL,混匀。

③标准品及储备液、使用液配制

亚硝酸钠($NaNO_2$,CAS 号:7632-00-0):基准试剂,或采用具有标准物质证书的亚硝酸盐标准溶液。

硝酸钠($NaNO_3$,CAS 号:7631-99-4):基准试剂,或采用具有标准物质证书的硝酸盐标准溶液。

亚硝酸盐标准储备液(100 mg/L,以 NO_2^- 计,下同):准确称取 0.150 0 g 于 110~120 ℃干燥至恒重的亚硝酸钠,用水溶解并转移至 1 000 mL 容量瓶中,加水稀释至刻度,混匀。

硝酸盐标准储备液(1 000 mg/L,以 NO_3^- 计,下同):准确称取 1.371 0 g 于 110~120 ℃干燥至恒重的硝酸钠,用水溶解并转移至 1 000 mL 容量瓶中,加水稀释至刻度,混匀。

亚硝酸盐和硝酸盐混合标准中间液:准确移取亚硝酸根离子(NO_2^-)和硝酸根离子(NO_3^-)的标准储备液各 1.0 mL 于 100 mL 容量瓶中,用水稀释至刻度,此溶液每升含亚硝酸根离子 1.0 mg 和硝酸根离子 10.0 mg。

亚硝酸盐和硝酸盐混合标准使用液:移取亚硝酸盐和硝酸盐混合标准中间液,加水逐级稀释,制成系列混合标准使用液,亚硝酸根离子浓度分别为 0.02、0.04、0.06、0.08、0.10、0.15 和 0.20 mg/L;硝酸根离子浓度分别为 0.2、0.4、0.6、0.8、1.0、1.5 和 2.0 mg/L。

④仪器和设备。离子色谱仪(配电导检测器及抑制器或紫外检测器,高容量阴离子交换柱,50 μL 定量环)、食物粉碎机、超声波清洗器、分析天平(感量为 0.1 mg 和 1 mg)、离心机(转速≥10 000 r/min,配 50 mL 离心管)、0.22 μm 水性滤膜针头滤器、净化柱(包括 C_{18} 柱、Ag 柱和 Na 柱或等效柱)、注射器(1.0 mL 和 2.5 mL)、具塞锥形瓶。

注:所有玻璃器皿使用前均需依次用 2 mol/L 氢氧化钾和水分别浸泡 4 h,然后用水冲洗 3~5 次,晾干备用。

⑤分析步骤。用四分法取适量待检肉品或直接使用全部待检肉品,用食物粉碎机制成匀浆,称取 2 g(精确至 0.001 g),置于 150 mL 具塞锥形瓶中,加入 80 mL 水,超声提取30 min,每隔 5 min 振摇 1 次,保持固相完全分散。于 75 ℃水浴中放置 5 min,取出放置至室温,定量转移至 100 mL 容量瓶中,加水稀释至刻度,混匀。溶液经滤纸过滤后,取部分溶液于 10 000 r/min 离心 15 min。取上清液约 15 mL,通过 0.22 μm 水性滤膜针头滤器、C_{18}柱,弃去前段 3 mL(如果氯离子大于 100 mg/L,则需要依次通过针头滤器、C_{18} 柱、Ag 柱和 Na 柱,弃去前段 7 mL),收集后面洗脱液待测。

固相萃取柱使用前需进行活化,C_{18}柱(1.0 mL)、Ag 柱(1.0 mL)和 Na 柱(1.0 mL),活化过程为:C_{18}柱(1.0 mL)使用前依次用 10 mL 甲醇、15 mL 水通过,静置活化 30 min。Ag

柱(1.0 mL)和 Na 柱(1.0 mL)用 10 mL 水通过,静置活化 30 min。

⑥仪器参考条件。

色谱柱:氢氧化物选择性,可兼容梯度洗脱的二乙烯基苯-乙基苯乙烯共聚物基质,烷醇基季铵盐功能团的高容量阴离子交换柱,4 mm×250 mm(带保护柱 4 mm×50 mm),或性能相当的离子色谱柱。

淋洗液:氢氧化钾溶液,浓度为 6～70 mmol/L;洗脱梯度为 6 mmol/L 30 min,70 mmol/L 5 min,6 mmol/L 5 min;流速为 1.0 mL/min。

抑制器。

检测器:电导检测器,检测池温度为 35 ℃;或紫外检测器,检测波长为 226 nm。

进样体积:50 μL(可根据试样中被测离子含量进行调整)。

⑦测定

A. 标准曲线的制作。将标准系列工作液分别注入离子色谱仪中,得到各浓度标准工作液色谱图,测定相应的峰高(μS)或峰面积,以标准工作液的浓度为横坐标,以峰高(μS)或峰面积为纵坐标,绘制标准曲线。

B. 试样溶液的测定。将空白和试样溶液注入离子色谱仪中,得到空白和试样溶液的峰高(μS)或峰面积,根据标准曲线得到待测液中亚硝酸根离子或硝酸根离子的浓度。

⑧计算。试样中亚硝酸离子或硝酸根离子的含量按下式计算:

$$X = \frac{(\rho - \rho_0) \times V \times f \times 1\,000}{m \times 1\,000}$$

式中:X—试样中亚硝酸根离子或硝酸根离子的含量,mg/kg;ρ—测定用试样溶液中的亚硝酸根离子或硝酸根离子质量浓度,mg/L;ρ_0—试剂空白液中亚硝酸根离子或硝酸根离子的质量浓度,mg/L;V—试样溶液体积,mL;f—试样溶液稀释倍数;1 000—换算系数;m—试样取样量 g。

注:试样中测得的亚硝酸根离子含量乘以换算系数 1.5,即得亚硝酸盐含量(按亚硝酸钠计);试样中测得的硝酸根离子含量乘以换算系数 1.37,即得硝酸盐(按硝酸钠计)含量。结果保留 2 位有效数字。

⑨注意。在重复性条件下获得的两次独立测定结果的绝对差值不得超过算术平均值的10%。此法中亚硝酸盐和硝酸盐检出限分别为 0.2 mg/kg 和 0.4 mg/kg。

(2)分光光度法

①基本原理。样品经沉淀蛋白质、除去脂肪后,在弱酸性条件下亚硝酸盐能与 Griess 试剂中的对氨基苯磺酸重氮化作用,再与试剂中的盐酸萘乙二胺耦合,生成紫红色的偶氮化合物。由于颜色的深浅与浓度之间存在对应关系,故可以与已知量的亚硝酸盐标准溶液比较定量。

②器材与试剂

小型绞肉机、分光光度计。

0.4%对氨基苯磺酸溶液:称取 0.4 g 对氨基苯磺酸,溶于 100 mL 20%的盐酸溶液中,避光保存。

0.2%盐酸萘乙二胺溶液:称取 0.2 g 盐酸萘乙二胺,溶于 100 mL 水中,避光保存。

亚铁氰化钾溶液:称取 106 g 亚铁氰化钾,溶于一定量的水中,并稀释至 1 000 mL。

乙酸锌溶液:称取 220 g 乙酸锌,加 30 mL 冰乙酸溶于水,并稀释至 1 000 mL。

饱和硼砂溶液:称取 5 g 硼砂钠,溶于 100 mL 热水中,冷却后备用。

亚硝酸钠标准溶液:精密称取 0.100 0 g 于硅胶干燥器中干燥 2 h 的亚硝酸钠,加水溶解移入 500 mL 容量瓶内,并稀释至刻度。此溶液每毫升相当于 200 μg 亚硝酸钠。

亚硝酸钠标准使用液:临用前,吸取亚硝酸钠标准溶液 5.00 mL,置于 200 mL 容量瓶内,加水稀释至刻度。此溶液每毫升相当于 5 μg 亚硝酸钠。

③操作方法。

样品处理:称取 5 g 样品绞碎,混匀,置于 500 mL 烧杯中,加硼砂饱和溶液 12.5 mL,搅拌均匀,以 70 ℃ 左右的水约 300 mL,将样品全部洗入 500 mL 容量瓶内,置沸水浴中加热 15 min,混匀,取出冷却至室温,然后边转动边加入亚铁氰化钾溶液 5 mL,摇匀,再加入乙酸锌溶液 5 mL 以沉淀蛋白质,加水至刻度,混匀,放置 0.5 h,除去上层脂肪,上清液用滤纸过滤,弃去初滤液 30 mL,滤液备用。

测定:取上述滤液 40 mL 加入 50 mL 比色管中,混匀,另吸取亚硝酸钠标准使用液 0.00、0.20、0.40、0.60、0.80、1.00、1.50、2.00、2.50 mL(相当于亚硝酸钠 0、1、2、3、4、5、7.5、10、12.5 μg)分别置于 50 mL 比色管中,在标准管与样品管中分别加入 0.4% 对氨基苯磺酸溶液 2 mL,混匀,静置 3～5 min 后加入 0.2% 盐酸萘乙二胺溶液 1 mL,加水至刻度,混匀,静置 15 min。用 2 cm 比色杯,以零管调节零点,于 538 μm 波长处测定其吸光度,并绘制出标准曲线进行比较。

④计算。

$$X = \frac{m_1 \times 1\,000}{m \times \dfrac{V_1}{V_0} \times 1\,000}$$

式中:X—样品中亚硝酸盐的含量,mg/kg;m—样品的质量,g;m_1—测定用样液中亚硝酸盐的含量,μg;m—样品的质量,g;V_1—测定用样液的体积,mL;V_0—试样处理液的总体积,mL。

注:计算结果保留 2 位有效数字。

(3)判定标准

腌腊肉制品亚硝酸盐含量不得高于 30 mg/kg。

2.食盐含量的测定

GB 5009.44—2016 规定了食品中氯化物含量的电位滴定法、佛尔哈德法(间接沉淀滴定法)、银量法(摩尔法或直接滴定法)测定方法。标准的电位滴定法适用于各类食品中氯化物的测定;佛尔哈德法(间接沉淀滴定法)和银量法(摩尔法或直接滴定法)不适用于深颜色食品中氯化物的测定。

（1）电位滴定法

①原理。试样经酸化处理后，加入丙酮，以玻璃电极为参比电极，银电极为指示电极，用硝酸银标准滴定溶液滴定试液中的氯化物。根据电位的"突跃"，确定滴定终点。以硝酸银标准滴定溶液的消耗量，计算食品中氯化物的含量。

②试剂。亚铁氰化钾[$K_4Fe(CN)_6 \cdot 3H_2O$]；乙酸锌[$Zn(CH_3CO_2)_2$]；硝酸银（$AgNO_3$）；冰乙酸（CH_3COOH）；硝酸（HNO_3）；丙酮（CH_3COCH_3）。

③标准品。基准氯化钠（NaCl），纯度≥99.8%。

④试剂配制。

沉淀剂Ⅰ：称取 106 g 亚铁氰化钾，加水溶解并定容到 1 L，混匀。

沉淀剂Ⅱ：称取 220 g 乙酸锌，溶于少量水中，加入 30 mL 冰乙酸，加水定容到 1 L，混匀。

硝酸溶液（1+3）：将 1 体积的硝酸加入 3 体积水中，混匀。

⑤标准溶液配制及标定。

氯化钠基准溶液（0.010 00 mol/L）：称取 0.584 4 g（精确至 0.1 mg）经 500～600 ℃灼烧至恒重的基准试剂氯化钠，于小烧杯中，用少量水溶解，转移到 1 000 mL 容量瓶中，稀释至刻度，摇匀。

硝酸银标准滴定溶液（0.02 mol/L）：称取 3.40 g 硝酸银（精确至 0.01 g）于小烧杯中，用少量硝酸溶解，转移到 1 000 mL 棕色容量瓶中，用水定容至刻度，摇匀，避光储存，或转移到棕色瓶中。或购买经国家认证并授予标准物质证书的硝酸银标准滴定溶液。

标定（二级微商法）：吸取 10.00 mL 0.010 00 mol/L 氯化钠基准溶液于 50 mL 烧杯中，加入 0.2 mL 硝酸溶液及 25 mL 丙酮。将玻璃电极和银电极浸入溶液中，启动电磁搅拌器。从酸式滴定管滴入 V'（mL）硝酸银标准滴定溶液（所需量的 90%），测量溶液的电位值（E）。继续滴入硝酸银标准滴定溶液，每滴入 1 mL 立即测量溶液电位值（E）。接近终点和终点后，每滴入 0.1 mL，测量溶液的电位值（E）。继续滴入硝酸银标准滴定溶液，直至溶液电位数值不再明显改变。记录每次滴入硝酸银标准滴定溶液的体积和电位值。

滴定终点的确定：以硝酸银标准滴定溶液的体积（V'）和电位值（E），见表 2-1，以列表方式计算 ΔE、ΔV、一级微商和二级微商。或电位滴定仪自动滴定、记录硝酸银标准滴定溶液的体积和电位值。当一级微商最大、二级微商等于零时，即为滴定终点，按下式计算滴定到终点时硝酸银标准滴定溶液的体积（V_1）：

$$V_1 = V_a + \left(\frac{a}{a-b} \times \Delta V \right)$$

式中：V_1—滴定到终点时消耗硝酸银标准滴定溶液的体积，mL；V_a—在 a 时消耗硝酸银标准滴定溶液的体积，mL；a—二级微商为零前的二级微商值；b—二级微商为零后的二级微商值；ΔV—a 与 b 之间的体积差，mL

硝酸银标准滴定溶液的浓度按下式计算。

$$c = \frac{10 \times c_1}{V_1}$$

式中：c—硝酸银标准滴定溶液浓度，mol/L；c_1—氯化钠基准溶液浓度，mol/L；V_1—滴定终点时消耗硝酸银标准滴定溶液的体积,mL。

表 2-1　硝酸银标准滴定溶液滴定氯化钠标准溶液的体积计算

V'/mL	E/V	ΔE^a	ΔV^b	一级微商[c]($\Delta E/\Delta V$)	二级微商[d]
0.00	400	—	—	—	—
4.00	470	70	4.00	18	—
4.50	490	20	0.50	40	22
4.60	500	10	0.10	100	60
4.70	515	15	0.10	150	50
4.80	535	20	0.10	200	50
4.90	620	85	0.10	850	650
5.00	670	50	0.10	500	−350
5.10	690	20	0.10	200	−300
5.20	700	10	0.10	100	−100

注:a.相对应的电位变化的数值。

　　b.连续滴入硝酸银标准滴定溶液的体积增加值。

　　c.单位体积硝酸银标准滴定溶液引起的电位变化值,即 ΔE 与 ΔV 的比值。

　　d.相当于相邻的一级微商的数值之差。

　　本表引自 GB 5009.44—2016。

从表 2-1 中找出一级微商最大值为 850,则当二级微商等于零时,应在 650 与 −350 之间,所以以 $a = 650$,$b = −350$,$V_a = 4.8$ mL,$\Delta V = 0.10$ mL。

⑥仪器设备。组织捣碎机、粉碎机、研钵、涡旋振荡器、超声波清洗器、恒温水浴锅、离心机(转速≥3 000 r/min)、pH 计(精度±0.1)、玻璃电极、银电极或复合电极、电磁搅拌器、电位滴定仪、天平(感量 0.1 mg 和 1 mg)、瓷坩埚。

⑦试样准备。

炭化浸出法:称取 5 g 试样(精确至 1 mg)于瓷坩埚中,小火炭化完全,炭化成分用玻璃棒轻轻研碎,然后加 25～30 mL 水,小火煮沸,冷却,过滤于 100 mL 容量瓶中,并用热水少量多次洗涤残渣及滤器,洗液并入容量瓶中,冷至室温,加水至刻度,取部分滤液测定。

灰化浸出法:称取 5 g 试样(精确至 1 mg)于瓷坩埚中,先小火炭化,再移入高温炉中,于500～550 ℃ 灰化,冷却,取出,残渣用 50 mL 热水分数次浸渍溶解,每次浸渍后过滤于100 mL 容量瓶中,冷至室温,加水至刻度,取部分滤液测定。

⑧测定。移取 10.00 mL 试液(V_2),于 50 mL 烧杯中,加入 5 mL 硝酸溶液和 25 mL 丙酮。将玻璃电极和银电极浸入溶液中,启动电磁搅拌器。从酸式滴定管滴入V'(mL)硝酸银标准滴定溶液(所需量的 90%),测量溶液的电位值(E)。继续滴入硝酸银标准滴定溶液,每滴入 1 mL 立即测量溶液电位值(E)。接近终点和终点后,每滴入 0.1 mL,测量溶液的电位值(E)。继续滴入硝酸银标准滴定溶液,直至溶液电位数值不再明显改变。记录每次滴入硝酸银标准滴定溶液的体积和电位值。以硝酸银标准滴定溶液的体积(V')和电位值(E),用列表方式计算 ΔE、ΔV、一级微商和二级微商。按式(1)计算滴定终点时消耗硝酸银标准滴

定溶液的体积(V_3),或电位滴定仪自动滴定、记录硝酸银标准滴定溶液的体积和电位值。同时做空白试验,记录消耗硝酸银标准滴定溶液的体积(V'_0)。

⑨计算。食品中氯化物的含量按下式计算:

$$X_1 = \frac{0.035\ 5 \times c \times (V_3 - V'_0) \times V}{m \times V_2} \times 100$$

式中:X_1—试样中氯化物的含量(以 Cl^- 计),%;0.035 5—与1.00 mL硝酸银标准滴定溶液[$c(AgNO_3)=1.000$ mol/L]相当的氯的质量,g;c—硝酸银标准滴定溶液浓度,mol/L;V'_0—空白试验时消耗的硝酸银标准滴定溶液体积,mL;V_2—用于滴定的滤液体积,mL;V_3—滴定试液时消耗的硝酸银标准滴定溶液体积,mL;V—样品定容体积,mL;m—试样质量,g。

注:当氯化物含量≥1%时,结果保留3位有效数字;当氯化物含量<1%时,结果保留2位有效数字。

⑩在重复性条件下获得的2次独立测试结果的绝对差值不得超过算术平均值的5%;以称样量10 g,定容至100 mL计算,方法定量限(LOQ)为0.008%(以 Cl^- 计)。

(2)佛尔哈德法(间接沉淀滴定法)

①原理。样品经水或热水溶解、沉淀蛋白质、酸化处理后,加入过量的硝酸银溶液,以硫酸铁铵为指示剂,用硫氰酸钾标准滴定溶液滴定过量的硝酸银。根据硫氰酸钾标准滴定溶液的消耗量,计算食品中氯化物的含量。

②试剂。硫酸铁铵[$NH_4Fe(SO_4)_2 \cdot 12H_2O$];硫氰酸钾(KSCN);硝酸($HNO_3$);硝酸银($AgNO_3$);乙醇($CH_3CH_2OH$):纯度≥95%;基准氯化钠(NaCl),纯度≥99.8%。

③试剂配制。

硫酸铁铵饱和溶液:称取50 g硫酸铁铵,溶于100 mL水中,如有沉淀物,用滤纸过滤。

硝酸溶液(1+3):将1体积的硝酸加入3体积水中,混匀。

乙醇溶液(80%):84 mL 95%乙醇与15 mL水混匀。

④标准溶液配制及标定

硝酸银标准滴定溶液(0.1 mol/L):称取17 g硝酸银,溶于少量硝酸中,转移到1 000 mL棕色容量瓶中,用水稀释至刻度,摇匀,转移到棕色试剂瓶中储存。或购买有证书的硝酸银标准滴定溶液。

硫氰酸钾标准滴定溶液(0.1 mol/L):称取9.7 g硫氰酸钾,溶于水中,转移到1 000 mL容量瓶中,用水稀释至刻度,摇匀,或购买经国家认证并授予标准物质证书的硫氰酸钾标准滴定溶液。

硝酸银标准滴定溶液与硫氰酸钾标准滴定溶液体积比的确定:移取0.1 mol/L硝酸银标准滴定溶液20.00 mL(V_4)于250 mL锥形瓶中,加入30 mL水、5 mL硝酸溶液和2 mL硫酸铁铵饱和溶液,边摇动边滴加硫氰酸钾标准滴定溶液,滴定至出现淡棕红色,保持1 min不褪色,记录消耗硫氰酸钾标准滴定溶液的体积(V_5)。

硝酸银标准滴定溶液(0.1 mol/L)和硫氰酸钾标准滴定溶液(0.1 mol/L)的标定:称取经500～600 ℃灼烧至恒重的氯化钠0.10 g(精确至0.1 mg),于烧杯中,用约40 mL水溶解,并转移到 100 mL 容量瓶中。加入 5 mL 硝酸溶液,边剧烈摇动边加入 25.00 mL(V_6) 0.1 mol/L 硝酸银标准滴定溶液,用水稀释至刻度,摇匀。在避光处放置 5 min,用快速滤纸过滤,弃去最初滤液 10 mL。准确移取滤液 50.00 mL 于 250 mL 锥形瓶中,加入 2 mL 硫酸铁铵饱和溶液,边摇动边滴加硫氰酸钾标准滴定溶液,滴定至出现淡棕红色,保持 1 min 不褪色。记录消耗硫氰酸钾标准滴定溶液的体积(V_7)。按以下 3 个公式分别计算硫氰酸钾标准滴定溶液的准确浓度(c_2)和硝酸银标准滴定溶液的准确浓度(c_3)。

$$F = \frac{V_4}{V_5} = \frac{c_2}{c_3}$$

式中:F—硝酸银标准滴定溶液与硫氰酸钾标准滴定溶液的体积比;V_4—确定体积比(F)时,硝酸银标准滴定溶液的体积,mL;V_5—确定体积比(F)时,硫氰酸钾标准滴定溶液的体积,mL;c_2—硫氰酸钾标准滴定溶液浓度,mol/L;c_3—硝酸银标准滴定溶液浓度,mol/L。

$$c_3 = \frac{\dfrac{m_0}{0.058\ 44}}{V_6 - 2 \times V_7 \times F}$$

式中:c_3—硝酸银标准滴定溶液浓度,mol/L;m_0—氯化钠的质量,g;V_6—沉淀氯化物时加入的硝酸银标准滴定溶液体积,mL;V_7—滴定过量的硝酸银消耗硫氰酸钾标准滴定溶液的体积,mL;F—硝酸银标准滴定溶液与硫氰酸钾标准滴定溶液的体积比;0.058 44—与 1.00 mL 硝酸银标准滴定溶液[$c(AgNO_3) = 1.000$ mol/L]相当的氯化钠的质量(以克为单位)。

$$c_2 = c_3 \times F$$

式中:c_2—硫氰酸钾标准滴定溶液浓度,mol/L;c_3—硝酸银标准滴定溶液浓度,mol/L;F—硝酸银标准滴定溶液与硫氰酸钾标准滴定溶液的体积比。

⑤仪器设备

仪器设备同电位滴定法。

⑥分析步骤。

试样制备同电位滴定法。

⑦测定。

移取 50.00 mL 试液(步骤 A 中获得)(V_8),氯化物含量较高的样品,可减少取样体积,于 100 mL 比色管中。加入 5 mL 硝酸溶液。在剧烈摇动下,用酸式滴定管滴加 20.00～40.00 mL 硝酸银标准滴定溶液,用水稀释至刻度,在避光处静置 5 min。用快速滤纸过滤,弃去 10 mL 最初滤液。

加入硝酸银标准滴定溶液后,如不出现氯化银凝聚沉淀,而呈现胶体溶液时,应在定容、摇匀后,置沸水浴中加热数分钟,直至出现氯化银凝聚沉淀。取出,在冷水中迅速冷却至室温,用快速滤纸过滤,弃去 10 mL 最初滤液。

移取 50.00 mL 滤液于 250 mL 锥形瓶中,加入 2 mL 硫酸铁铵饱和溶液。边剧烈摇动边用 0.1 mol/L 硫氰酸钾标准滴定溶液滴定,淡黄色溶液出现乳白色沉淀,终点时变为淡棕红色,保持 1 min 不褪色。记录消耗硫氰酸钾标准滴定溶液的体积(V_9)。同时做空白试验,记录消耗硝酸银标准滴定溶液的体积(V_0)。

⑧计算。食品中氯化物的含量以质量分数 X_2 表示,按下式计算:

$$X_2 = \frac{2 \times 0.035\,5 \times c_2 \times (V_0 - V_9) \times V}{m \times V_8} \times 100$$

式中:X_2—试样中氯化物的含量(以氯计),%;0.035 5—与 1.00 mL 硝酸银标准滴定溶液 $[c(AgNO_3) = 1.000\ mol/L]$ 相当的氯的质量,g;c_2—硫氰酸钾标准滴定溶液浓度,mol/L;V_0—空白试验消耗的硫氰酸钾标准滴定溶液体积,mL;V_8—用于滴定的试样体积,mL;V_9—滴定试样时消耗 0.1 mol/L 硫氰酸钾标准滴定溶液的体积,mL;V—样品定容体积,mL;m—试样质量,g。

注:当氯化物含量≥1%时,结果保留 3 位有效数字;当氯化物含量<1%时,结果保留 2 位有效数字。

⑨在重复性条件下获得的 2 次独立测试结果的绝对差值不得超过算术平均值的 5%。以称样量 10 g,定容至 100 mL 计算,定量限(LOQ)为 0.008%(以 Cl⁻计)。

(3)银量法(摩尔法或直接滴定法)

①原理。用浸出法将腌腊肉制品中的食盐浸出,以铬酸钾为指示剂,用硝酸银标准溶液进行滴定,则氯化物与硝酸银作用,生成难溶于水的白色氯化银沉淀。当溶液中氯离子的沉淀作用结束后,过量的硝酸银即与指示剂铬酸钾发生作用,生成橘红色的铬酸银沉淀,表示反应到达终点,根据硝酸银溶液消耗量,计算氯化钠的含量。

②试剂。铬酸钾(K_2CrO_4);氢氧化钠(NaOH);酚酞($C_2OH_{14}O_4$);硝酸(HNO_3);乙醇(CH_3CH_2OH):纯度≥95%;基准氯化钠(NaCl),纯度≥99.8%。

③试剂配制。

铬酸钾溶液(5%):称取 5 g 铬酸钾,加水溶解,并定容到 100 mL。

铬酸钾溶液(10%):称取 10 g 铬酸钾,加水溶解,并定容到 100 mL。

氢氧化钠溶液(0.1%):称取 0.1 g 氢氧化钠,加水溶解,并定容到 100 mL。

硝酸溶液(1+3):将 1 体积的硝酸加入 3 体积水中,混匀。

酚酞乙醇溶液(1%):称取 1 g 酚酞,溶于 60 mL 乙醇中,用水稀释至 100 mL。

乙醇溶液(80%):84 mL 95%乙醇与 15 mL 水混匀。

④标准溶液配制及标定。

硝酸银标准滴定溶液(0.1 mol/L):称取 17 g 硝酸银,溶于少量硝酸溶液中,转移到 1 000 mL 棕色容量瓶中,用水稀释至刻度,摇匀,转移到棕色试剂瓶中储存。

硝酸银标准滴定溶液的标定(0.1 mol/L):称取经 500~600 ℃灼烧至恒重的基准试剂氯化钠 0.05~0.10 g(精确至 0.1 mg),于 250 mL 锥形瓶中。用约 70 mL 水溶解,加入 1 mL 5%铬酸钾溶液,边摇动边用硝酸银标准滴定溶液滴定,颜色由黄色变为橙黄色(保持 1 min 不褪色)。记录消耗硝酸银标准滴定溶液的体积(V_{10})。

硝酸银标准滴定溶液的浓度按下式计算:

$$c_4 = \frac{m_0}{0.058\,5 \times V_{10}}$$

式中:c_4—硝酸银标准滴定溶液的浓度,mol/L;0.058 5—与 1.00 mL 硝酸银标准滴定溶液

$[c(AgNO_3)=1.000 \text{ mol/L}]$相当的氯化钠的质量，g；$V_{10}$—滴定试液时消耗硝酸银标准滴定溶液的体积，mL；$m_0$—氯化钠的质量，g。

⑤分析步骤。

A. 试样和试样溶液制备同电位滴定法。

B. 测定。

pH 6.5～10.5 的试液：移取 50.00 mL 试液（步骤 A 获得）（V_{11}），于 250 mL 锥形瓶中，加入 50 mL 水和 1 mL 铬酸钾溶液（5%）。滴加 1～2 滴硝酸银标准滴定溶液，此时，滴定液应变为棕红色，如不出现这一现象，应补加 1 mL 铬酸钾溶液（10%），再边摇动边滴加硝酸银标准滴定溶液，颜色由黄色变为橙黄色（保持 1 min 不褪色）。记录消耗硝酸银标准滴定溶液的体积（V_{12}）。

pH 小于 6.5 的试液：移取 50.00 mL 试液（V_{11}），于 250 mL 锥形瓶中，加 50 mL 水和 0.2 mL 酚酞乙醇溶液，用氢氧化钠溶液滴定至微红色，加 1 mL 铬酸钾溶液（10%），再边摇动边滴加硝酸银标准滴定溶液，颜色由黄色变为橙黄色（保持 1 min 不褪色），记录消耗硝酸银标准滴定溶液的体积（V_{12}）。同时做空白试验，记录消耗硝酸银标准滴定溶液的体积（V''_0）。

⑥分析结果表述。

食品中氯化物含量以质量分数 X_3 表示，按下式计算：

$$X_3 = \frac{0.035\,5 \times c_4\,(V_{12}-V''_0) \times V}{m \times V_{11}} \times 100$$

式中：X_3—食品中氯化物的含量（以氯计），%；0.035 5—与 1.00 mL 硝酸银标准滴定溶液 $[c(AgNO_3)=1.000 \text{ mol/L}]$相当的氯的质量，g；$c_4$—硝酸银标准滴定溶液的浓度，mol/L；$V_{11}$—用于滴定的试样体积，mL；$V_{12}$—滴定试液时消耗的硝酸银标准滴定溶液体积，mL；$V_0$—空白试验消耗的硝酸银标准滴定溶液体积，mL；$V$—样品定容体积，mL；$m$—试样质量，g。

注：当氯化物含量≥1%时，结果保留 3 位有效数字；当氯化物含量＜1%时，结果保留两位有效数字。

⑦在重复性条件下获得的 2 次独立测试结果的绝对差值不得超过算术平均值的 5%。以称样量 10 g，定容至 100 mL 计算，定量限（LOQ）为 0.008%（以 Cl⁻ 计）。

（4）判定标准

腌腊肉制品中食盐含量不得超过 10%。

3. 酸价的测定

酸价是脂肪分子分解程度的指标，脂肪水解后酸值升高是腌腊肉制品腐败初期的表现。动物油脂中酸价的测定一般采用冷溶剂自动电位滴定法（GB 5009.229—2016 中第二法）。

（1）原理

从样品中提取出油脂作为试样，用有机溶剂将油脂试样溶解成样品溶液，再用氢氧化钾或氢氧化钠标准滴定溶液中和滴定样品溶液中的游离脂肪酸，同时测定滴定过程中样品溶液 pH 的变化并绘制相应的 pH-滴定体积实时变化曲线及其一阶微分曲线,以游离脂肪酸发生中和反应所引起的"pH 突跃"为依据判定滴定终点,最后通过滴定终点消耗的标准溶液的体积计算油脂试样的酸价。

（2）试剂

液氮(N_2),纯度＞99.99％。

乙醚-异丙醇混合液:乙醚＋异丙醇＝1＋1,500 mL 的乙醚与 500 mL 的异丙醇充分互溶混合,用时现配。

氢氧化钾或氢氧化钠标准滴定水溶液:浓度为 0.1 mol/L 或 0.5 mol/L,按照 GB/T 601标准要求配制和标定,也可购买市售商品化试剂。

（3）仪器设备

①自动电位滴定仪:具备自动 pH 电极校正功能、动态滴定模式功能;由计算机控制,能实时自动绘制和记录滴定时的 pH-滴定体积实时变化曲线及相应的一阶微分曲线;滴定精度应达 0.01 mL/滴,电信号测量精度达到 0.1 mV;配备 20 mL 的滴定液加液管;滴定管的出口处配备防扩散头。

②非水相酸碱滴定专用复合 pH 电极:采用 Ag/AgCl 内参比电极,具有移动套管式隔膜和电磁屏蔽功能。内参比液为 2 mol/L 氯化锂乙醇溶液。

③磁力搅拌器,配备聚四氟乙烯磁力搅拌子。

④食品粉碎机或捣碎机。

⑤全不锈钢组织捣碎机,配备 1～2 L 的全不锈钢组织捣碎杯,转速至少达 10 000 r/min。

⑥瓷研钵。

⑦圆孔筛:孔径为 2.5 mm。

（4）分析步骤

①试样制备。称取 3～5 g(精确到 0.01 g)肉样中的脂肪,置于 80 ℃左右的水浴或恒温干燥箱内,加热完全熔化固态油脂试样,若熔化后的油脂试样完全澄清,则可混匀后直接取样。若熔化后的油脂样品浑浊或有沉淀,则应按附录 A 的相关要求再进行除杂和脱水处理。

②试样测定。取一个干净的 200 mL 的烧杯,用天平称取制备好的油脂试样,其质量 m 单位为克。准确加入乙醚-异丙醇混合液 50～100 mL,再加入 1 颗干净的聚四氟乙烯磁力搅拌子,将此烧杯放在磁力搅拌器上,以适当的转速搅拌至少 20 s,使油脂试样完全溶解并形成样品溶液,维持搅拌状态。然后,将已连接在自动电位滴定仪上的电极和滴定管插入样品溶液中,注意应将电极的玻璃泡和滴定管的防扩散头完全浸没在样品溶液的液面以下,但又不可与烧杯壁、烧杯底和旋转的搅拌子触碰,同时打开电极上部的密封塞。启动自动电位滴定仪,用标准滴定溶液进行滴定,测定时自动电位滴定仪的参数条件如下。

滴定速度:启用动态滴定模式控制。

最小加液体积:0.01～0.06 mL/滴(空白试验:0.01～0.03 mL/滴)。

最大加液体积:0.1～0.5 mL(空白试验:0.01～0.03 mL)。

信号漂移:20～30 mV。

启动实时自动监控功能,由微机实时自动绘制相应的 pH-滴定体积实时变化曲线及对应的一阶微分曲线,如附录 B 中图 B.1 所示。

终点判定方法:以游离脂肪酸发生中和反应时,其产生的"S"型 pH-滴定体积实时变化曲线上的"pH 突跃"导致的一阶微分曲线的峰顶点所指示的点为滴定终点(附录 B 中图 B.1 所示)。过了滴定终点后自动电位滴定仪会自动停止滴定,滴定结束,并自动显示出滴定终点所对应的消耗的标准滴定溶液的毫升数,即滴定体积 V;若在整个自动电位滴定测定过程中,发生多次不同 pH 范围"pH 突跃"的油脂试样,则以"突跃"起点的 pH 最符合或接近于 pH 7.5~9.5 范围的"pH 突跃"作为滴定终点判定的依据(附录 B 中图 B.2 所示);若产生"直接突跃"型 pH-滴定体积实时变化曲线,则直接以其对应的一阶微分曲线的顶点为滴定终点判定的依据;若在一个"pH 突跃"上产生多个一阶微分峰,则以最高峰作为滴定终点判定的依据。

每个样品滴定结束后,电极和滴定管应用溶剂冲洗干净,再用适量的蒸馏水冲洗后方可进行下一个样品的测定;搅拌子先后用溶剂和蒸馏水清洗干净并用纸巾拭干后才可以重复使用。

③空白试验。另取一个干净的 200 mL 的烧杯,准确加入与试样测定时相同体积、乙醚-异丙醇混合液,然后按照相关的自动电位滴定仪参数进行测定。获得空白测定的"直接突跃"型 pH-滴定体积实时变化曲线及对应的一阶微分曲线,以一阶微分曲线的顶点所指示的点为空白测定的滴定终点(附录 B 中图 B.3 所示),获得空白测定的消耗标准滴定溶液的毫升数为 V_0。

(5)分析结果的表述

酸价按照下式进行计算:

$$X_{AV} = \frac{(V - V_0) \times c \times 56.1}{m}$$

式中:X_{AV}—酸价,mg/g;V—试样测定所消耗的标准滴定溶液的体积,mL;V_0—相应的空白测定所消耗的标准滴定溶液的体积,mL;c—标准滴定溶液的摩尔浓度,mol/L;56.1—氢氧化钾的摩尔质量,g/mol;m—油脂样品的称样量,g。

注:酸价≤1 mg/g,计算结果保留 2 位小数;1 mg/g<酸价≤100 mg/g,计算结果保留 1 位小数;酸价>100 mg/g,计算结果保留至整数位。相应的空白测定所消耗的标准滴定溶液的体积,mL。

(6)判定标准

腌腊肉制品酸价(以脂肪计)不得超过 4 mg/g。

4.水分含量的测定

腌腊肉制品中水分含量的测定可以采用直接干燥法和蒸馏法(GB 5009.3—2016)。这里主要介绍蒸馏法。

(1)基本原理

一般采用甲苯蒸馏法。根据甲苯沸点高、相对密度轻的特性,利用食品中水分的物理化学性质,将肉品中的水分分离出来,甲苯沸点为 111 ℃,当其达到沸点时水分早已蒸发,与甲苯一起冷却而收集于接收器中,同时由于水与甲苯是两种互不溶解的液体,甲苯密度为0.866 9,小于水的密度,因此甲苯浮于水上,与水分成明显的两层液体。根据接收的水的体积计算出试样中水分的含量。

(2)器材与试剂

①水分测定器。②甲苯或二甲苯:取甲苯或二甲苯,先以水饱和后,分取水层,进行蒸馏,收集馏出液备用。

(3)操作方法

称取 5～10 g 样品,剪碎,置于蒸馏瓶中,加甲苯 75 mL 浸没样品,然后连接收集器及冷凝管,以冷凝管顶端注入甲苯,装满收集器的管部,同时做甲苯(或二甲苯)的试剂空白。加热慢慢蒸馏,使每秒钟的馏出液为 2 滴,待大部分水分蒸出后,加速蒸馏约每秒钟 4 滴,当水分全部蒸出后,接收管内的水分体积不再增加时,从冷凝管顶端加入甲苯冲洗。如冷凝管壁附有水滴,可用附有小橡皮头的铜丝擦下,再蒸馏片刻至接收管上部及冷凝管壁无水滴附着,接收管水平面保持 10 min 不变为蒸馏终点,读取接收管水层的容积。

(4)分析结果的表述

试样中水分的含量,按下式进行计算:

$$X = \frac{V - V_0}{m} \times 100$$

式中:X—试样中水分的含量,mL/100 g(或按水在 20 ℃的相对密度 0.998,20 g/mL 计算质量);V—接收管内水的体积 mL;V_0—做试剂空白时,接收管内水的体积,mL;m—试样的质量,g;100—单位换算系数。

注:以重复性条件下获得的 2 次独立测定结果的算术平均值表示,结果保留 3 位有效数字。在重复性条件下获得的 2 次独立测定结果的绝对差值不得超过算术平均值的 10%。

(5)判定标准

腌腊肉制品水分含量不超过 25%。

二、熟肉制品的卫生检验

(一)熟肉制品的感官检验

参考 GB 2726—2016《食品安全国家标准 熟肉制品》的要求,熟肉制品的感官检验主要是检查熟肉制品外表的清洁情况和切面的色泽、坚实度和弹性、气味、滋味以及有无黏液、霉斑等。夏秋季节还要注意有无苍蝇停留的痕迹及蝇蛆,苍蝇常产卵于整只鸡、鸭的肛门、口、腿、耳等部位,蝇卵孵化后蝇蛆进入体腔或深部,此时制品外观色泽和气味往往正常,但内部已被蝇蛆所带的微生物污染,故应特别注意检查。

1.香肠、香肚的感官指标

主要观察香肠、香肚外表有无变色、发霉、破裂及虫蚀等情况,然后用手触检表面有无粘手、内部松软与鼓气等。再纵向切开,观察肉馅色泽、肥肉分布以及有无变质等现象,必要时可剥去外皮检查,也可加热品尝滋味和嗅闻气味(表2-2)。

表2-2 香肠、香肚的感官检验

项目	一级鲜度	二级鲜度
外观	肠衣(或肚皮)干燥且紧贴肉馅,无黏液及霉点,坚实或有弹性	肠衣(或肚皮)稍有湿润或发黏,易与肉馅分离,但不易撕裂;表面稍有霉点,但抹后无痕迹,发软而无韧性
组织状态	切面坚实	切面整齐,有裂隙,周缘部分有软化现象
色泽	切面肉馅有光泽,肌肉灰红色至玫瑰红色,脂肪白色或微带红色	部分肉馅有光泽,肌肉深灰或咖啡色,脂肪发黄
气味	具有香肠固有的气味	脂肪有轻度酸味,有时肉馅带有酸味

2.酱卤肉的感官指标

酱卤肉类指酱肉、卤肉、熟熏肉、熟禽、兔肉以及熟畜禽内脏等熟肉类食品。要求酱卤肉类肉质新鲜,无异物附着,无异味,无异臭。

3.烧烤肉的感官指标

烧烤肉是指用经兽医卫生检验合格的猪肉、禽肉加入调味料经烧烤而成的熟肉制品(表2-3)。

表2-3 烧烤肉的感官检验

品种	色泽	组织状态	气味
烧烤猪、鹅、鸭类	肌肉切面鲜艳、有光泽,微红色,脂肪呈浅乳白色(鹅、鸭浅黄色)	肌肉压之无血水,皮脆	无异味、无异臭
叉烧类	肌肉切面微赤红色,脂肪白而有光泽	肌肉切面紧密,脂肪结实	无异味、无异臭

4.肉松的感官指标

肉松是指以畜禽为主要原料,加以调味辅料,经高温烧煮并脱水复制而成的绒絮状、微粒状的熟肉制品(表2-4)。

表2-4 肉松的感官检验

项目	太仓式肉松	福建式肉松
色泽	浅黄色、浅黄褐色或深黄色	黄色、红褐色
形态	绒絮状,无杂质、焦斑和霉斑	微粒状或稍带绒絮,无杂质、焦斑和霉斑
气味	具有肉松固有的香味,无焦味、无哈喇等异味	
滋味	咸甜适口,无油涩味	

5.火腿的感官指标

火腿是指用鲜猪后腿肉经过干腌、洗、晒、发酵(或不经过洗、晒、发酵)而加工成的肉制品(表 2-5)。

表 2-5 火腿的感官检验

项目	一级鲜度	二级鲜度
色泽	肌肉切面呈深玫瑰红色或桃红色,脂肪切面呈白色或微红色,有光泽	肌肉切面呈暗红色或深玫瑰红色,脂肪切面呈白色或淡黄色,光泽较差
组织状态	致密而结实,切面平整	较致密而稍软,切面平整
气味和煮熟尝味	具有火腿特有香味或香味平淡,尝味时盐味适度,无其他异味	稍有酱味、豆豉味或酸味,尝味时允许有轻度酸味或涩味

6.板鸭(咸鸭)的感官指标

板鸭是指用健康肥鸭宰杀、去毛、净膛,经盐腌、复卤、晾晒而成的腌制品(表 2-6)。

表 2-6 板鸭(咸鸭)的感官检验

项目	一级鲜度	二级鲜度
外观	体表光洁,白色或乳白色,咸鸭有时为灰白色,腹腔内壁干燥有盐霜,肌肉切面呈玫瑰红色	体表呈淡红色或淡黄色,有少量油脂,腹腔潮润有霉点,肌肉切面呈暗红色
组织状态	切面紧密,有光泽	切面稀松,无光泽
气味	具有板鸭固有的气味	皮下及腹内脂肪有哈喇味,腹腔有腥味或轻度霉味
煮沸后肉汤及肉味	芳香,液面有大片团聚的脂肪,肉嫩味鲜	鲜味较差,有轻度哈喇味

(二)熟肉制品的实验室检验

熟肉制品是直接进食的肉制品,其卫生质量直接关系到广大消费者的身体健康和食肉安全性。因此对这类肉制品的卫生检验提出了更高的要求,除进行感官检验外,必须进行理化指标检验和微生物学检验,特别是对致病菌的检验。因此熟肉制品的实验室检验项目主要有总挥发性盐基氮(TVB-N)的测定、亚硝酸盐含量的测定、食盐含量的测定、酸价的测定、水分含量的测定和细菌学检查等。

1.挥发性盐基氮(TVB-N)的测定

同肉新鲜度的卫生检验(GB 5009.228—2016)。

2.亚硝酸盐含量的测定

同腌腊肉制品的实验室检验。一般采用分光光度法(GB 5009.33—2016)进行测定。

3．食盐含量的测定

同腌腊肉制品的实验室检验。食盐含量的测定一般采用银量法(GB 5009.44—2016)。

4．酸价的测定

同腌腊肉制品的实验室检验。熟肉制品中酸价的测定一般采用冷溶剂自动电位滴定法(GB 5009.229—2016)。

5．水分含量的测定

同腌腊肉制品的实验室检验。熟肉制品中水分含量的测定可以采用直接干燥法和蒸馏法(GB 5009.3—2016)。

6．熟肉制品的理化指标

熟肉制品的理化指标见表 2-7。

表 2-7　熟肉制品的理化指标

项目	指标
水分/(g/100 g) 　　肉干、肉松、其他熟肉干制品 　　肉脯、肉糜脯 　　油酥肉松、肉粉松	≤20.0 ≤16.0 ≤4.0
总挥发性盐基氮/(g/100 g)	≤20.0
亚硝酸盐/(mg/kg)	≤30.0
酸价/(mg/g 脂肪)	≤4.0
食盐/%	≤9.0

(三)熟肉制品的细菌学检验

1．采样与送检

(1)烧烤肉制品

用灭菌棉拭子揩拭肉品表面 20 cm²，背面 10 cm²，四边各 5 cm²，共 50 cm²。

用板孔 5 cm² 的金属制规格板压在检样上，将灭菌棉拭子稍沾湿，在板孔 5 cm² 的范围内揩抹 10 次，然后换另一个揩抹点，每个规格板揩 1 个点，每支棉拭子揩抹 2 个点(即 10 cm²)，一个检样用 5 支棉拭子，每支棉拭子揩后立即剪断，均投入盛有 50 mL 灭菌水的三角瓶或大试管中立即送检。

(2)其他熟肉制品(包括酱卤肉、肴肉、灌肠、香肚及肉松等)

一般可采取 200 g，做重量法检验(整根灌肠可根据检验需要，采取一定数量的检样)。

2．样品处理

(1)熟肉、灌肠类、香肚及肉松

不用消毒表面，直接称取 25 g 样品，放入灭菌乳钵内，用灭菌剪刀剪碎后，加灭菌海砂或玻璃砂研磨,磨碎后置入装有 225 mL 灭菌生理盐水的锥形瓶中,混匀后即为 1:10 稀释液。

（2）烧烤肉制品

用棉拭子采取的检样,经充分振摇后,作为原液,再按检验要求进行 10 倍梯度稀释。

3.检验方法

菌落总数的检验按 GB 4789.2—2016 方法进行;大肠菌群的检验按 GB 4789.3—2016 方法进行;沙门菌的检验按 GB 4789.4—2016 方法进行;志贺氏菌的检验按 GB 4789.5—2012 方法进行;金黄色葡萄球菌的检验按 GB 4789.10—2016 方法进行。

4.熟肉制品的细菌学指标

微生物限量应符合熟肉制品食品安全国家标准 GB 2726—2016,致病菌限量应符合 GB 29921—2021,见表 2-8。

表 2-8　熟肉制品的细菌学指标

项目	采样方案[a] 及限量				检验方法	备注
	n	c	m	M		
菌落总数[b]/(CFU/g)	5	2	10^4	10^5	GB 4789.2—2016	
大肠菌群/(CFU/g)	5	2	10	10^2	GB 4789.3—2016	
沙门菌/(CFU/g)	5	0	0	—	GB 4789.4—2016	
单核细菌增生李斯特菌/(CFU/g)	5	0	0	—	GB 4789.30—2016	
金黄色葡萄球菌/(CFU/g)	5	1	100	1000	GB 4789.10—2016	
致泻大肠埃希菌/(CFU/g)	5	0	0	—	GB 4789.6	仅适用于牛肉制品、即食生肉制品、发酵肉制品

注:a.采样和样品处理按 GB 4789.1 执行;b.发酵肉制品除外;n.同一批次产品应采集的样品件数;c.最大可允许超出 m 值的样本数;m.微生物指标可接受水平的限量值;M.微生物指标的最高安全限量值。

三、肉类罐头的卫生检验

（一）肉类罐头的常规性检验

1.容器外观的检查

检查容器外观时,先将被检罐头编号,并记录其品名、种类、产地、产期、每罐净重、罐头的来源和去处,以及采样时罐头的包装情况等,并核对发货单或送检书的内容是否和实际所见相符合,如有出入应查明原因,然后检验容器外观。

①商标纸和罐盖硬印的检查:仔细观察商标纸和罐盖硬印是否符合规定,商标必须与内容一致。再查看罐头的生产日期,判定罐头的保质期或是否已经过期。法规规定罐盖硬印

全国统一采用生产日期直接打印法,便于消费者直接观察罐头的保质期。另外,观察底盖有无膨胀现象,外表是否清洁。

②罐盒情况的检查:撕下商标纸,观察接缝和卷边是否正常,焊锡是否完整均匀,卷边有无铁舌、切角、裂隙或流胶现象,罐身及底盖有无棱角和凹瘪变形、有无锈蚀现象,以及铁锈的扩展程度。如有锈斑,应以小刀轻轻地刮去锈层,仔细观察有无细小的穿孔,必要时可用放大镜观察并以针尖探测,以便发现被食品碎块堵塞的细微小孔。

③用量罐卡尺检查卷边是否均匀一致,用游标卡尺检查罐径和罐高是否符合规定。

④检查玻璃罐罐身是否透明,有无气泡,铁盖有无膨胀现象,封口是否严密完整,罐口橡皮圈有无熔化或龟裂现象。

2. 敲打试验

敲打试验是用特制的金属棒或木棒敲击罐盖或罐底,以发出的音响和传给手上的感觉来判定罐头的真空度的高低及其质量的好坏。良好的罐头罐盖或罐底表面应凹陷,发出清脆实音,不良罐头罐盖或罐底表面膨胀,发音不清脆,有浊音或鼓音。

3. 密闭性试验

密闭性试验前,先仔细观察罐身有无液汁渗漏,并做敲打试验;如发现有浊音或有可疑的地方,通过温水试漏方法检验其有无漏气情况,再做正式试验。

试验时,将罐头标签撕掉,把罐身洗净擦干,然后浸没于水中,水量不少于罐重的 4 倍,水面应高出罐头 3~5 cm,将水温加热到 85 ℃以上,放置在水中的时间为 5~7 min,细心观察罐头表面有无成串的小气泡逸出。在进行玻璃瓶罐头试验时,应预先浸入不高于 40 ℃温水中,然后再放入 85 ℃以上的热水中,以免骤热爆裂。

密封良好的罐头,煮沸数分钟后底盖突起。如果罐头密闭性不良,在罐头表面漏气的地方出现一连串的小气泡;若仅有 2~3 个气泡出自卷边和接缝部分(或附着在这些部分上),这可能是卷边或接缝内原来含有的空气,而不是漏气。

密封不良的罐头不得继续保存,应立即开罐检验其内容物,如内容物尚无感官变化,经高温处理后可供食用;如已发生感官变化,则不得食用。

4. 真空度的测定

罐头内的真空度是指罐内气压和罐外气压的差。如罐外压力为 760 mmHg,罐内压力为 500 mmHg,真空度即为 260 mmHg。在制作罐头的过程中,排气和密封时的温度越高,则罐头在杀菌、冷却后的真空度也越高。当罐内食品被细菌分解产生气体或罐内铁皮被酸腐蚀产生气体时,则真空度显著降低,有时甚至发生膨听现象。因此,测定罐头的真空度不仅能鉴定罐头的优劣,而且也可检验排气和密封两道工序的技术操作是否符合规定的要求。

罐头的真空度使用罐头真空测定器进行测定的。方法是用右手紧握测定器的上部,把测定器基部的橡皮座平面紧贴在罐盖上面,用力向下猛压,使橡皮座里的空心针穿通罐盖而插入罐内,立即观察并记录测定器指针所指的刻度。在未看清刻度之前,切勿放松向下的压力,以免外界空气进入罐内,影响测定结果的准确性。

一般情况下,在室温下检查的罐头真空度要求在 220~260 mmHg。出口罐头和各种型号罐头的真空度依据国家规定进行判定。

5．保温试验

（1）原理

保温试验是把罐头食品放置在最适于微生物繁殖的条件下，经过一定时间后，如果有微生物生长，则罐内有产气压力升高的现象，使罐头出现体积增大、外形改变的现象，即膨听。因此通过观察其是否发生"膨听"现象，可以判定罐头的灭菌效果。

（2）操作方法

取密闭性检验后的罐头，罐内温度尚保持在 40 ℃左右时，擦干，在罐筒上粘贴注有编号与送检日期的标签，然后放置在 37 ℃温箱中 5 昼夜；取出后，放置冷却到室温，按压罐头两端的底和盖，检验有无膨胀现象发生，是否有鼓音。

（3）判定

正常罐头无变化，或当冷却到室温时，膨胀自行消退。如果罐头底、盖同时鼓起，或仅盖（或底）鼓起，用手指强压时不能恢复原状，或恢复原状但抬手后仍鼓起，即为膨听现象。发生膨听现象的罐头不能保藏，应立即剔除。

6．容器内壁的检查

将罐头内容物取出，空罐用温水洗净，轻轻擦干后，观察罐身及底盖内部的镀锡层是否完整，是否有脱落和露铁情况；涂料保护层有无脱落；有无铁锈，或硫化铁斑点；罐内有无锡粒和内流胶现象等。

（二）内容物的感官检验

1．器材

开罐刀、白瓷盘、玻璃棒、匙、金属丝筛子、500 mL 烧杯、500 mL 量筒、大口漏斗、100 mL 量筒、水浴锅、游标卡尺和感量 0.1 g 的天平。

2．组织和形态的检查

先把被检罐头放入 80～90 ℃的热水中，加热到汤汁融化（有些罐头如凤尾鱼等可不经加热），然后用开罐刀打开罐盖，把内容物轻轻倒入白瓷盘中，观察罐头组织块形态、结构、并用玻璃棒轻轻拨动，检查其组织是否完整，块形大小和块数是否符合规定。仔细观察内容物中有无毛根、碎骨、血管、血块、淋巴结、草、木、砂及其他杂质等存在。

鱼类和肉类罐头，在倒入白瓷盘前须先检验其排列情况。鱼类罐头检查脊骨有无外露现象（指段装鱼类罐头，其脊椎突出于鱼肉断面），骨肉是否连接，鱼皮是否附着在鱼体上，有无粘罐现象等。

3．色泽的鉴定

在进行组织和形态鉴定的同时，观察内容物中固形物的色泽，鉴定其是否符合标准要求。同时收集刚做完组织和形态检查的肉、禽类罐头的汤汁，注入 500 mL 量筒中，静置 3 min 后，观察其色泽和澄清程度。并计算其质量。

4.滋味和气味的检查

用匙盛取固形物和汤汁,先闻闻有无异味,然后进行尝味,鉴定其是否具有产品应有的风味。

肉禽类及水产类罐头须鉴定其是否具有烹调(番茄汁、五香、红烧、油炸等)和辅助材料应有的滋味,有无"哈喇味"和异臭味,肉质软硬度是否合适。

鉴定人员须有正常的味觉和嗅觉,评尝前须漱口;评味前4 h不能吃刺激性食物和烟酒,整个鉴定时间不得超过2 h。

5.重量计算

擦净罐头外壁,用天平称取罐头总质量,倒出内容物,将空罐清洗干净后称重。将固形物和汤汁用金属筛分开,称取肉重,收集汤汁,汤汁重量,计算结果。

$$内容物净含量＝总质量－空罐质量$$
$$固形物含量＝内容物净含量－汤汁含量$$

(三)肉类罐头的实验室检验

肉类罐头种类较多,所需原料和加工工艺差别较大,因此实验室检验项目不尽相同。肉类罐头的实验室检验一般包括总挥发性盐基氮的测定、亚硝酸盐含量的测定、重金属含量的测定、烧烤类苯并[a]芘含量的测定、海鱼类多氯联苯含量的测定和细菌学检查。

1.挥发性盐基氮(TVB-N)的测定

同肉新鲜度的卫生检验,但样品处理稍有不同。称取10 g用乳钵研碎混匀的样品,置于100 mL烧杯中,加50 mL蒸馏水充分混合,浸泡30 min,然后加20％过氯酸或三氯乙酸溶液10 mL,使蛋白质沉淀,10 min后过滤上清液,再用2％过氯酸10 mL洗净并转移残渣,过滤,最后用少量2％过氯酸洗涤残渣并过滤,合并滤液于100 mL容量瓶内,加水至刻度,混匀。

2.亚硝酸盐含量的测定

同腌腊肉制品的实验室检验。一般采用分光光度法(GB 5009.33—2016)进行测定。

3.重金属含量的测定

罐头食品在加工制造和贮存过程中,由于和金属接触而被重金属污染。溶入罐头食品中的重金属主要是砷、铅、锡和汞。这类金属的存在往往引起食品质量的改变,如色泽,风味,甚至食用后引起生理反常或中毒,因此,对肉类罐头中的重金属含量要加以限制。砷、铅、锡、汞的测定方法同动物性食品中有害元素的检验技术。

4.烧烤类苯并[a]芘含量的测定

烧烤类苯并[a]芘含量的测定参见GB 5009.27。

5.海鱼类多氯联苯含量的测定

同动物性食品中致癌物质残留的检测,参见实验十七。

6.肉类罐头的理化指标

肉类罐头的理化指标参考 GB 2762—2017,见表2-9。

表 2-9 肉类罐头的理化指标

项目	指标
总砷(As)/(mg/kg)	≤0.5
铅(Pb)/(mg/kg)	≤0.5
锡(Sn)/(mg/kg) 镀锡罐头	≤250
总汞(以 Hg 计)/(mg/kg)	≤0.05
镉(Cd)/(mg/kg)	≤0.1
锌(Zn)/(mg/kg)	≤100
亚硝酸盐(以 NaNO₂ 计)/(mg/kg) 西式火腿罐头 其他腌制类罐头	≤70 ≤50
苯并[a]芘 /(μg/kg)	≤5

7.鱼类罐头的理化指标

鱼类罐头的理化指标参考 GB 2762—2017,见表2-10。

表 2-10 鱼类罐头理化指标

项目	指标
苯并[a]芘/(μg/kg)	≤5
组胺/(mg/100 g)	≤100
铅(Pb)/(mg/kg)	≤1.0
无机砷(As)/(mg/kg)	≤0.1
甲基汞/(mg/kg) 食肉鱼(鲨鱼、旗鱼、金枪鱼、梭子鱼及其他) 非食肉鱼	≤1.0 ≤0.5
锡(Sn)/(mg/kg) 镀锡罐头	≤250
锌(Zn)/(mg/kg)	≤50
镉(Cd)/(mg/kg)	≤0.2
多氯联苯/(mg/kg)	≤0.5

8.细菌学检验

(1)样品准备和处理

采样之前应预先进行适当处理,以防止罐头外部污染内部食品,而影响检验的结果。方法是将罐头编号,先用5%苯酚纱布将罐身擦干净,再倒一层酒精,用火点燃,待火焰熄灭后可立即开罐。开罐应在无菌室内进行,用灭菌的开听器,在罐盖中央部开孔,直径为3~4 cm,过大则易污染,开孔不要损害边缝,以免影响空罐边缝的检验。在罐头中心部位取样,然后进行接种,培养,取样时不要取盖面的食品料。

(2)检验方法

按要求对肉类罐头进行菌落总数、大肠菌群、致病菌检验。致病菌主要检查沙门菌属、志贺氏菌属、葡萄球菌及链球菌、肉毒梭菌、魏氏梭菌等能引起食物中毒的病原菌。

菌落总数的测定按 GB 4789.2—2016 方法进行;大肠菌群的测定按 GB 4789.3—2016 方法进行;沙门菌的检验按 GB 4789.4—2016 方法进行;志贺氏菌的检验按 GB 4789.5—2012 方法进行;金黄色葡萄球菌的检验按 GB 4789.10—2016 方法进行。

(3)细菌学指标

肉类罐头的细菌学指标应符合罐头食品商业无菌的要求(GB/T 4789.26—2013)。

(4)细菌学检验的卫生评定

肉类罐头中不得含有致病菌,不得有细菌性腐败现象;当肉类罐头中发现肉毒梭菌、致病性球菌、链球菌、沙门菌和志贺氏菌等时,不得投入市场,禁止食用。

实验拓展 A　酸价测定中油脂试样的除杂和干燥脱水

A.1　除杂

作为试样的样品应为液态、澄清、无沉淀并充分混匀。如果样品不澄清、有沉淀,则应将油脂置于50 ℃的水浴或恒温干燥箱内,将油脂的温度加热至50 ℃并充分振摇以熔化可能的油脂结晶。若此时油脂样品变为澄清、无沉淀,则可作为试样,否则应将油脂置于50 ℃的恒温干燥箱内,用滤纸过滤不溶性的杂质,取过滤后的澄清液体油脂作为试样,过滤过程应尽快完成。若油脂样品中的杂质含量较高,且颗粒细小难以过滤干净,可先将油脂样品用离心机以 8 000~10 000 r/min 的转速离心 10~20 min,沉淀杂质。对于凝固点高于50 ℃或含有凝固点高于50 ℃油脂成分的样品,则应将油脂置于比其凝固点高10 ℃左右的水浴或恒温干燥箱内,将油脂加热并充分振摇以熔化可能的油脂结晶。若还需过滤,则将油脂置于比其凝固点高10 ℃左右的恒温干燥箱内,用滤纸过滤不溶性的杂质,取过滤后的澄清液体油脂作为试样,过滤过程应尽快完成。

A.2　干燥脱水

若油脂中含有水分,则通过 A.1 的处理后仍旧无法达到澄清,应进行干燥脱水。对于无结晶或凝固现象的油脂,以及经过 A.1 的处理并冷却至室温后无结晶或凝固现象的油脂,可按每10 g油脂加入1~2 g的比例加入无水硫酸钠,并充分搅拌混合吸附脱水,然后用滤纸过滤,取过滤后的澄清液体油脂作为试样。若油脂样品中的水分含量较高,可先将油脂样品用离心机以 8 000~10 000 r/min 的转速离心 10~20 min,分层后,取上层的油脂样品再用无水硫酸钠吸附脱水。对于室温下有结晶或凝固现象的油脂,以及经过 A.1 的处理并冷却至室温后有明显结晶或凝固现象的油脂,可将油脂样品用适量的石油醚,于 40～55 ℃水浴内完全溶解后,加入适量无水硫酸钠,在维持加热条件下充分搅拌混合吸附脱水并静置沉淀硫酸钠使溶液澄清,然后收集上清液,将上清液置于水浴温度不高于 45 ℃的旋转蒸发仪内,0.08～0.1 MPa 负压条件下,将其中的石油醚彻底旋转蒸干,取残留的液体油脂作为试样。若残留油脂有浑浊现象,将油脂样品按照 A.1 中相关要求再进行一次过滤除杂,便可获得澄清油脂样品。对于由于凝固点过高而无法溶解于石油醚的油脂样品,则将油脂置于比其凝固点高 10 ℃左右的水浴或恒温干燥箱内,将油脂加热并充分振摇以熔化可能的油脂结晶或凝固物,然后加入适量的无水硫酸钠,在同样的温度环境下,充分搅拌混合吸附脱水并静置沉淀硫酸钠,然后仍在相同的加热条件下过滤上层的液态油脂样品,获得澄清的油脂样品,过滤过程应尽快完成。

实验拓展 B 酸价测定中自动电位滴定法的滴定终点判定

B.1 典型"S"型 pH-滴定体积实时变化曲线,见图 B.1。

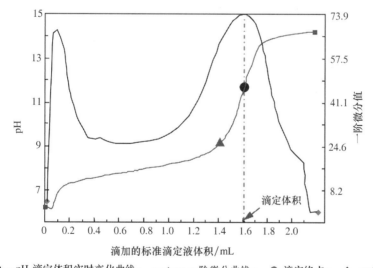

图 B.1 典型"S"型 pH-滴定体积实时变化曲线(GB 5009.229—2016)

B.2 多次"pH 突跃"的"S"型 pH-滴定体积实时变化曲线,见图 B.2。

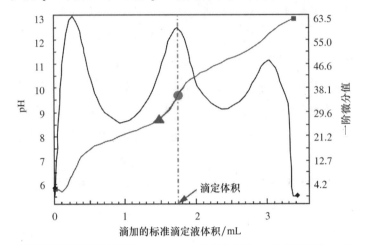

——■—— pH-滴定体积实时变化曲线; ——◆—— 一阶微分曲线; ● 滴定终点; ▲ pH突跃起点。

图 B.2 多次"pH 突跃"的"S"型 pH-滴定体积实时变化曲线(GB 5009.229—2016)

B.3 "直接突跃"型 pH-滴定体积实时变化曲线,见图 B.3。

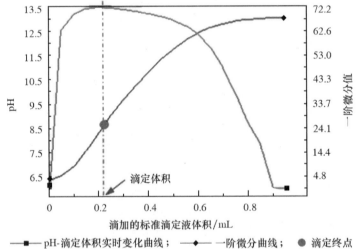

——■—— pH-滴定体积实时变化曲线; ——◆—— 一阶微分曲线; ● 滴定终点

图 B.3 "直接突跃"型 pH-滴定体积实时变化曲线(GB 5009.229—2016)

B. 4 "pH 突跃"中多个一阶微分峰的"S"型 pH-滴定体积实时变化曲线,见图 B. 4。

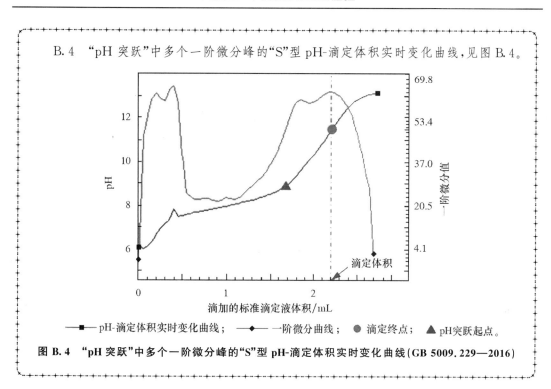

图 B. 4 "pH 突跃"中多个一阶微分峰的"S"型 pH-滴定体积实时变化曲线(GB 5009. 229—2016)

实验三　食用动物油脂的卫生检验

实验目的：通过实验了解和掌握食用动物油脂的检验原理及方法，重点掌握感官检验和卫生质量评价方法。

食用动物油脂是我国广大人民群众喜爱食用的一种油脂，具有独特的风味，具有很高的营养价值。但是来自患病动物的脂肪对消费者的身体健康有很大的危害；动物油脂保藏不当或保藏时间过长，油脂则会发生酸败变质，分解生成各种醛、醛酸、酮、酮酸及羟酸等有毒有害化合物，食用变质油脂也会对食用者的健康产生重要的影响。因此，必须对动物油脂进行严格卫生检验。食用动物油脂的卫生检验包括食用动物油脂的感官检验和食用动物油脂的理化检验两部分。

一、食用动物油脂的感官检验

食用动物油脂的感官检验包括生脂肪的感官检验和动物炼制油脂的感官检验。

1. 生脂肪的感官检验

生脂肪的感官检验项目包括颜色、气味、组织状态和表面污染程度。发生坏死病变的生脂肪，不得作为炼制食用油脂的原料。寄生有细颈囊尾蚴的肠系膜脂肪，摘除虫体后，脂肪可不受限制利用。参考《食品安全国家标准　食用动物油脂》（GB 10146—2015），各种动物生脂肪的感官检查方法见表 3-1。

表 3-1　生脂肪的感官检查方法

项目	良质生脂肪			次质生脂肪	变质生脂肪
	猪脂肪	牛脂肪	羊脂肪		
颜色	白色	淡黄色	白色	灰色或黄色	灰绿色或黄绿色
气味	正常	正常	正常	有轻度不愉快味	有明显酸臭味
组织状态	质地较软，切面均匀	质地坚实，切面均匀	质地坚硬，切面均匀	质地、结构异常	质地、结构异常
表面污染度	表面清洁干燥，无粪便及泥土污染			表面有轻度污染	表面发黏，污染严重

2. 炼制油脂的感官检验

炼制油脂的感官检查项目主要包括色泽、透明度、气味、滋味和组织状态等方面。操作方法如下。

(1)色泽 将测定透明度的油脂样品试管置于冷水内,使之恢复原来的组织情况,当油脂温度为15～20 ℃时,置于白色背景上借反射光线观察油脂的色泽。

(2)透明度 将油脂置于水浴上熔化后,注入无色、透明、干燥、洁净的试管中,先向着光线观察,然后置于白色背景上借反射光线观察,如无悬浮物及混浊物,认为透明。

(3)气味和滋味 在室温下(15～20 ℃),将油脂用压舌板或竹片在洁净的玻璃片上涂成薄层,测定其气味、滋味和组织状态。如有可疑时,将油脂熔化后,再嗅其气味,辨尝油脂的滋味。

炼制油脂的感官指标见表3-2、表3-3。

表3-2 食用猪油的感官特征

项目	状态	一级	二级
性状和色泽	凝固态	白色,有光泽,细腻,呈半软膏状	白色或带微黄色,稍有光泽,细腻,呈软膏状
	融化态	微黄色,澄清透明,不允许有沉淀物	微黄色,澄清透明
气味和滋味	凝固态	具有猪油固有的气味及滋味,无异常气味和味道	

注:本表引自GB/T 8937—2006。

表3-3 食用牛油脂和羊油脂感官指标

项目	牛油		羊油	
	一级	二级	一级	二级
15～20 ℃时凝固态的色泽	黄色或淡黄色	黄色或淡黄色,略带淡绿色暗影	白色或淡白色	白色或微黄色,或许有淡绿色暗影
15～20 ℃时的性状	有光泽,细腻,坚实	稍有光泽,较细腻,坚实	有光泽,细腻,坚实	稍有光泽,较细腻,坚实
融化时透明度	透明	透明	透明	透明
气味和滋味	正常,无杂味和异味	正常,略带轻微焦味	正常,无异味和异臭	正常,略带轻微焦味

二、食用动物油脂的理化检验

食用动物油脂的理化检验项目主要包括水分的测定、酸价的测定、过氧化物的测定、丙二醛的测定、环氧丙醛的测定、过氧化物反应、高碘酸希夫反应、中性红染色试验等。

1.水分的测定

油脂中的水分是油脂发生水解的基础,所以油脂中水分含量决定油脂品质的优劣和储藏性能。油脂中水分的测定,一般采用直接干燥法(GB 5009.3—2016)。

(1)基本原理

食用动物油脂样品,在101.3 kPa(一个大气压),温度101~105 ℃下采用挥发方法测定样品中干燥减失的质量,包括吸湿水、部分结晶水和该条件下能挥发的物质,再通过干燥前后的称量得出水分含量。

(2)试剂

氢氧化钠(NaOH);盐酸(HCl);海砂。

(3)试剂配制

盐酸溶液(6 mol/L):量取50 mL盐酸,加水稀释至100 mL。

氢氧化钠溶液(6 mol/L):称取24 g氢氧化钠,加水溶解并稀释至100 mL。

海砂:取用水洗去泥土的海砂、河砂、石英砂或类似物,先用盐酸溶液(6 mol/L)煮沸0.5 h,用水洗至中性,再用氢氧化钠溶液(6 mol/L)煮沸0.5 h,用水洗至中性,经105 ℃干燥备用。

(4)仪器和设备

扁形铝制或玻璃制称量瓶、电热恒温干燥箱、干燥器(内附有效干燥剂)、天平(感量为0.1 mg)。

(5)操作步骤

①固体试样:取洁净铝制或玻璃制的扁形称量瓶,置于101~105 ℃干燥箱中,瓶盖斜支于瓶边,加热1.0 h,取出盖好,置干燥器内冷却0.5 h,称量,并重复干燥至前后两次质量差不超过2 mg,即为恒重。将混合均匀的试样迅速磨细至颗粒小于2 mm,不易研磨的样品应尽可能切碎,称取2~10 g试样(精确至0.000 1 g),放入此称量瓶中,试样厚度不超过5 mm,如为疏松试样,厚度不超过10 mm,加盖,精密称量后,置101~105 ℃干燥箱中,瓶盖斜支于瓶边,干燥2~4 h后,盖好取出,放入干燥器内冷却0.5 h后称量。然后再放入101~105 ℃干燥箱中干燥1 h左右,取出,放入干燥器内冷却0.5 h后再称量。并重复以上操作至前后两次质量差不超过2 mg,即为恒重。

注:在最后的计算中,取2次恒重值中较小的值。

②半固体或液体试样:取洁净的称量瓶,内加10 g海砂(实验过程中可根据需要适当增加海砂的质量)及一根小玻璃棒,置于101~105 ℃干燥箱中,干燥1.0 h后取出,放入干燥器内冷却0.5 h后称量,并重复干燥至恒重。然后称取5~10 g试样(精确至0.000 1 g),置于称量瓶中,用小玻璃棒搅匀放在沸水浴上蒸干,并随时搅拌,擦去瓶底的水滴,置于101~105 ℃干燥箱中干燥4 h后盖好取出,放入干燥器内冷却0.5 h后称量。然后再放入101~105 ℃干燥箱中干燥1 h左右,取出,放入干燥器内冷却0.5 h后再称量。并重复以上操作至前后两次质量差不超过2 mg,即为恒重。

(6)分析结果的表述

试样中的水分含量,按下式进行计算:

$$X = \frac{m_1 - m_2}{m_1 - m_3} \times 100$$

式中:X—试样中水分的含量,g/100 g;m_1—称量瓶(加海砂、玻璃棒)和试样的质量,g;m_2—称量瓶(加海砂、玻璃棒)和试样干燥后的质量,g;m_3—称量瓶(加海砂、玻璃棒)的质量,g;100—单位换算系数。

注:水分含量≥1 g/100 g时,计算结果保留3位有效数字。

(7)注意事项

本法适用于所有油脂中水分的测定。要求加热温度不超过105 ℃。在重复性条件下获得的两次独立测定结果的绝对差值不得超过算术平均值的10%。

2.酸价的测定

酸价是指中和1 g脂肪中所含游离脂肪酸所需氢氧化钾的毫克数。油脂中酸价的测定一般采用冷溶剂指标剂滴定法(GB 5009.229—2016第一法)。

(1)基本原理

食用动物油脂中游离脂肪酸含量的多少,是油脂品质好坏的重要标志之一。动物性油脂常因水分和其他杂质的存在和其他理化因素的作用,会逐渐水解、氧化而酸败,脂肪中的游离脂肪酸增加,酸价增高。利用游离脂肪酸能溶于有机溶剂的特性,提取油脂中的游离脂肪酸,然后用已知浓度的氢氧化钾标准溶液滴定中和,根据所消耗的氢氧化钾标准溶液的体积,计算出油脂的酸价。

(2)器材与试剂配制

①天平、恒温水浴锅、碱式滴定管、250 mL锥形瓶。

②氢氧化钾或氢氧化钠标准滴定水溶液,浓度为0.1 mol/L或0.5 mol/L,按照GB/T 601要求配制和标定,也可购买市售商品化试剂。

③乙醚-异丙醇混合液:乙醚:异丙醇=1:1,500 mL的乙醚与500 mL的异丙醇充分互溶混合,用时现配。

④酚酞指示剂:称取1 g的酚酞,加入100 mL的95%乙醇并搅拌至完全溶解。

⑤百里香酚酞指示剂:称取2 g的百里香酚酞,加入100 mL的95%乙醇并搅拌至完全溶解。

⑥碱性蓝6B指示剂:称取2 g的碱性蓝6B,加入100 mL的95%乙醇并搅拌至完全溶解。

(3)操作方法

将样品置于烧杯内,在80 ℃以上水浴中熔化(如有杂质按实验二中方法进行除杂和脱水干燥处理),精确称取熔化油脂10 g,放入一个干净的250 mL的锥形瓶,加入乙醚-异丙醇混合液50~100 mL和3~4滴的酚酞指示剂,充分振摇溶解试样。再用装有标准滴定溶液的碱式滴定管对试样溶液进行手工滴定,当试样溶液初现微红色且15 s内无明显褪色时,为滴定的终点。立刻停止滴定,记录下此滴定所消耗的标准滴定溶液的毫升数,此数值为V。对于深色泽的油脂样品,可用百里香酚酞指示剂或碱性蓝6B指示剂取代酚酞指示剂,滴定时,颜色变为蓝色为百里香酚酞指示剂的滴定终点,由蓝色变红色为碱性蓝6B指示剂的滴定终点。

（4）空白试验

另取一个干净的 250 mL 的锥形瓶，准确加入与试样测定时相同体积、相同种类的有机溶剂混合液和指示剂，振摇混匀。然后再用装有标准滴定溶液的碱式滴定管进行手工滴定，当溶液初现微红色，且 15 s 内无明显褪色时，为滴定的终点。立刻停止滴定，记录下此滴定所消耗的标准滴定溶液的毫升数，此数值为 V_0。对于冷溶剂指示剂滴定法，也可向配制好的试样溶解液中滴加数滴指示剂，然后用标准滴定溶液滴定试样溶解液至相应的颜色变化，且 15 s 内无明显褪色后停止滴定，表明试样溶解液的酸性正好被中和。然后以这种酸性被中和的试样溶解液溶解油脂试样，再用同样的方法继续滴定试样溶液至相应的颜色变化，且 15 s 内无明显褪色后停止滴定，记录下此滴定所消耗的标准滴定溶液的毫升数，此数值为 V，如此无须再进行空白试验，即 $V_0＝0$。

（5）计算

$$X_{AV} = \frac{(V - V_0) \times c \times 56.1}{m}$$

式中：X_{AV}—酸价，mg/g；V—试样测定所消耗的标准滴定溶液的体积，mL；V_0—相应的空白测定所消耗的标准滴定溶液的体积，mL；c—标准滴定溶液的摩尔浓度，mol/L；56.1 g/mol—氢氧化钾的摩尔质量；m—油脂样品的称样量，g。

注：酸价≤1 mg/g，计算结果保留 2 位小数；1 mg/g＜酸价≤100 mg/g，计算结果保留 1 位小数；酸价＞100 mg/g，计算结果保留至整数位。

（6）注意

当酸价＜1 mg/g 时，在重复条件下获得的 2 次独立测定结果的绝对差值不得超过算术平均值的 15%；当酸价≥1 mg/g 时，在重复条件下获得的 2 次独立测定结果的绝对差值不得超过算术平均值的 12%。

3．过氧化值的测定

过氧化值是指 100 g 油脂中所含的过氧化物从碘化钾中析出的碘的克数。油脂中过氧化物值的测定一般采用滴定法（GB 5009.227—2016 第一法）。

（1）基本原理

过氧化值是动物性油脂腐败变质的定量检验指标之一。过氧化值作为动物性油脂变质初期的指标，常在油脂尚未出现酸败现象时，已有较多的过氧化物产生，表示油脂已开始变质。油脂在氧化过程中产生过氧化物，与碘化钾作用，生成游离碘，用硫代硫酸钠标准溶液滴定，根据消耗硫代硫酸钠标准溶液的量，可以计算油脂的过氧化值。

（2）器材与试剂

①滴定管，碘量瓶。

②碘化钾饱和溶液：称取 20 g 碘化钾，加入 10 mL 新煮沸冷却的水，摇匀后贮于棕色瓶中，存放于避光处备用。要确保溶液中有饱和碘化钾结晶存在。使用前检查：在 30 mL 三氯甲烷-冰乙酸混合液中添加 1.00 mL 碘化钾饱和溶液和 2 滴 1% 淀粉指示剂，若出现蓝色，并需用 1 滴以上的 0.01 mol/L 硫代硫酸钠溶液才能消除，此碘化钾溶液不能使用，应重新

配制。

③三氯甲烷-冰乙酸混合液:量取 40 mL 三氯甲烷,加 60 mL 冰乙酸,混匀。

④0.1 mol/L 硫代硫酸钠标准溶液:称取 26 g 硫代硫酸钠($Na_2S_2O_3 \cdot 5H_2O$),加 0.2 g 无水碳酸钠,溶于 1 000 mL 水中,缓缓煮沸 10 min,冷却。放置两周后过滤、标定。

⑤0.01 mol/L 硫代硫酸钠标准溶液:由④以新煮沸冷却的水稀释而成。临用前配制。

⑥0.002 mol/L 硫代硫酸钠标准溶液:由④以新煮沸冷却的水稀释而成。临用前配制。

⑦淀粉指示剂(10 g/L):称取可溶性淀粉 0.5 g,加少许水,调成糊状,倒入 50 mL 沸水中调匀,煮沸。临用时现配。

⑧石油醚的处理:取 100 mL 石油醚于蒸馏瓶中,在低于 40 ℃的水浴中,用旋转蒸发仪减压蒸干。用 30 mL 三氯甲烷-冰乙酸混合液分次洗涤蒸馏瓶,合并洗涤液于 250 mL 碘量瓶中。准确加入 1.00 mL 饱和碘化钾溶液,塞紧瓶盖,并轻轻振摇 0.5 min,在暗处放置 3 min,加 1.0 mL 淀粉指示剂后混匀,若无蓝色出现,此石油醚用于试样制备;如加 1.0 mL 淀粉指示剂混匀后有蓝色出现,则需更换试剂。

(3)操作方法

精密称取 2.00~3.00 g 混匀(必要时过滤)的油脂样品,置于 250 mL 碘量瓶中,加入 30 mL 三氯甲烷-冰乙酸混合液,轻轻振摇使试样完全溶解。准确加入 1.00 mL 饱和碘化钾溶液,塞紧瓶盖,并轻轻振摇 0.5 min,在暗处放置 3 min。取出加 100 mL 水,摇匀后立即用硫代硫酸钠标准溶液(过氧化值估计值在 0.15 g/100 g 及以下时,用 0.002 mol/L 标准溶液;过氧化值估计值大于 0.15 g/100 g 时,用 0.01 mol/L 标准溶液)滴定析出的碘,滴定至淡黄色时,加 1 mL 淀粉指示剂,继续滴定并强烈振摇至溶液蓝色消失为终点。同时进行空白试验。空白试验所消耗 0.01 mol/L 硫代硫酸钠溶液体积 V_0 不得超过 0.1 mL。

(4)计算

用过氧化物相当于碘的质量分数表示过氧化值,按下式计算:

$$X = \frac{(V_1 - V_2) \times c \times 0.126\ 9}{m} \times 100$$

式中:X—油脂样品的过氧化值,g/100 g;V_1—样品消耗硫代硫酸钠标准滴定溶液的体积,mL;V_2—试剂空白对照消耗的硫代硫酸钠标准滴定溶液体积,mL;c—硫代硫酸钠标准滴定溶液的浓度,mol/L;m—样品质量,g;0.126 9—1.00 mL 硫代硫酸钠标准滴定溶液相当的碘的质量;100—换算系数。

4.丙二醛的测定

丙二醛的测定,又称硫代巴比妥酸(TBA)试验,是动物性油脂腐败变质的定量检验指标之一,能准确地反映动物性油脂酸败变质的程度。油脂中丙二醛的测定主要采用硫代巴比妥酸分光光度法(GB 5009.181—2016)。

(1)基本原理

丙二醛值是油脂氧化酸败的重要指标。动物性油脂受到光、热、空气中氧的作用,发生酸败反应,分解出醛、酸之类的化合物。丙二醛就是分解产物的一种,能与 TBA(硫代巴比妥酸)作用生成粉红色化合物,在 538 mm 波长处有吸收高峰,利用此性质即能测定丙二醛含量,从而推导出油脂酸败的程度。

（2）器材与试剂

①分析天平、恒温水浴锅、离心机、分光光度计、具塞锥形瓶、纳氏比色管、分液漏斗。

②TBA 水溶液：准确称取 TBA 0.288 g，溶于水中，并稀释至 100 mL（如 TBA 不易溶解，可加热至全溶澄清，然后稀释至 100 mL），相当于 0.02 mol/L。

③三氯乙酸混合液：准确称取三氯乙酸（分析纯）7.5 g 及乙二胺四乙酸二钠 0.1 g，用水溶解，稀释至 100 mL。

④丙二醛标准储备液：精确称取 1,1,3,3-四乙氧基丙烷 0.315 g，溶解后稀释至 1 000 mL（每毫升相当于丙二醛含量为 100 μg/mL），置冰箱保存。

⑤丙二醛标准使用液：精确称取上述储备液 10 mL，稀释至 100 mL（每毫升相当于丙二醛含量为 10 μg/mL），置冰箱保存备用。

⑥三氯甲烷

（3）操作方法

①样品处理：准确称取在 70 ℃ 水浴上融化均匀的油液样品 10 g，置于 100 mL 带塞锥形瓶中，加入 50 mL 三氯乙酸混合液，振摇 30 min（保持融溶状态，如冷结即在 70 ℃ 水浴上略微加热使之融化后继续振摇），用双层滤纸过滤，除去粗脂，滤液重复用双层滤纸过滤一次。

②测定：准确称取上述滤液 5 mL，置于 25 mL 纳氏比色管内，加入 5 mL TBA 水溶液，混匀，加塞，置于 90 ℃ 水浴内保温 40 min，取出，冷却 1 h，移入小试管内，离心 5 min，上清液倾入 25 mL 纳氏比色管内，加入 5 mL 三氯甲烷，摇匀，静止，分层，吸出上清液，于 538 nm 波长处比色定量（同时做空白对照试验）。

③标准曲线的绘制：用浓度分别为 1.0、2.0、3.0、4.0、5.0 μg 标准丙二醛溶液处理，比色定量，根据测出的吸光度值制作标准曲线。

（4）计算

$$X = \frac{(A_1 - A_2) \times 100}{m \times \frac{5}{50} \times 1\,000} \times 100$$

式中：X—油脂样品中丙二醛含量，mg/100 g；m—油脂样品的质量，g；A_1—从标准曲线中查得的样液中丙二醛含量，μg；A_2—从标准曲线查得的试剂空白中丙二醛含量 μg。

5.环氧丙醛反应

（1）基本原理

环氧丙醛反应是动物性油脂腐败变质的定性检验指标。环氧丙醛常存在于酸败初期的动物油脂中，呈不游离状态的缩醛，在盐酸作用下可逐渐释出，呈游离状态，并且能与间苯三酚发生缩合反应，形成红色的环氧丙醛-间苯三酚凝聚物。

（2）器材与试剂

①恒温水浴锅、试管、试管架、橡皮塞。

②0.1% 间苯三酚乙醚溶液。

③浓盐酸(密度为 1.19)。

(3)操作方法

取在水浴中加热熔化的油脂约 0.2 mL,注入试管内,加入化学纯浓盐酸 1 mL 和 0.1%间苯三酚乙醚溶液 2 mL,振摇混匀,静置,待溶液分成上下两层时,观察盐酸层的呈色反应,接着置于 30~40 ℃水浴中加温 3~5 min。

(4)结果判定

良质油脂为阴性反应,即下层液体无颜色变化;变质油脂为阳性反应,下层液体呈现明显的桃红色至红色。

6.席夫(Scheiff)氏醛反应

(1)基本原理

席夫(Scheiff)氏醛反应是动物性油脂腐败变质的定性检验指标。油脂酸败所产生的醛与席夫氏试剂(品红亚硫酸试剂)发生反应,生成有醌型结构的紫色色素,使溶液显紫红色。本反应相当灵敏,在油脂酸败的感官特征显现以前,即能发现醛。

(2)器材与试剂

①石油醚。

②席夫氏试剂(品红亚硫酸试剂):称取 0.1 g 碱性品红于 60 mL 热蒸馏水中使之溶解,冷却后,加入 1%的干燥亚硫酸钠的水溶液 10 mL,浓盐酸 1 mL,加蒸馏水稀释成 100 mL,静置 1 h 以上即成,此溶液呈无色。

③恒温水浴锅、试管、试管架、橡皮塞。

(3)操作方法

取油脂样品 1 mL(固体脂肪应先熔化)于试管中,加入 1 mL 石油醚(分析纯)混匀,加入席夫氏试剂 2 mL,继续混匀,静置于试管架上,使溶液分成上下两层,如油样中存在醛,则下层液体于数分钟至 1 h 内,出现紫红色。

(4)结果判定

良质油脂呈阴性反应(一),即下层液体不出现紫红色;次质油脂呈阳性反应(+),即下层液体出现紫红色,但缺乏油脂酸败的感官变化,迅速销售利用;变质油脂呈阳性反应(+),即下层液体出现紫红色,且感官指标有明显酸败变化,不得食用。

7.过氧化物反应

(1)基本原理

过氧化物反应是动物性油脂腐败变质的定性检验指标,在检查油脂早期酸败方面具有实际意义。动物油脂氧化酸败的最初阶段可以形成过氧化物,在过氧化物酶的作用下,过氧化物可以释放出氧,使指示剂愈创树脂氧化而呈现蓝色反应。

(2)器材与试剂

①氯仿。

②5%愈创树脂酒精溶液:取 5 g 愈创树脂溶于 75%的 100 mL 酒精中,临用时现配。

③3%血红蛋白水溶液或 5%鲜血水溶液。

（3）操作方法

取 5 mL 熔化的油脂，注入于清洁干燥的试管中，加入 5 mL 氯仿混匀，再加入 3％血红蛋白水溶液或 5％鲜血水溶液 0.5 mL、5％愈创树脂 0.5 mL 和 5 mL 温蒸馏水，振摇均匀，经 1～2 min 观察颜色反应。

（4）结果判定

良质油脂呈阴性反应（一），无颜色变化；次质油脂呈阳性反应（＋），即呈淡蓝色或蓝色，但缺乏油脂酸败的感官特征，迅速销售利用；变质油脂呈阳性反应（＋），即出现蓝色，且感官指标有明显酸败变化，不得食用。

8. 中性红反应

（1）基本原理

中性红反应是动物性油脂腐败变质的定性检验指标。中性红是一种酸碱指示剂，脂肪对中性红溶液的受染性决定于脂肪中低级脂肪酸的含量，当油脂在保存过程中由于水解和氧化而蓄积大量低分子脂肪酸时，油脂可以被中性红溶液染成红色。低分子脂肪酸含量多时则染成红色，含量少，则成黄色。

（2）器材与试剂

①白瓷蒸发皿、吸管、玻璃棒。

②0.01％中性红溶液：称取 0.1 g 中性红溶于 1 000 mL 蒸馏水中即成。

（3）操作方法

用玻璃棒取约 1 g 油脂于白瓷蒸发皿中，加 1 mL 新配制的 0.01％中性红溶液，仔细研磨 1 min，使油脂与染液充分混合，倒出染色水，再用蒸馏水冲洗 2～3 次，洗去残留染色液，观察色泽。

（4）结果判定

良质油脂：呈现黄色或暗黄色；次质油脂：呈现褐色或玫瑰色；变质油脂：呈现玫瑰红色或红色。

9. 食用动物油脂的理化指标

参考 GB 10146—2015《食品安全国家标准 食用动物油脂》和 GB/T 8937—2006《食用猪油》，见表 3-4。

表 3-4 食用动物油脂的理化指标

项目	指标
酸价（KOH）/（mg/g） 　猪油 　牛油、羊油	≤1.3 ≤2.5
过氧化值/（g/100 g）	≤0.20
丙二醛/（mg/100 g）	≤0.25

实验四　鲜蛋的卫生检验

实验目的:通过实验了解和掌握鲜蛋的新鲜度检验方法和卫生评定标准。

　　鲜蛋是指各种家禽生产的、未经加工或仅用冷藏法、液浸法、涂膜法、消毒法、气调法、干藏法等贮藏方法处理的带壳蛋。由于经营鲜蛋的环节多,数量大,常常来不及一一检验,因此一般采用抽样的方法进行检验,对于长期冷藏的鲜蛋,也应经常进行抽检。鲜蛋的卫生检验主要包括感官检验、灯光透视检验、气室高度的测定、比重的测定、蛋黄指数的测定、荧光检验、哈夫单位的测定、蛋内容物 pH 的测定和有毒有害物质的检验等。

一、采样

　　采样数量,在 50 件以内者,抽检 2 件;50～100 件者,抽检 4 件;101～500 件者,每增加 50 件增抽 1 件;500 件以上者,每增加 100 件增抽 1 件。

二、感官检验

　　1.操作方法

　　逐个拿出待检蛋,仔细观察其形态、大小、色泽、蛋壳的完整性和清洁度等情况,仔细检查蛋壳表面有无裂纹和破损;用手触摸蛋的表面和掂重,必要时可把蛋握在手中使其互相碰撞以听其响声;最后嗅检蛋壳表面有无异常气味。

　　2.评定标准

　　(1)新鲜蛋

　　蛋壳表面常有一层粉状物,蛋壳完整而清洁,无粪污、无斑点;蛋壳无凹凸而平滑,壳壁坚实;相碰时发清脆音而不发哑声;手感发沉。

　　(2)破损蛋

　　①裂纹蛋。鲜蛋受压或震动使蛋壳破裂而壳内膜未破,将蛋握在手中相碰发出哑声。

　　②格窝蛋。鲜蛋受外力作用,蛋壳局部破裂凹陷而壳内膜未破,蛋内容物尚未暴露。

　　③流清蛋。鲜蛋受挤压、碰撞而破损,蛋壳和壳内膜破裂而内容物溢出。

　　④穿孔蛋。鲜蛋受机械损伤,使蛋壳出现小孔,蛋壳膜未破或已破,蛋液未流出。

　　(3)陈旧蛋

　　蛋表皮粉状物脱落,皮色乌灰或油亮,相碰时声音空洞,在手中掂动时有轻飘感。

（4）劣质蛋

在形态、色泽、清洁度、完整性等方面有一定的缺陷。如腐败蛋外壳常呈乌灰色；受潮发霉蛋外壳多污秽不洁，常有大理石样斑纹；经孵化或漂洗的蛋，外壳异常光滑，气孔较显露。腐败变质的蛋可嗅到腐败气味。

三、灯光透视检验

利用照蛋器的灯光来透视检样蛋，可以观察蛋壳表面的状态、气室的大小、内容物的透光程度、蛋黄移动的阴影及蛋内有无污斑、黑点和异物等。灯光照蛋方法简便易行，是检查鲜蛋品质最方便有效的方法。

1. 检验方法

（1）照蛋

检验是在暗室里或弱光的环境中进行，方法是将蛋的大头紧贴在照蛋器的洞口上，使蛋的纵轴与照蛋器约呈30°倾斜，先观察气室大小和内容物的透光程度，然后上下左右轻轻转动，根据蛋内容物移动情况，来判断气室的稳定状态和蛋黄、胚盘的稳定程度，以及蛋内有无污斑、黑点和游动物等，同时观察蛋壳表面有无细小裂纹等。

（2）气室高度的测定

鲜蛋在贮存过程中，由于蛋内水分不断蒸发，外界空气不断进入，致使鲜蛋的气室空间日益增大。因此，测定气室的高度，有助于判定蛋的新鲜程度。

气室高度的测定是用特制的气室测量规尺测量后加以计算来完成。测量时，先将气室测量规尺固定在照蛋孔上缘，将蛋的大头端向上垂直地嵌入半圆形的切口内，在照蛋的同时即可测出气室的高度与气室的直径。读取气室左边、右边的高度，按下式计算：

$$气室高度 = \frac{气室左边的高度 + 气室右边的高度}{2}$$

2. 判定标准

（1）最新鲜蛋

灯光透视全蛋呈橘红色，蛋黄不显现，内容物不流动，气室高度在4 mm以内。

（2）新鲜蛋

蛋壳清洁完整，灯光透视时，整个蛋呈橘黄色至橙红色，蛋黄不见或略见阴影，气室高度不超过7 mm。打开蛋壳后蛋黄凸起、完整、有韧性，蛋白澄清、透明、稀稠分明，无异味。

（3）普通蛋

内容物呈红黄色，蛋黄阴影清楚，能够转动，且位置上移，不再居于中央。气室高度10 mm以内，且能移动。应速销售，不宜贮存。

（4）可食蛋

因浓厚蛋白完全水解，蛋黄显见，易摇动，且上浮而接近蛋壳（靠黄蛋）。气室移动，气室高度达10 mm以上。

（5）次品蛋

次品蛋主要有如下几种。

①热伤蛋。鲜蛋因受热时间较长,胚珠变大,但胚胎不发育。照蛋时可见胚珠增大,但无血管。

②早期胚胎发育蛋。受精蛋因受热或孵化而使胚胎发育。照蛋时,蛋黄上有黑影,气室较大,将蛋打开后,蛋黄边缘有血丝,蛋白稀薄。

③红贴壳蛋。蛋在贮存时未翻动或受潮所致。照蛋时见气室增大,贴壳处呈红色,称红贴壳蛋。打开后蛋壳内壁可见蛋黄粘连痕迹,蛋黄与蛋白界限分明,无异味,蛋白变稀,系带松弛。因蛋黄密度小于蛋白,故蛋黄上浮,且靠边贴于蛋壳上。

④轻度黑贴壳蛋。照蛋时蛋黄贴壳部分呈黑色阴影,但黑色面积占整个蛋黄面积 1/2 以下,其余部分蛋黄仍呈深红色。打开后可见贴壳处有黄中带黑的粘连痕迹,蛋黄与蛋白界限分明,无异味。

⑤散黄蛋。蛋受剧烈震动或蛋贮存时空气不流通,受潮受热,蛋白变稀,蛋黄膜破裂。照蛋时蛋黄不完整或呈不规则云雾状。打开后黄白相混,但无异味。

⑥轻度霉蛋。蛋壳外表稍有霉迹。照蛋时见壳膜内壁有霉点,打开后蛋液内无霉点,蛋黄蛋白分明,无异味。

（6）变质蛋

变质蛋主要有如下几种。

①重度黑贴壳蛋。由轻度黑贴壳蛋发展而成。其蛋黄与蛋壳粘贴着的黑色部分超过蛋黄面积的 1/2 以上,蛋液有异味。

②重度霉蛋。外表霉迹明显。照蛋时见内部有较大黑点或黑斑。打开后蛋膜及蛋液内均有霉斑,蛋白液呈胶冻样霉变,并带有严重霉味。

③泻黄蛋。蛋贮存条件不良,微生物进入蛋内并大量繁殖,在微生物作用下,导致蛋黄膜破裂,蛋黄与蛋白相混。照蛋时黄白混杂不清,呈灰黄色。打开后蛋液呈灰黄色,变稀,混浊,有不愉快气味。

④黑腐蛋。又称臭蛋,是上述各种劣质蛋继续变质而成。蛋壳呈乌灰色,甚至因蛋内产生的大量硫化氢气体而膨胀破裂。照蛋时全蛋不透光,呈灰黑色。打开后蛋黄、蛋白分不清,呈暗黄色、灰绿色或黑色水样弥漫状,并有恶臭味或严重霉味。

⑤晚期胚胎发育蛋（孵化蛋）。照蛋时,在较大的胚胎周围有树枝状血丝、血点,或者已能观察到小雏的眼睛,或者已有成形的死雏。

四、蛋比重的测定

1. 基本原理

鲜鸡蛋的平均密度为 1.084 5。蛋在贮存过程中,由于蛋内水分不断蒸发和 CO_2 的逸出,外界空气不断进入蛋内,使蛋的气室逐渐增大,因而比重降低。所以通过测定蛋的比重,可以推知蛋的新鲜程度。利用不同比重的盐水,观察蛋在其中沉浮情况,推知蛋的比重。本法不适合用于检查种蛋。

2. 操作方法

先把鲜蛋放在比重 1.073(约含食盐 10%)的食盐水中,观察其沉浮情况;若沉入食盐水中,再移入比重 1.080(约含食盐 11%)的食盐水中,观察其沉浮情况;若在比重 1.073 的食盐水中漂浮,则移入比重 1.060(约含食盐 8%)的食盐水中,观察沉浮情况。

3. 判定标准

在比重 1.073 的食盐水中下沉的蛋,为新鲜蛋;当移入比重 1.080 的食盐水中仍下沉的蛋,为最新鲜蛋。在比重 1.073 和 1.080 的食盐水中都悬浮不沉,而只在比重 1.060 食盐水中下沉的蛋介于新陈之间,为次鲜蛋;如在上述 3 种食盐水中都悬浮不沉,则为过陈蛋或腐败蛋。

五、蛋黄指数的测定

1. 基本原理

蛋黄指数是指蛋黄高度与蛋黄横径的比值。蛋越新鲜,蛋黄膜包得越紧,蛋黄指数就越高;反之,蛋黄指数就越低。蛋黄的品质和变化可以作为蛋的品质与新鲜度的指标。因此,通过测定蛋黄指数可以判定蛋的新鲜程度。

2. 操作方法

将被测蛋小心破壳,将蛋内容物放到蛋质分析仪的水平玻璃测试台上,用蛋质分析仪的垂直测微器量取蛋黄最高点的高度,用游标卡尺量取蛋黄最宽处尺寸(横径),测量时注意不要弄破蛋黄膜(本试验也可用蛋黄指数测定仪进行)。

3. 计算

$$蛋黄指数 = \frac{蛋黄高度(cm)}{蛋黄宽度(cm)}$$

4. 判定标准

新鲜蛋蛋黄指数为 0.40~0.44,次鲜蛋为 0.35~0.40,陈旧蛋蛋黄指数为 0.30~0.35。

六、荧光检验法

1. 基本原理

用紫外光照射,观察蛋壳光谱的变化,来鉴别蛋的新鲜度。这种荧光灯发射的紫外线照在蛋上,由于鲜蛋内容物的变化(腐败、产生氨类物质等),将会引起光谱的变化。鲜蛋的内容物吸收紫外光后发射出红光;不新鲜蛋的内容物吸收紫外光后,发出比紫外光波长稍长的紫光。由于蛋的新鲜度不同,其发射光会在红光与紫光之间变化。

2. 操作方法

将荧光灯置于暗室内,将鲜蛋放于灯下,观察鲜蛋的颜色。

3.结果判定

鲜蛋呈鲜红色;次鲜蛋呈橘红色或淡红色;变质蛋呈紫青色或淡紫色。

七、哈夫单位的测定

1.基本原理

哈夫单位是指蛋白高度对蛋重的比例指数,即蛋白品质和蛋白高度的对数有直接的关系,以此来衡量鲜蛋品质的好坏。哈夫单位越高,表示蛋白黏稠度越大,鲜蛋的品质越好。

2.操作方法

先将鲜蛋称重,然后把蛋打开,倒在水平的玻璃台上。用蛋质分析仪的垂直测微器测定浓蛋白最宽部位的高度,测定时将垂直测微器的轴慢慢地下降到和蛋白表面接触,读取数值,精确到0.1 mm,依次选取3个点,测出3个高度值,取其平均数为蛋白高度。最后代入公式计算。

3.结果计算

$$HU = 100 \times \log(H - 1.7W^{0.37} + 7.6)$$

式中:HU—哈夫单位;H—浓蛋白高度,mm;W—蛋的质量,g。

4.判定标准

特级(AA)鲜蛋哈夫单位在72以上;甲级(A)哈夫单位为60~72;乙级(B)哈夫单位为31~59;丙级(C)哈夫单位在31以下。

5.哈夫单位表

测得蛋重和浓蛋白高度,查表4-1即可得出蛋的哈夫单位。

表 4-1　哈夫单位速查表

蛋白高度/mm	蛋重/g				
	49.6	53.2	56.7	60.2	63.8
	哈夫单位				
10	102	101	100	99	98
9	97	96	95	95	94
8	92	91	90	89	88
7	87	86	84	83	82
6	80	79	78	77	75
5	73	71	70	68	67
4	64	62	60	58	56
3	53	50	48	45	42
2	37	34	30	26	22

续表 4-1

蛋白高度/mm	蛋重/g				
	49.6	53.2	56.7	60.2	63.8
	哈夫单位				
100	9.6	9.8	10.0	10.2	10.3
90	7.6	7.8	7.9	8.1	8.3
80	5.9	6.1	6.5	6.5	6.7
70	4.6	4.8	5.0	5.2	5.4
60	3.6	3.8	4.0	4.2	4.2
50	2.8	3.0	3.2	3.3	4.3
40	2.2	2.3	2.5	2.7	2.8
30	1.6	1.8	2.0	2.2	2.3
20	1.2	1.4	1.6	1.8	1.9

八、蛋内容物 pH 的测定

1.基本原理

蛋在贮存过程中,由于蛋内 CO_2 向外逸出,加之蛋白质在微生物和自溶酶的作用下不断分解,产生氨及氨态化合物,使蛋内 pH 向碱性方向变化。因此,测定蛋白或全蛋的 pH,有助于蛋新鲜度的鉴定。

2.操作方法

将蛋打开,取 1 份蛋白(全蛋或蛋黄)与 9 份蒸馏水混匀,用酸度计或 pH 试纸条分别测定全蛋、蛋白、蛋黄的 pH。

3.判定标准

新鲜鸡蛋的 pH 为:蛋白 7.2~7.6,蛋黄 5.8~6.0,全蛋 6.5~6.8。

九、有毒有害物质的检验

鲜蛋中含有的有毒有害的化学物质主要是重金属、农药、兽药等。我国现行 GB 2749—2015《食品安全国家标准 蛋与蛋制品》规定,鲜蛋中应测定的有毒有害物质包括无机砷、铅、镉、总汞、六六六、滴滴涕等。

十、鲜蛋的卫生标准

鲜蛋的卫生标准见表 4-2 和表 4-3。

表 4-2 鲜蛋感官要求

项目	要求	检验方法
色泽	灯光透视时整个蛋呈微红色;去壳后蛋黄呈橘黄色至橙色,蛋白澄清、透明,无其他异常颜色	取带壳鲜蛋在灯光下透视观察。去壳后置于白色瓷盘中,在自然光下观察色泽和状态,闻其气味
状态	蛋壳清洁完整、无裂纹、无霉斑,灯光透视时蛋内无黑点及异物,去壳后蛋黄凸起完整、有韧性,蛋白稀稠分明,无正常视力可见外来异物	
气味	蛋液具有固有的蛋腥味,无异味	

注:本表引自 GB 2749—2015。

表 4-3 鲜蛋的理化指标

项目	指标/(mg/kg)
铅(Pb)	≤0.2
镉(Cd)	≤0.05
总汞(以 Hg 计)	≤0.05
六六六、滴滴涕、林丹、狄氏剂	≤0.1
氯丹	≤0.02
七氯	≤0.05

注:本表引自 GB 2762—2017、GB 2736—2021。

实验五　蛋制品的卫生检验

实验目的: 通过实验了解蛋制品的卫生检验方法,掌握各种蛋制品的感官指标,并了解实验室检测的基本原理和方法。

蛋制品是指以鲜蛋为主要原料,经相关工艺加工而成的固态(带壳或不带壳)或液态的单品,包括液蛋制品、干蛋制品、冰蛋制品和再制蛋四大类。蛋制品的卫生检验包括感官检验和实验室检查。

一、采样

1. 糟蛋、皮蛋

用流水冲洗外壳,再用75%酒精棉涂擦消毒后放入灭菌袋内,加封做好标记后送检。

2. 巴氏杀菌冰全蛋、冰蛋黄、冰蛋白

先将铁听开口处用75%酒精棉球消毒,再将盖开启,用灭菌电钻由顶到底斜角钻入,徐徐钻取检样,然后抽出电钻,从中取出250 g,检样装入灭菌广口瓶中标明后送检。

3. 巴氏杀菌全蛋粉蛋黄粉、蛋白片

将包装铁箱上开口处用75%酒精棉球消毒,然后将盖开启,用灭菌的金属制双层旋转式套管采样器斜角插入箱底,使套管旋转收取检样再将采样器提出箱外,用灭菌小匙自上、中、下部各取检样装入灭菌广口瓶中,每个检样质量不少于100 g,标明后送检。

4. 对成批产品进行质量鉴定时的采样数量要求

巴氏杀菌全蛋粉、蛋黄粉、蛋白片等产品以生产一日或一班生产量为一批检验沙门菌时,按每批总量的5%抽样(即每100箱中抽验五箱,每箱一个检样),但每批最少不得少于3个检样,测定菌落总数和大肠菌群时,每批按装听过程前、中、后取样3次,每次取样100 g,每批合为一个检样。巴氏杀菌冰全蛋、冰蛋黄、冰蛋白等产品按生产批号在装听时流动取样。检验沙门菌时,冰蛋黄及冰蛋白按每250 kg取样一件,巴氏消毒冰全蛋按每50 kg取样一件。菌落总数测定和大肠菌群测定时,在每批装听过程前、中、后取样3次每次取样100 g合为一个检样。

二、检样的处理

1. 糟蛋、皮蛋外壳

用灭菌生理盐水浸湿的棉拭子充分擦拭蛋壳然后将棉拭子直接放入培养基内增菌培养,也可将整只蛋放入灭菌小烧杯或平皿中,按检样要求加入定量灭菌生理盐水或液体培养基,用灭菌棉拭子将蛋壳表面充分擦拭后,以擦洗液作为检样检验。

2. 鲜蛋蛋液

将鲜蛋在流水下洗净,待干后再用 75% 酒精棉消毒蛋壳,然后根据检验要求,打开蛋壳取出蛋白、蛋黄或全蛋液,放入带有玻璃珠的灭菌瓶内,充分摇匀待检。

3. 巴氏杀菌全蛋粉、蛋白片、蛋黄粉

将检样放入带有玻璃珠的灭菌瓶内,按比例加入灭菌生理盐水充分摇匀待检。

4. 巴氏杀菌冰全蛋、冰蛋白、冰蛋黄

将装有冰蛋检样的灭菌瓶浸泡于流动冷水中,使检样融化后取出,放入带有玻璃珠的灭菌瓶中充分摇匀待检。

5）各种蛋制品沙门菌增菌培养

无菌条件下称取检样,接种于亚硒酸盐煌绿或煌绿肉汤等增菌培养基中(此培养基预先置于盛有适量玻璃珠的灭菌瓶内),盖紧瓶盖,充分摇匀,然后放入(36±1) ℃温箱中,培养(20±2) h。

6. 接种以上各种蛋与蛋制品的数量和成分

凡用亚硒酸盐煌绿增菌培养时,各种蛋与蛋制品的检样接种数量都为 30 g,培养基数量都为 150 mL。凡用煌绿肉汤进行增菌培养时,检样接种数量、培养基数量和浓度见表 5-1。

表 5-1　检样接种数量、培养基数量和浓度

检样种类	检样接种数量	培养基数量/mL	煌绿质量浓度/(g/mL)
巴氏杀菌全蛋粉	6 g(加 24 mL 灭菌水)	120	1/6 000～1/4 000
蛋黄粉	6 g(加 24 mL 灭菌水)	120	1/6 000～1/4 000
鲜蛋液	6 mL(加 24 mL 灭菌水)	120	1/6 000～1/4 000
蛋白片	6 g(加 24 mL 灭菌水)	150	1/1 000 000
巴氏杀菌冰全蛋	30 g	150	1/6 000～1/4 000
冰蛋黄	30 g	150	1/6 000～1/4 000
冰蛋白	30 g	150	1/60 000～1/50 000
鲜蛋、糟蛋、皮蛋	30 g	150	1/6 000～1/4 000

注:煌绿应在临用时加入肉汤中,煌绿浓度以检样和肉汤的总量计算;本表引自 GB/T 4789.19—2003。

三、蛋制品的感官检验

1. 干蛋制品的感官检查

干蛋制品是指以鲜蛋为原料,经去壳、加工处理、脱糖、干燥等工艺制成的蛋制品,包括全蛋粉、蛋黄粉和蛋白粉等。

（1）检查方法

主要检查干蛋品的形态、色泽、气味和杂质等项目。必要时借助放大镜检查干蛋品的杂质状况,过筛称量,测定碎屑含量。

（2）感官指标

①鸡全蛋粉和巴氏消毒鸡全蛋粉。为粉末状或极易松散的块状,均匀淡黄色,具有鸡全蛋粉的正常气味,无异味和杂质。

②鸡蛋黄粉。为粉末状及极易松散的块状,均匀黄色,具有鸡蛋黄粉的正常气味,无异味和杂质。

③鸡蛋白片。片状及碎屑状,呈均匀浅黄色,具有鸡蛋白片的正常气味,无异味和杂质。

2. 冰蛋制品的感官检查

冰蛋制品是以鲜蛋为原料,经去壳、加工处理、冷冻等工艺制成的蛋制品。包括冰全蛋、冰蛋白和冰蛋黄等。

（1）检查方法

主要检查冰蛋品的形态、色泽、气味和杂质等项目。

①形态。用餐刀在产品的表面用力挤压,冰冻良好的冰蛋品,用刀不能切入蛋品内部,即为冰冻坚硬。样品解冻后,肉眼观察冰全蛋、冰蛋白全部为均匀液体,冰蛋黄为稠密均匀的膏状体。

②色泽。解冻前先观察蛋品冷冻状态的色泽,解冻后将蛋液注入 50 mL 无色烧杯中,放在白纸上观察蛋品的色泽。

③气味。在冰冻状态和融化后,分别以嗅觉检验,应具有蛋品应有的气味而无其他异味,必要时可结合下列试验进行检查,取 20 g 样品于 100 mL 烧杯中,加入 50 mL 沸水,趁热立即嗅闻其气味。

④杂质。取解冻后的蛋液 100 mL,置于白搪瓷盘中,缓缓加入清水 100～200 mL,使成稀释液,然后观察其有无杂质。倘有可疑杂质及未融解的蛋块时,即用镊子取出,再将剩余的蛋液注入筛孔为 1 mm 的筛内,过滤,筛去残留杂质,用水冲洗一次,与以上所检出者一并用放大镜进行检查。

（2）感官指标

①巴氏消毒冰鸡全蛋。蛋品坚实、清洁、均匀,黄色或淡黄色,具有冰鸡全蛋的正常气味,无异味和杂质。

②高温复制冰鸡全蛋。蛋品坚实、清洁、均匀,黄色或淡黄色,具有冰鸡全蛋的正常气

味,允许有轻度的异味,无臭味和杂质。

③巴氏消毒次冰鸡全蛋。黄色或淡黄色,具有冰鸡全蛋的正常气味,无臭味和杂质。

④冰蛋黄。坚洁均匀,呈黄色,具有冰蛋黄的正常气味,无异味和杂质。

⑤冰蛋白。坚洁均匀,白色或乳白色,具有正常冰蛋白的正常气味,无异味和杂质。

3.再制蛋的感官检查

再制蛋是指以鲜蛋为原料,添加或不添加辅料,经盐、碱、糟、卤等不同工艺加工而成的蛋制品,如咸蛋、皮蛋、咸蛋黄、糟蛋、卤蛋等。

(1)咸蛋的检查方法

仔细观察咸蛋的包泥,除去咸蛋的灰泥,再观察咸蛋的外表、大小是否均匀。灯光透视检查时,重点观察咸蛋气室的大小、内容物的移动状态、蛋黄和蛋白的色泽和状态等。必要时打开蛋壳,鉴别蛋的内容物,也可将蛋煮熟后观察其色泽、状态并品尝其滋味。

(2)咸蛋的感官指标

①良质咸蛋。蛋的包泥松紧适度,无露白和凹凸不平现象。蛋壳完整,无裂纹和发霉现象,轻微摇动时有轻微水荡声。灯光透视时,蛋白透明,蛋黄缩小。打开蛋壳,可见蛋白稀薄,浓厚蛋白层消失;蛋黄呈红色或淡红色,浓缩,黏度增强但不硬固。煮熟后,蛋白白嫩,咸味适度,蛋黄一般有两圈,外圈淡黄色,内圈金黄色,富有油露。食用时有沙感,有咸蛋固有的香味。

②次质咸蛋。灯光透视,蛋清尚清晰透明,蛋黄凝结呈现黑色。打开后蛋清清晰或为白色水样,蛋黄发黑粘固,略有异味。煮熟后蛋清略带灰色,蛋黄变黑,有轻度的异味。

③劣质咸蛋。灯光透视,蛋清浑浊,蛋黄变黑,转动蛋时蛋黄黏滞,更低劣者,蛋清蛋黄都发黑或全部溶解成水样。打开后蛋清浑浊,蛋黄大部分融化,蛋清蛋黄全部呈黑色,有恶臭味。煮熟后蛋清呈灰暗或黄色,蛋黄变黑或散成糊状,严重者全部呈黑色,有臭味。

(3)皮蛋的检查方法

先仔细观察皮蛋外观(包泥,形态)有无发霉、破损,也可用手掂动,感觉其弹性,或握蛋摇晃听其声音,检验时注意颤动及响水声。皮蛋刮泥后,观察蛋壳的完整性。灯光透视观察蛋内颜色、凝固状态、气室大小等。然后剥开蛋壳,注意蛋体的完整性,检查有无铅斑、霉斑、异物、松花花纹。剖开后,检查蛋白的透明度、色泽、弹性、气味、滋味,检查蛋黄的形态、色泽、气味、滋味等。

(4)皮蛋的感官指标

①良质皮蛋。外表泥状包料完整、无霉斑,有弹性感,摇晃时无动荡声,蛋壳无裂纹。灯光透视全蛋呈玳瑁色,蛋内容物凝固不动,气室较小。打开蛋壳,整个蛋凝固、不粘壳、清洁而有弹性,呈半透明的青褐、棕褐或棕黄色,有松花样纹理。将蛋纵剖可见蛋黄呈浅褐色或浅黄色,中心较稀,咸味适中,清凉爽口,具有皮蛋应有的滋味和气味,无异味。

②劣质皮蛋。包料破损不全或发霉,剥去包料后,蛋壳有斑点或破、漏现象,有的内容物已被污染,摇晃后,有水荡声或感觉轻飘。灯光透视检查蛋内容物不凝固,呈水样,气室很大。打开蛋壳,蛋清黏滑,蛋黄呈灰色糊状,严重者大部或全部液化呈黑色,有刺鼻恶臭味或霉味。

四、蛋制品的理化检验

蛋制品的理化检验项目主要包括冰蛋品和干蛋品中水分的测定、脂肪含量的测定、游离脂肪酸的测定、汞含量的测定和皮蛋 pH 的测定、皮蛋总碱度的测定、皮蛋中铅含量的测定等。

1.冰蛋品和干蛋品中水分的测定

冰蛋品和干蛋品中水分含量的测定:同腌腊肉制品的实验室检验。冰蛋品和干蛋品中水分含量的测定可以采用直接干燥法和蒸馏法(GB 5009.3—2016)。

2.冰蛋品和干蛋品中脂肪的测定

冰蛋品和干蛋品中脂肪的测定一般采用三氯甲烷冷浸法。

(1)基本原理

冰蛋品和干蛋品中的脂肪易溶于三氯甲烷,用三氯甲烷浸提脂肪,将浸出物整除溶剂,即可得到脂肪含量。

(2)器材与试剂

①脂肪浸抽管:玻璃质,管长 150 mm,内径 18 mm,缩口部填脱脂棉。

②脂肪瓶:标准磨口,容量约 150 mL。

③恒温真空干燥箱。

④中性三氯甲烷(内含 1% 无水乙醇):取三氯甲烷,以等量的水洗一次,同时按三氯甲烷体积的 20:1 的比例加入 10% 氢氧化钠溶液,洗涤 2 次,静置分层,倾出洗涤液,再用等量的水洗涤 2～3 次,至呈中性。将三氯甲烷用无水氯化钙脱水后,于 80 ℃ 水浴上进行蒸馏,接取中间馏出液并检查是否为中性。于每 100 mL 三氯甲烷中加入无水乙醇 1 mL,贮于棕色瓶中备用。

⑤无水硫酸钠:分析纯。

(3)操作方法

精密称取 2.00～2.50 g 均匀样品于 100 mL 烧杯中,加约 15 g 无水硫酸钠粉末,以玻璃棒搅匀,充分研细,小心移入脂肪浸抽管中,用少许脱脂棉拭净烧杯及玻璃棒上附着的样品,将脱脂棉一并移入脂肪浸抽管内。用 100 mL 中性三氯甲烷分 10 次浸洗管内样品,使脂肪洗净为止,将三氯甲烷滤入已知质量的脂肪瓶中,移脂肪瓶于水浴上并接冷凝器回收三氯甲烷。将脂肪瓶置于 70～75 ℃ 恒温真空干燥箱内干燥 4 h(在开始 30 min 内抽气至真空度 53.3 kPa,以后至少间隔抽 3 次,每次至真空度 93.3 kPa 以下),取出,移入干燥器内放置 30 min,称量,以后每干燥 1 h(抽气 2 次)称 1 次,至先后两次称量相差不超过 2 mg。

或按以上方法取样,浸抽,回收三氯甲烷。然后将脂肪瓶于 78～80 ℃ 干燥 2 h,取出放干燥器内 30 min,称量,以后每干燥 1 h 称量一次,至先后两次称量相差不超过 2 mg。

(4)计算

$$X = \frac{m_1 - m_2}{m} \times 100\%$$

式中:X—样品中脂肪含量,%;m—样品质量,g;m_1—脂肪瓶加脂肪质量,g;m_2—脂肪瓶质量,g。

（5）判定标准

巴氏杀菌冰鸡全蛋脂肪含量≥10%;冰鸡蛋黄脂肪含量≥26%;巴氏杀菌鸡全蛋粉脂肪含量≥42%;鸡蛋黄粉脂肪含量≥60%。

（6）注意事项

①三氯甲烷中加入1%的无水乙醇,可使蛋品中的脂肪浸抽得更加完全。

②无水硫酸钠脱去冰蛋中的水分时,要用较粗的玻璃棒搅拌均匀,充分研细,不得有粗颗粒存在,称好即拌。无水硫酸钠要一匙匙添加,边加边拌,拌匀拌干为止,无损耗地移入脂肪浸抽管中,用玻璃棒将管内混合物稍微推紧,取脱脂棉拭净烧杯和玻璃棒上附着的样品,一并放入管内。

③在将三氯甲烷注入浸抽管时,须将附着在管壁的试样冲到管底,勿使全部试样浸透,防止样品上浮,每次加入三氯甲烷时,必须严格掌握。管中液体完全滤净后,再加第二次,否则结果偏低。

④平行样品测定结果允许误差为冰鸡全蛋为0.20%;冰鸡蛋黄为0.30%。

3.冰蛋品和干蛋品中游离脂肪酸的测定

冰蛋品和蛋粉中游离脂肪酸的测定一般采用乙醇钠滴定法。

（1）基本原理

蛋制品中游离脂肪酸的含量是一定的,超过限量表明蛋制品质量不佳。蛋中的游离脂肪酸易溶解在中性三氯甲烷中,用乙醇钠标准滴定溶液进行滴定,即可测定蛋品中游离脂肪酸的含量(以油酸计)。

（2）器材与试剂

①蒸馏装置。

②中性三氯甲烷。

③酚酞指示液:酚酞乙醇溶液(10 g/L)。

④乙醇钠标准滴定溶液(0.05 mol/L):量取 800 mL 无水乙醇,置于锥形瓶,将 1 g 金属钠切成碎片,分次加入无水乙醇中,待作用完毕后,摇匀,密塞,静置过夜,将澄清液倾入棕色瓶中,并按下述方法标定。

准确称取约 0.2 g 在 105～110 ℃干燥至恒量的基准邻苯二甲酸氢钾,加 50 mL 新煮沸过的冷水,振摇使溶解,加 3 滴酚酞指示液,用上述配制的乙醇钠溶液滴定至出现粉红色,0.5 min 不褪为止,同时做试剂空白试验。

$$c = \frac{m}{(V_1 - V_2) \times 0.204\,0}$$

式中:c—乙醇钠标准溶液的实际浓度,mol/L;m—邻苯二甲酸氢钾的质量,g;V_1—邻苯二甲酸氢钾消耗乙醇钠溶液的体积,mL;V_2—试剂空白消耗乙醇钠溶液的体积,mL;0.204 0 g—与 1.00 mL 乙醇钠标准滴定溶液(1.000 mol/L)相当的邻苯二甲酸氢钾的质量。

（3）操作方法

将测定脂肪后所得的干燥浸出物，以 30 mL 中性三氯甲烷溶解，加 3 滴酚酞指示液，用乙醇钠标准滴定溶液（0.05 mol/L）滴定，至溶液呈现粉红色，0.5 min 不褪为终点。

（4）计算

$$X = \frac{V \times c \times 0.282\,0}{m} \times 100\%$$

式中：X—样品中游离脂肪酸的含量（以油酸计），g/100 g；V—样品消耗乙醇钠标准滴定溶液的体积，mL；c—乙醇钠标准滴定溶液的实际浓度，mol/L；m—测定脂肪时所得干燥浸出物的质量，g；0.282 0—与 1.00 mL 乙醇钠标准滴定溶液相当的油酸质量，g。

（5）注意事项

配制乙醇钠溶液时，钠与乙醇作用放出氢气，故应远离火源。金属钠与切下的表面碎片应放回原煤油液中保存，切勿接触水，以免着火，配制时戴上眼镜与手套，做好防护。

（6）判定标准

冰鸡全蛋、巴氏杀菌冰鸡全蛋、冰蛋白片游离脂肪酸≤4.0%；巴氏杀菌全蛋粉、鸡蛋黄粉游离脂肪酸≤4.5%。

4. 冰蛋品和干蛋品中汞含量的测定

冰蛋品和干蛋品中汞含量的测定：同动物性食品中有害元素的检验技术。

5. 皮蛋 pH 的测定

（1）基本原理

皮蛋 pH 直接关系到皮蛋的质量，pH 较低时，外界侵入的细菌和皮蛋内残存的细菌会大量繁殖，使皮蛋蛋白质分解，蛋白、蛋黄的凝胶液化，导致皮蛋质量下降，有害人体健康。皮蛋溶液中氢离子与玻璃电极的膜电位呈一定的函数变化关系，可以直接从酸度计上读取被测皮蛋溶液的 pH。

（2）器材与试剂

①酸度计；甘汞电极；玻璃电极（以锂玻璃电极最好）。

②磁力搅拌器；组织捣碎机。

③各种 pH 的缓冲液（酸度计附带）。

（3）操作方法

①样品处理：将 5 个皮蛋洗净、去壳。按皮蛋:水为 2:1 的比例加入水，在组织捣碎机中捣成匀浆。

②测定：称取 15.00 g 匀浆（相当于 10.00 g 样品），加水搅匀，稀释至 150 mL，用双层纱布过滤，量取 50 mL 滤过液，测定溶液 pH。

（4）判定标准：皮蛋 pH≥9.5

6. 皮蛋总碱度的测定

（1）基本原理

皮蛋总碱度是指皮蛋样品灰分中能与强酸（如盐酸、硫酸等）相作用的所有物质的含量

（以氢氧化钠计）。皮蛋样品经消化后，用过量的酸处理其中的碱，然后用氢氧化钠标准溶液滴定剩余的酸。按 100 g 皮蛋消耗盐酸（1.0 mol/L）量，计算皮蛋的总碱度。

（2）器材与试剂

①高速组织捣碎机；马弗炉及坩埚；恒温水浴锅；表面皿；电炉；碱式滴定管。

②氢氧化钠标准滴定溶液（0.1 mol/L）。

③盐酸标准滴定溶液（0.1 mol/L）。

④氯化钙溶液（400 g/L）：称取无水氯化钙 40 g，溶于 100 mL 水中，加酚酞指示液 3 滴，用盐酸（0.1 mol/L）中和后过滤备用。

⑤酚酞指示剂（10 g/L）：称取 1 g 酚酞，加少量乙醇溶解并稀释至 100 mL。

（3）操作方法

称取 10.00 g 或 15.00 g 制备好的皮蛋匀浆，置于坩埚中，先于 120 ℃ 加热 3 h，再以小火炭化至无烟，再置马弗炉中于 550 ℃ 灰化 1～2 h，取出放冷（如灰化不完全，加 2 mL 水，用玻璃棒搅碎，置水浴上蒸干，再灰化 1 h）。用热水将灰分洗于烧杯中，充分洗涤坩埚，洗液并入烧杯中，加入 50.0 mL 盐酸标准溶液（0.10 mol/L），烧杯上盖以表面皿，小心加热煮沸至微沸 5 min，放冷。加 30 mL 氯化钙溶液（400 g/L）及酚酞指示液 10 滴，以氢氧化钠标准滴定溶液（0.10 mol/L）滴定至溶液出现微红色，0.5 min 不褪为终点。

（4）计算

$$X = \frac{(C_1 \times V_1 - C_2 \times V_2) \times 40}{m} \times 100$$

式中：X—皮蛋样品的总碱度（以氢氧化钠计），mg/100 g；C_1—盐酸标准滴定溶液的实际浓度，mol/L；C_2—氢氧化钠标准滴定溶液的实际浓度，mol/L；V_1—加入盐酸标准滴定溶液的体积，mL；V_2—样品消耗氢氧化钠标准滴定溶液的体积，mL；m—样品质量，g；40—1.0 mL 盐酸标准滴定溶液相当的氢氧化钠的质量，mg。

（5）判定标准

硬心皮蛋总碱度不超过 15 mg/100 g；溏心皮蛋总碱度不超过 10 mg/100 g。

7.皮蛋中铅含量的测定

皮蛋中铅含量的测定：同动物性食品中有害元素的检验技术。皮蛋中铅含量的测定可以采用二硫腙比色法（GB/T 5009.12—2017）。

五、蛋制品的细菌学检验

按要求对蛋制品进行菌落总数、大肠菌群、致病菌检验。致病菌主要检验沙门菌、志贺氏菌等。菌落总数的检验按 GB/T 4789.2—2016 方法进行；大肠菌群的检验按 GB/T 4789.3—2016 方法进行。沙门菌的检验按 GB/T 4789.4—2016 方法进行；志贺氏菌的检验按 GB/T 4789.5—2012 方法进行。

六、蛋制品的卫生标准

蛋制品的卫生标准见表 5-2、表 5-3、表 5-4、表 5-5。

表 5-2 蛋制品感官要求

项目	要求	检验方法
色泽	具有产品正常的色泽	取适量试样置于白色瓷盘中,在自然光下观察色泽和状态,尝其滋味,闻其气味
滋味气味	具有产品正常的滋味、气味、无异味	
状态	具有产品正常的形状、形态,无酸败、霉变、寄生虫及其他危害食品安全的异物	

注:本表引自 GB 2749—2015。

表 5-3 蛋制品的理化指标

项目		指标
水分/(g/100 g)	巴氏杀菌冰全蛋	≤76.0
	冰蛋黄	≤55.0
	冰蛋白	≤88.5
	巴氏杀菌全蛋粉	≤4.5
	蛋黄粉	≤4.0
	蛋白粉	≤16.0
脂肪/(g/100 g)	巴氏杀菌冰全蛋	≥10
	冰蛋黄	≥26
	巴氏杀菌全蛋粉	≥42
	蛋黄粉	≥60
游离脂肪酸/(g/100 g)	巴氏杀菌冰全蛋、冰蛋黄	≤4.0
	巴氏杀菌全蛋粉、蛋黄粉	≤4.5
挥发性盐基氮/(g/100 g)	咸蛋	≤10
酸度(以乳酸计)/(g/100 g)	蛋白片	≤1.2
铅(以 Pb 计)/(mg/kg)	皮蛋、皮蛋肠	≤0.5
	其他蛋制品	≤0.2
镉(以 Cd 计)/(mg/kg)	蛋制品	≤0.05
总汞(以 Hg 计)/(mg/kg)	蛋制品	≤0.05

注:本表引自 GB 2762—2017。

表 5-4 蛋制品微生物限量

项目	采样方案[a]及限量				检验方法
	n	c	m	M	
菌落总数[b]/(CFU/g) 　液蛋制品、干蛋制品、冰蛋制品 　再制蛋(不含糟蛋)	5 5	2 2	$5×10^4$ 10^4	10^6 10^5	GB 4789.2
大肠菌群[b]/(CFU/g)	5	2	10	10^2	GB 4789.3 平板计数法

注:a 样品的采集及处理按 GB/T 4789.19 执行。

　　b 不适用于鲜蛋和非即食的再制蛋制品。

本表引自 GB 2749—2015。

表 5-5 蛋与蛋制品加工过程中沙门菌监控要求

监控项目	建议取样点	建议监控微生物	建议监控频率	建议监控指标限值
原料蛋	蛋黄	沙门菌	每月	不得检出
原料蛋	混合蛋液	沙门菌	每月	不得检出
直接接触食品的表面	蛋液运输管道、破壳机表面等	沙门菌	每 3 个月	不得检出

注:本表引自 GB 21710—2016。

实验六　鲜乳的卫生检验

实验目的：通过实验了解和掌握鲜乳的卫生检验方法；掌握鲜乳各项检验指标与卫生评定标准。

鲜乳的卫生检验包括感官检验、乳密度的测定、乳脂肪含量的测定、乳蛋白质含量的测定、乳新鲜度的检验、鲜乳消毒效果的检验、掺假掺杂乳检验、乳房炎乳检验、乳中抗生素残留检验、乳中三聚氰胺的快速检验以及鲜乳的细菌学检验等。

一、感官检验

在进行感官检验时，将检样乳保温到 15～20 ℃，充分摇匀，主要检查鲜乳色泽、黏稠度、气味、滋味、组织状态、有无杂质等内容。

1. 色泽检查

将少量鲜乳倒入白瓷皿或白色背景的小烧杯中，观察鲜乳颜色。

2. 气味、滋味检查

将乳加热后，取少量鲜乳用口品尝其滋味，并闻其气味。

3. 组织状态检查

将乳倒入小烧杯内静置 1 h 后，再小心倒入另一个小烧杯内，仔细观察第一个小烧杯内底部有无沉淀或絮状物，再取一小滴乳于大拇指上，检查黏滑度。

4. 评定标准

正常生鲜牛乳呈乳白色或稍带微黄色，组织状态呈均匀的胶态流体，无沉淀，无凝块，无肉眼可见的杂质和异物，具有新鲜牛乳固有的香味，无其他异味。

二、乳密度的测定

鲜乳密度的测定一般采用乳稠计法进行测定。

1. 基本原理

乳的密度是指乳在 20 ℃时的质量与同体积的水在 4 ℃时的质量之比。一般多利用 20 ℃/4 ℃ 乳稠计在乳中取得浮力与重力相平衡的原理，测定鲜乳的密度。乳的密度随温度而变化，在 10～25 ℃范围内，温度每变化 1 ℃，乳的密度相差 0.000 2。

2. 器材与试剂

(1)20 ℃/4 ℃或 15 ℃/15 ℃乳稠计。

(2)0～100 ℃温度计。

(3)200～250 mL 量筒或玻璃圆筒。

3. 操作方法

将温度为 10～25 ℃的乳样混匀,小心倒入量筒容积的 2/3 处,勿使发生泡沫,同时测定乳样中心温度。再小心将乳稠计沉入乳样中,至刻度 1.030 处,然后让其自然浮动,切切与量筒内壁接触。乳稠计静置 2～3 min 后,眼睛对准量筒内乳样表面层与乳稠计刻度接触处,即在牛乳新月面上缘读取乳稠计刻度数,同时读取温度计度数。

4. 计算

(1)根据乳稠计读数,按相对密度与乳稠计刻度的关系式,将乳稠计读数换算成 20 ℃时的度数。代入下列公式计算出密度:

$$X_1 = (d - 1.000) \times 1\,000$$

式中:X_1—乳稠计读数;d—样品乳的相对密度。

(2)测定值的校正:由于乳的密度随乳的温度升高而减小,随温度降低而增大。因此,如果乳的温度不是 20 ℃(或 15 ℃)时,应对乳稠计上的读数进行校正。测定值校正的方法可以使用计算法:

$$计算公式:d = X_1 - [0.000\,2 \times (20 - t)]$$

式中:X_1—乳稠计读数;d—乳样品的相对密度;t—实际测得温度(℃);20—乳稠计标准温度(℃);0.000 2—温度每升高或降低 1 ℃,乳的密度在乳稠计刻度上减小或增加 0.000 2。

例:样品乳温度为 18 ℃,使用 20 ℃/4 ℃乳稠计,读数为 1.034,求乳的相对密度。

$$d = 1.034 - [0.000\,2 \times (20 - 18)] = 1.034 - (0.000\,2 \times 2) = 1.033\,6$$

结果:20 ℃时该乳样的相对密度为 1.033 6。

5. 评定标准

正常生鲜牛乳的相对密度(20 ℃/4 ℃)≥1.028;消毒鲜牛乳的相对密度为(20 ℃/4 ℃)1.028～1.032。

6. 注意事项

(1)量筒的选取需要根据密度计的长度确定;测定时量筒应放在水平台面上。

(2)使用密度计时必须轻拿轻放,非垂直状态下或倒立时不能手持尾部,以免折断密度计。

(3)注意按密度计顺序读取密度计度数。

三、乳脂肪含量的测定

乳脂肪含量的测定方法主要有哥特里-罗紫法、盖勃氏法、巴布科克法、伊尼霍夫氏法等,都是测定乳脂肪含量的标准方法,适用于鲜乳和乳制品脂肪含量的测定。这里主要介绍盖勃氏法。使用盖勃(Gerber)氏法测定乳脂肪含量的相关内容如下。

1. 基本原理

应用酸解的方法使牛乳中脂肪分离、聚合,然后测定其体积。在牛乳中加入一定浓度的硫酸,使乳脂肪球周围包围的一层蛋白膜破坏,脂肪游离出来,在加热和离心的作用下,使游离的脂肪聚合在一起。同时,硫酸与乳中酪蛋白作用,生成重硫酸酪蛋白化合物,有促进脂肪结合的作用。异戊醇有很强的吸附作用,可以促进硫酸对脂肪的破坏作用,异戊醇与硫酸反应生成异戊醇硫酸酯,能降低脂肪球的表面张力,从而促进脂肪球的结合。异戊醇又是一种消泡剂,可以减少或消除泡沫,以便读数。

2. 器材与试剂

①盖勃氏乳脂计,最小刻度为 0.1%。

②乳脂计架,11 mL 特制牛乳吸管,1 mL、10 mL 吸管。

③乳脂离心机,电热恒温水浴箱(锅)。

④硫酸:比重 1.820～1.825。

⑤异戊醇:比重 0.811～0.812,沸程 128～132 ℃。

3. 操作方法

将盖勃氏乳脂计置于乳脂计架上,吸取 10 mL 硫酸于乳脂计中,再沿管壁小心准确加入 11 mL 乳样,使硫酸与乳样不要混合,然后加入 1 mL 异戊醇,塞上橡皮塞,使瓶口向下,同时,用湿毛巾包好乳脂计,以防橡皮塞冲出,用力振摇,使呈均匀棕色液体,瓶口向下静置数分钟后,置于 65～70 ℃水浴中 5 min,取出后,放入乳脂离心机中,以 1 000 r/min 的转速离心 5 min,再置于 65～70 ℃水浴中 5 min,注意水浴面应高于乳脂计脂肪层,取出后立即读数,即为乳脂肪的百分数。

4. 评定标准

正常生鲜牛乳含脂率≥3.1%;全脂巴氏杀菌乳含脂率≥3.1%;全脂灭菌乳含脂率≥3.1%。

5. 注意事项

水浴箱内的水面必须高于乳脂计的脂肪层。如果脂肪柱不在颈部刻度处,可调节橡胶塞或补加适量硫酸,重新离心水浴,再进行读数。

四、乳蛋白质含量的测定

1. 基本原理、器材与试剂、测定方法

同乳制品中乳蛋白质含量的测定。

2. 评定标准

生鲜牛乳蛋白质≥2.95%;全脂巴氏杀菌牛乳蛋白质≥2.9;全脂灭菌牛乳蛋白质≥2.9%。

五、乳新鲜度的检验

乳新鲜度的检验方法主要有乳酸度的测定、酒精试验、煮沸试验和还原酶试验。乳酸度的测定一般采用酚酞指示剂法(GB/T 5009.239—2016),其他方法为辅助检验方法。

1.酚酞指示剂试验

(1)基本原理

牛乳的酸度是指以酚酞作指示剂,中和 100 mL 牛乳所需 0.100 mol/L 氢氧化钠标准溶液的毫升数计。正常新鲜牛乳的酸度在 16～18 °T 吉尔涅尔度。乳的酸度由于微生物的作用而增高。

(2)器材与试剂

①0.5%酚酞指示剂,0.100 mol/L 氢氧化钠标准溶液。

②微量碱式滴定管,滴定架。

③1 mL 刻度吸管,10～20 mL 吸管,50 mL 量筒,250 mL 锥形瓶。

(3)操作方法

精密吸取 10 mL 牛乳样品于 250 mL 的锥形瓶中,加 20 mL 经煮沸冷却后的水及酚酞指示剂 0.5 mL,混匀。然后用 0.100 mol/L 氢氧化钠标准溶液滴定至初现粉红色,并在 0.5 min 内不褪色为止。记录其消耗的氢氧化钠标准溶液毫升数(mL)。

(4)计算

$$吉尔涅尔度(°T)=V×10$$

式中:V—乳样品消耗的 0.100 mol/L 氢氧化钠标准溶液体积,mL。

(5)评定标准

生鲜牛乳的酸度≤16.0 °T;巴氏杀菌牛乳的酸度≤18.0 °T;巴氏杀菌羊乳的酸度≤16.0 °T;灭菌牛乳酸度≤18.0 °T。

2.酒精试验

(1)基本原理

一定浓度的酒精溶液能使一定酸度的牛乳蛋白质产生沉淀。乳中蛋白质遇到同一浓度的酒精,其凝固现象与乳的酸度成正比,即凝固现象愈明显,酸度越大,以此断定乳的酸度和新鲜度。应用酒精试验检查新鲜牛乳酸度是一种快速而简单的方法,尤其适合于牛奶生产场的现场检测。

(2)器材与试剂

①1～2 mL 吸管,试管。

②试剂:68°、70°、72°中性酒精(向酒精溶液中加入 1%酚酞指示剂 2～3 滴,用 0.100 mol/L 氢氧化钠标准溶液中和至显粉红色)。

(3)操作方法

取试管 3 支,编号,分别加入相同鲜乳样品 1～2 mL,1 号管加入与乳样等容积的 68°酒精,2号管加入与乳样等容积的70°酒精,3号加入与乳样等容积的72°酒精,充分摇匀,仔细观察试管中有无絮状沉淀。

(4)判定标准

出现絮状沉淀的牛乳为试验阳性,表明其酸度较高,分别高于相应标准;不出现絮状沉淀的牛乳为试验阴性者,其酸度在标准以下。具体标准见表6-1。

表6-1　酒精试验判定标准

酒精浓度	不出现絮片的酸度
68°	20 °T 以下
70°	19 °T 以下
72°	18 °T 以下

3.煮沸试验

(1)基本原理

鲜乳的酸度愈高,乳中的蛋白质对热的稳定性愈低,愈易凝固。根据乳中蛋白质在不同温度状态凝固的特征,判定鲜乳的酸度和新鲜度。该方法快速、简单易行,不需要试剂,很适合生产和销售现场的检测使用。

(2)器材

10 mL 吸管,试管(或小烧杯),水浴箱(或电炉)。

(3)操作方法

取 10 mL 鲜乳于试管(或小烧杯)中,置沸水浴箱(或电炉)中加热 3~5 min,取出,观察试管内有无絮片出现或发生凝固现象。

(4)判定标准

出现絮片状沉淀或发生凝固,则表明酸度大于 26 °T,表示乳样不新鲜。

4.乳还原酶试验(亚甲蓝试验)

(1)基本原理

细菌在鲜乳中生长繁殖时,能产生还原酶,还原酶能使有机染料亚甲蓝褪色。鲜乳中污染的细菌越多,产生的还原酶越多,亚甲蓝褪色越快。因此根据亚甲蓝褪色时间的长短,可以判定鲜乳被细菌污染的程度。

(2)器材与试剂

①2.5%亚甲蓝溶液(取 2.5 mL 亚甲蓝乙醇饱和溶液加 97.5 mL 水,充分混匀备用)。

②灭菌试管,刻度吸管,水浴锅(恒温箱),干燥箱。

(3)操作方法

吸取新鲜乳样 5 mL 于灭菌试管中,加入亚甲蓝溶液 0.25 mL,塞紧棉塞,混匀,置于 37.5 ℃水浴或恒温箱中,记录保温时间。每隔 10~15 min,仔细观察试管内容物的褪色情况。

（4）结果判定

根据褪色时间,可以将牛乳分为 4 个等级(表 6-2)。

表 6-2　亚甲蓝试验牛乳新鲜度判定标准

亚甲蓝褪色时间	细菌数量/mL	乳品质
＞5.5 h	＜500 000	良好
2～5.5 h	500 000～4 000 000	合格
20 min 至 2 h	4 000 000～20 000 000	差
＜20 min	＞20 000 000	劣

注:本实验所用试管、吸管等均需事先进行干热灭菌。

六、鲜乳消毒效果的检验

鲜乳消毒效果的检验一般采用磷酸酶测定法。

1. 基本原理

生鲜牛乳中含有磷酸酶,能分解有机磷化合物。当生鲜牛乳消毒后,磷酸酶失活,在同样的条件下不能分解有机磷化合物。利用苯基磷酸双钠在碱性缓冲液中被磷酸酶分解产生苯酚,苯酚在有 Na_2CO_3 情况下再与 2,6-双溴醌氯酰胺作用呈蓝色反应,其蓝色深浅与苯酚含量多少成正比,与消毒效果成反比。本方法可以检验鲜乳消毒是否完全,还可以检验经巴氏杀菌处理的乳中混入的生鲜牛乳。

2. 器材与试剂

（1）中性丁醇:沸点 115～118 ℃。

（2）吉勃(Gibb)氏酚试剂:称取 2,6-双溴醌氯酰胺 0.04 g,溶于 100 mL 乙醇中,置棕色瓶中,于冰箱内保存,临用时配制。

（3）硼酸盐缓冲液:精密称取硼酸钠 28.427 g,溶于 900 mL 的水中,加氢氧化钠 3.72 g,加水稀释至 1 000 mL。

（4）缓冲基质溶液:称取苯基磷酸双钠结晶 0.05 g,溶于 10 mL 硼酸盐缓冲溶液中,加水稀释至 100 mL,临用时配制。

（5）试管,水浴箱,5 mL 吸管,0.5 mL 吸管。

3. 操作方法

吸取鲜乳样品 0.5 mL,置于带塞试管中,加入 5 mL 缓冲基质溶液,稍振荡后置于 36～44 ℃ 水浴箱保温 10 min。然后在试管内加入吉勃氏酚试剂 6 滴,立即摇匀,静置 5 min,观察试管溶液颜色变化。同时,用经过杀菌的鲜乳做空白对照试验。

4. 评定标准

溶液无颜色变化,表明磷酸酶已破坏,鲜乳经过 80 ℃ 以上的巴氏杀菌消毒;溶液有蓝色变化,说明磷酸酶未破坏,乳未经过巴氏杀菌或杀菌后又混入生乳。

5.注意事项

为了增强反应的灵敏度,可以加中性丁醇 2 mL,反复颠倒试管,每次颠倒后稍停片刻,使气泡破裂,放置,待中性丁醇分层,再观察结果。

七、掺假掺杂乳检验

牛乳掺假情况极其复杂,掺假物种类繁多,有时难以检出。掺假物有 50 余种,其中以掺水、碱、盐、糖、淀粉、豆浆、尿素等物质较为常见,并且以混合物掺假现象较为普遍。乳中掺入其他物质,不但降低乳的营养价值和风味,影响乳的加工性能和产品的品质,使消费者经济受到损失,而且许多掺假物质损害食用者的健康,严重时可造成食物中毒,甚至危及人的生命,导致死亡。因此,生产经营单位和检验部门应严格把关,加强原料乳和乳产品的掺假杂乳检验。

1.掺水乳的检验

掺水乳的检验方法很多,一般可以采用感官检验、乳相对密度的测定、联苯胺法、硝酸银法以及阿贝折光仪法。

(1)感官检验

新鲜牛奶呈乳白色或稍带黄色的均匀胶态液体,无沉淀、无凝块、无杂质,具有新鲜牛奶固有的香味;感官检验发现掺水奶乳色淡,呈稀薄状态,香味降低,不易挂杯,乳滴不成行,易流散。

(2)乳相对密度的测定

正常新鲜牛奶的相对密度为 1.028~1.032。相对密度低于 1.028,即可视为掺水可疑;相对密度低于 1.026,即可认为掺水。注意应设新鲜牛乳对照。另外,测定牛乳清的相对密度是检验牛乳是否掺水的好方法,乳清的相对密度较全乳的相对密度更稳定。乳清的正常相对密度为 1.027~1.030。相对密度低于 1.027,即可判定为掺水。

(3)联苯胺法

①基本原理:正常牛乳中完全不含硝酸盐,而一般水(包括井水、河水)中所含的硝酸盐与硫酸作用后生成硝酸,硝酸可以使联苯胺氧化而呈蓝色。

②试剂:联苯胺硫酸溶液(取 20 mg 联苯胺溶解于 20 mL 稀硫酸(1:3)中,再用硫酸稀释至 100 mL)。

③器材:锥形瓶,量筒,酒精灯,白瓷皿。

④操作方法:取 20 mL 被检乳样,注入 100 mL 锥形瓶中,加入 0.5 mL 20%氯化钙溶液,在酒精灯上加热至凝固,冷却,过滤。在白瓷皿内加入 2 mL 联苯胺硫酸溶液,再沿白瓷皿边缘滴入滤液 2~3 滴,观察颜色反应。

⑤判定标准:若在两液体接触处呈蓝色,说明乳中有硝酸盐存在,判定为掺水乳。

(4)硝酸银法

①正常牛乳中氯化物含量很低,但各种天然水中含有较多的氯化物。检验时,先在被检

乳中滴加重铬酸钾溶液,硝酸银与乳中氯化物反应完毕后,剩余的硝酸银便与重铬酸钾反应,生成黄色的重铬酸银。根据颜色深浅,可以鉴别乳中是否掺水。

②试剂:重铬酸钾溶液(100 g/L)、硝酸银溶液(5 g/L)。

③器材:吸管、试管。

④操作方法:取 20 mL 被检乳样放入试管中,加入 2 滴重铬酸钾溶液,摇匀,再加入硝酸银溶液,摇匀,观察试管溶液颜色变化,同时用新鲜牛乳做对照。

⑤判定标准:正常牛乳呈柠檬黄色;掺水乳呈不同程度的砖红色。

(5)阿贝折光仪法

①基本原理:测定牛乳的折射率,可以判定牛乳的纯度和掺水情况。正常牛乳乳清的折射率为 1.341 99～1.342 75。若折射率在 1.341 28 以下,即可判定为掺水乳。

②试剂:250 g/L 醋酸溶液。

③器材:阿贝折光仪、恒温水浴锅。

④操作方法:取 100 mL 被检乳样,置于洁净的烧杯中,加入 2 mL 醋酸溶液,用玻璃棒搅匀,加盖,在 70 ℃水浴中保温 20 min,使蛋白质凝固,然后置于冰水中冷却 10 min,乳清用定量滤纸过滤分离,滤液备用。

校正折光仪,然后滴加 1～2 滴乳清液于下面棱镜上,由目镜观察,转动棱镜旋钮,使视野分为明暗两部分,旋动补偿器旋钮,使明暗分界线在十字线交叉点,通过放大镜在刻度尺上读取读数即可。

⑤判定标准:折射率＜1.341 28,判定为掺水乳。

2.掺淀粉乳和米汤乳的检验

(1)基本原理

一般淀粉中都存在着直链淀粉与支链淀粉两种,其中直链淀粉可以与碘生成稳定的络合物,呈现深蓝色,以此对乳中加入的淀粉或米汁进行检验。

(2)试剂

碘溶液(称取碘化钾 4 g,加少量水溶解,加碘 2 g,待全部溶解后,加水稀释至 100 mL 混匀)。

(3)器材

1 mL 吸管、5 mL 吸管、中试管。

(4)操作方法

①取被检乳 5 mL 于试管中,加碘溶液 1～3 滴,观察溶液颜色反应。同时做正常牛乳对照试验。本方法适用于加入淀粉或米汁较多的情况。

②取被检乳 5 mL 于试管中,加入 20％醋酸 0.5 mL,充分混匀,过滤于另一试管中,煮沸,滴加碘溶液 1～3 滴,观察溶液颜色变化,同时做正常乳对照试验。本方法适用于加入淀粉或米汁较少的情况。

(5)判定标准

乳中加有淀粉、米汁存在,出现蓝色或蓝青色;乳中加有糊精,则出现红紫色;正常乳为淡黄色。

3.掺豆浆乳的检验

（1）基本原理

由于豆浆中含有皂角素,溶于热水或酒精,与氢氧化钾或氢氧化钠溶液作用,生成黄色化合物,以此对乳中加入的豆浆进行检验。

（2）试剂

25％氢氧化钾（钠）溶液 100 mL,乙醇:乙醚等容积混合液(1:1)100 mL。

（3）器材

5 mL 吸管,2 mL 吸管,20 mL 试管。

（4）操作方法

取被检乳 2 mL 于试管中,加 3 mL 乙醇、乙醚混合液,再加 25％氢氧化钾溶液 2 mL,摇匀,在 5～10 min 内观察颜色变化,同时作正常牛乳对照试验。

（5）判定标准

正常牛乳为乳白色;掺有豆浆的乳呈黄色(掺少量豆浆,此种反应不明显,水浴加温有助于反应)。

4.掺碱乳的检验

掺碱乳的检验方法主要是灰分碱度滴定法,相关内容如下。

①基本原理:牛乳乳样中加入的碳酸钠和有机酸钠盐经高温灼烧后,均能转换为氧化钠,溶于水后形成氢氧化钠,其含量可以用标准酸滴定而求出。

②试剂:1％酚酞指示剂;0.100 mol/L 盐酸标准溶液。

③器材:高温电炉(1 000 ℃),电热恒温水浴锅,镍坩埚,锥形瓶,玻璃漏斗等。

④操作方法:取 20 mL 被检乳样于坩埚中,置水浴上蒸干,然后在电炉上灼烧成灰。灰分用 50 mL 热水分数次浸渍,并用玻璃棒捣碎灰块,过滤,滤纸及灰分残块用热水冲洗。滤液中加入 3～5 滴酚酞指示剂,用 0.100 mol/L 盐酸标准溶液滴定至初现粉红色,在 0.5 min 内不褪色为止。

⑤计算:

$$X = V_1 \times 0.053/ V_2 \times 1.030 \times 100$$

式中:X—被检牛乳中碳酸钠的含量,g/100 g;V_1—滴定所消耗的 0.100 mol/L 盐酸标准溶液的体积,mL;V_2—试样的体积,mL;0.053—1 mL 0.100 mol/L 盐酸标准溶液相当于碳酸钠的质量,g;1.030—正常牛乳的平均相对密度(20 ℃/4 ℃)。

⑥判定标准:正常牛乳中灰分碱度(以碳酸钠计)≤0.012％,超过该值为掺碱乳。

5.掺甲醛乳的检验

掺甲醛乳的检验方法主要有变色酸法和溴化钾法。

（1）变色酸法

①基本原理:甲醛是一种防腐剂,禁止用于新鲜牛乳中。在硫酸溶液中,牛乳中的甲醛

与变色酸作用,生成紫红色化合物。本方法灵敏度为 0.1 mg/kg。

②试剂:浓硫酸、变色酸(称取 2.5 g 1,8-二羟基萘-3,6-二碘酸溶于水中,稀释成 25 mL。如有沉淀,过滤除去)。

③操作方法:取 1 mL 被检乳样于试管中,加入 0.5 mL 变色酸溶液和 6 mL 浓硫酸,充分混匀,于沸水浴上放置 30 min,冷却,观察颜色变化,同时做空白对照试验。

④判定标准:若乳中有甲醛,则呈现紫红色;正常牛乳呈橙黄色或淡黄色。

(2)溴化钾法

①试剂:稀硫酸(5:1)、溴化钾结晶。

③操作方法:取 3 mL 稀硫酸于试管中,加溴化钾结晶 1 粒,摇匀,立即沿管壁加入牛乳 1 mL,观察颜色变化,同时做空白对照试验。

④判定标准:若乳中有甲醛存在,则呈现紫色环带。

6.掺过氧化氢乳的检验

(1)基本原理

过氧化氢(H_2O_2)是一种防腐剂,禁止用于食用牛乳中。牛乳检样中如有过氧化氢存在,能与五氧化二钒作用,生成粉红色或红色物质。

(2)试剂

五氧化二钒试剂(取 1 g 五氧化二钒溶解于 100 mL 的稀硫酸(6+94)中,贮存于试剂瓶中,放于阴暗处保存)。

(3)器材

20 mL 试管、滴管。

(4)操作方法

取被检牛乳样 10 mL 于试管中,加入 10~20 滴五氧化二钒试剂,立即观察颜色变化,然后混匀,再观察试管中液体的颜色变化,同时做正常牛乳对照试验。

(5)判定标准

若乳样中有过氧化氢,呈粉红色或红色;正常牛乳无颜色变化。

7.掺尿素乳的检验

(1)基本原理

在酸性条件下,牛乳样品中的尿素与亚硝酸钠作用,呈黄色反应。而当乳样中无尿素时,则亚硝酸钠与对氨基苯磺酸发生重氮化反应,其产物与 α-萘胺起偶氮化作用,生成紫红色化合物。

(2)器材与试剂

①1%亚硝酸钠溶液、浓硫酸。

②格里斯(Griess)试剂:称取酒石酸 89 g、对氨基苯磺酸 10 g 和 α-萘胺 1 g,混合研磨成粉末,储存于棕色试剂瓶中,置暗处保存。

③5 mL 吸管、1 mL 吸管、试管。

（3）操作方法

取被检乳样 3 mL 注入试管中，加入 1％亚硝酸钠溶液及浓硫酸各 1 mL，摇匀后，放置 5 min。待泡沫消失后，再加入 0.5 g 格里斯试剂，摇匀，观察试管中液体颜色的变化，同时做正常牛乳对照试验。

（4）判定标准

若牛乳中有尿素存在，乳样液体颜色呈黄色；正常牛乳呈紫红色。

8.掺芒硝乳的检验

（1）基本原理

掺入芒硝（$Na_2SO_4 \cdot 10H_2O$）的牛乳中含有较多的 SO_4^{2-} 离子，与氯化钡作用，生成硫酸钡沉淀，正常牛乳不与玫瑰红酸钠作用，呈粉红色。

（2）试剂

1％氯化钡溶液、1％玫瑰红酸钠乙醇溶液、20％醋酸溶液。

（3）器材

5 mL 吸管、1 mL 吸管、试管。

（4）操作方法

取被检乳样 5 mL 于试管中，加 20％醋酸 2 滴，1％氯化钡 5 滴，1％玫瑰红酸钠 2 滴，摇匀，静置，观察溶液颜色变化，同时做正常牛乳对照试验。

（5）判定标准

掺芒硝乳溶液呈黄色；正常牛乳呈粉红色。

八、乳腺炎乳的检验

乳腺炎乳属于异常乳，由于牛乳中可能含有溶血性链球菌、金黄色葡萄球菌、绿脓杆菌和大肠埃希菌等多种致病菌，以及微球菌、芽孢菌等腐败菌，严重影响乳的质量安全。奶牛乳腺发生炎症，引起上皮细胞坏死、脱落，进入乳汁中，白细胞数量也会增加，甚至有血和脓。因此对于新鲜牛乳，必须加强乳房炎乳的检验。

鲜牛乳中乳腺炎乳的检验方法主要包括体细胞计数、氯糖数的测定、凝乳检验法、血与脓的检验等。

1.体细胞计数

乳中细胞含量的多少是衡量乳房健康状况及鲜乳卫生质量的标志之一。正常牛乳中体细胞含量一般不超过 50 万个/mL，平均 26 万个/mL。当奶牛患有乳腺炎时，乳中体细胞数超过 50 万个/mL。

为了防止乳腺炎乳混入原料乳中，我国和很多发达国家都采用体细胞计数的方法检验乳腺炎乳。

2. 氯糖数的测定

（1）基本原理

氯糖数是指乳中氯离子的百分含量与乳糖的百分含量之比。正常牛乳中氯离子与乳糖的含量有一定的比例关系，健康牛乳中氯糖数不超过 4，乳腺炎乳由于氯离子含量增加，乳糖含量被消耗减少，导致氯糖数增高，所以要对乳腺炎乳，尤其是隐形乳腺炎乳进行检测。

（2）器材与试剂

① 硫酸铝溶液（200 mol/L）、氢氧化钠溶液（2 mol/L）、铬酸钾溶液（100 mol/L）。

② 硝酸银溶液（0.028 17 mol/L）：取 4.788 g 硝酸银，溶解后，用水定容至 1 000 mL。此溶液每毫升相当于 1 mg 氯。

③ 酸式滴定管；200 mL 容量瓶、250 mL 锥形瓶；吸管。

（3）操作方法

① 乳糖含量的测定：测定方法同动物性食品中糖类的测定。

② 氯化物的测定：吸取 20 mL 乳样，注入 200 mL 容量瓶中，加入 10 mL 硫酸铝溶液和 8 mL 氢氧化钠溶液，混合均匀，加水至刻度，均匀过滤。取 100 mL 滤液，注入 250 mL 锥形瓶中，加入 10 mL 铬酸钾溶液，用硝酸银溶液滴定至砖红色。

滴定前，一般用石蕊试纸测定将要滴定的混合液体的酸碱性，如果呈酸性，则需用氢氧化钠溶液中和至中性后再滴定。

（4）计算

① 乳中氯的含量按下式计算。

$$X_1 = V_1 \times 10/1.030 \times 100$$

式中：X_1—乳中氯的含量，g/100 g；V_1—滴定时消耗的硝酸银溶液的体积，mL；1.030—正常牛乳的相对密度；10—把滴定时的乳样量换算成 100 mL 所需系数。

② 乳糖数按下式计算：

$$X = X_1 \times 100/L$$

式中：X—氯糖数；X_1—乳样中氯的含量，g/100 g；L—乳样中乳糖的含量，g/100 g；100—把氯离子含量校正成与乳糖含量相当时所需系数。

（5）结果判定

氯糖数大于 6 时，表明该乳属于乳腺炎乳。

3. 凝乳检验法

（1）基本原理

乳腺炎乳中蛋白质含量增多，在碱性条件下能出现沉淀。

（2）器材与试剂

① 白色平皿、吸管。

② 试液：称取 60 g 碳酸钠（$Na_2CO_3 \cdot 10H_2O$，化学纯）溶解于 100 mL 蒸馏水中，称取 40 g

无水氯化钙溶解于 300 mL 蒸馏水中,将两种溶液分别搅拌、加温、过滤,然后将两滤液混合在一起,再搅拌、加温、过滤,于第二次滤液中加入等量 15％的氢氧化钠溶液,继续搅拌、加温、过滤,即为试液。在该试液中加入溴甲酚紫,有助于结果的观察。该试液应贮存于棕色瓶中。

（3）操作方法

吸取 3 mL 乳样于白色平皿中,加入 0.5 mL 试液,立即回转混合,约 10 s 后观察结果。

（4）判定标准

判定标准见表 6-3。

表 6-3　凝乳法检验乳腺炎乳判定标准

现象	结果
无沉淀及絮片	阴性(一)
有少量沉淀发生	可疑(±)
有片条状沉淀	阳性(＋)
发生黏稠性团块并继而分为薄片	强阳性(＋＋)
有持续性的黏稠性团块(凝胶)	强阳性(＋＋＋)

4. 乳中血与脓的检验

（1）试剂

用小刀尖取少量二氨基联苯,将其溶解在盛有 2 mL 96％乙醇的试管内,加入 2 mL 3％过氧化氢溶液,摇匀后再加入 3～4 滴冰乙酸。

（2）操作方法

在上述试剂溶液中,加入 4～5 mL 乳样,在 20～30 s 后,观察溶液颜色变化。

（3）结果判定

溶液呈深蓝色,表明乳中有血与脓存在。

九、乳中抗生素残留的检验

鲜乳中抗生素残留的检验一般采用嗜热链球菌抑制法(GB/T 4789.27—2008)。

1. 基本原理

将嗜热乳酸链球菌接种在鲜乳培养基中,所产生的代谢产物可以使 TTC(2,3,5-氯化三苯基四氮唑)还原变成红色,其红色的深浅与乳中嗜热乳酸链球菌数成正比。如果乳样中残留的抗生素足以抑制嗜热乳酸链球菌的生长,则乳样颜色不变(氧化型 TTC);如果乳样中无抗生素残留或残留量不足以抑制嗜热乳酸链球菌的生长繁殖,则乳样变为红色或微红色(还原型 TTC)。因此根据检测乳样的呈色状态,可以判定乳中有无抗生素残留存在。

2. 菌种、培养基、试剂与器材

（1）菌种

嗜热乳酸链球菌。

（2）无抗生素脱脂乳（或用 10% 脱脂乳粉）

经 113 ℃灭菌 20 min。

（3）含抗生素乳

已知不含抗生素乳加入抗生素，用于阳性对照试验。

（4）4%TTC 指示剂

称取 2,3,5 氯化三苯基四氮唑 1 g，溶解于 5 mL 灭菌蒸馏水中，装棕色瓶内，于 7 ℃冰箱保存（最好现用现配）。临用时用灭菌蒸馏水稀释至 5 倍。如遇溶液已经着色，则不能再用。

（5）器材

温箱、水浴锅、100 ℃温度计、试管架、灭菌吸管（10 mL、1 mL，每份检样 2 支）、灭菌试管（每份检样 4 支）15 mm×150 mm。

3．检验程序

鲜乳中抗生素残留的检测程序见图 6-1。

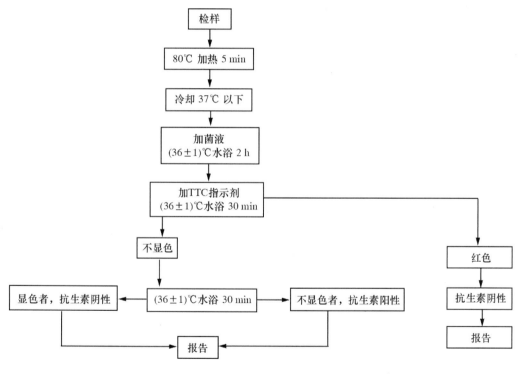

图 6-1　鲜乳中抗生素残留检测程序

4．操作方法

①菌液制备：将嗜热乳酸链球菌菌种接种于脱脂乳中，经（36±1）℃培养 12～15 h 后，以灭菌脱脂乳 1:1 稀释待用。

②取乳样 9 mL，置于 15 mm×150 mm 试管中，置于 80 ℃水浴中加热 5 min，冷却至 37 ℃以下，加入菌液 1 mL，经（36±1）℃水浴培养 2 h，加入 TTC 指示剂 0.3 mL，经

(36±1) ℃ 水浴 30 min,观察乳样颜色变化。如为阳性(不显色),再于水浴中培养 30 min,进行第二次观察。每份乳样作 2 份,另外再作阳性和阴性对照各 1 份,阳性对照管用含抗生素乳 8 mL,加菌液和 TTC 指示剂;阴性对照管用无抗生素乳 9 mL,加菌液和 TTC 指示剂。

5.判定方法

乳样准确培养 30 min,观察结果,如为阳性,再继续培养 30 min,做第二次观察。观察时要迅速,避免光照过久,发生干扰。乳中有抗生素存在,则检样中虽加入菌液培养物,但因细菌的繁殖受到抑制,因此 TTC 指示剂不还原,不显色。如果没有抗生素存在,则加入菌液即行增殖,TTC 指示剂被还原而显红色。

6.判定标准

TTC 试验判定标准见表 6-4。

表 6-4　TTC 试验判定标准

现象	结果
未显色	阳性(＋)
微红色	可疑(±)
桃红色、红色	阴性(－)

十、乳中三聚氰胺的快速检验

原料乳中三聚氰胺的快速检测一般采用液相色谱法(GB/T 22400—2008)。

1.基本原理

用乙腈作为原料乳中的蛋白质沉淀剂和三聚氰胺提取剂,强阳离子交换色谱柱分离,高效液相色谱-紫外检测器/二极管阵列检测器检测,外标法定量。

2.试剂和材料

①所有试剂均为分析纯,水为一级水。

②乙腈:色谱纯;磷酸;磷酸二氢钾。

③三聚氰胺标准储备液(1.00×10³ mg /L):称取 100.0 mg 三聚氰胺标准物质,用水完全溶解后,在 100 mL 容量瓶中定容至刻度,4 ℃条件下避光保存,有效期为 1 个月。

④三聚氰胺标准工作液:使用时配制。

标准溶液 A(2.00×10³ mg /L):准确吸取 20.0 mL 三聚氰胺标准储备液,置入 100 mL 容量瓶中,用水稀释至刻度,混匀。按表 6-5 分别吸取不同体积的标准溶液 A 于容量瓶中,用水稀释至刻度,混匀。

标准溶液 B(0.50 mg /L):准确吸取 0.25 mL 三聚氰胺标准储备液,置入 100 mL 容量瓶中,用水稀释至刻度,混匀。按表 6-6 分别吸取不同体积的标准溶液 B 于容量瓶中,用水稀释至刻度,混匀。

表 6-5　标准工作溶液配制(高浓度)

标准溶液 A 体积/mL	0.10	0.25	1.00	1.25	5.00	12.5
定容体积/mL	100	100	100	50.0	50.0	50.0
标准工作溶液浓度/(mg/L)	0.20	0.50	2.00	5.00	20.0	50.0

表 6-6　标准工作溶液配制(低浓度)

标准溶液 B 体积/mL	1.00	2.00	4.00	20.0	40.0
定容体积/mL	100	100	100	100	100
标准工作溶液浓度/(mg/L)	0.005	0.01	0.02	0.10	0.20

⑤磷酸盐缓冲液(0.05 mol/L):称取 6.8 g 磷酸二氢钾(准确至 0.01 g),加水 800 mL 完全溶解后,用磷酸调节 pH 至 3.0,用水稀释至 1 L,用滤膜过滤后备用。

⑥滤膜:水相,0.45 μm;针式过滤器:有机相,0.45 μm。

⑦一次性注射器:2 mL;具塞刻度试管:50 mL。

3.仪器与设备

①液相色谱仪:配有紫外检测器/二极管阵列检测器。

②pH 计:测量精度±0.02。

③分析天平:感量 0.000 1 g 和 0.001 g。

④溶剂过滤器。

4.操作方法

(1)试样的制备

称取混合均匀的原料乳样品 15 g(准确至 0.01 g),置于 50 mL 具塞刻度试管中,加入 30 mL 乙腈,剧烈振荡 6 min,加水定容至刻度,充分混匀后静置 3 min,用一次性注射器吸取上清液,用针式过滤器过滤后,作为高效液相色谱分析用试样。

(2)高效液相色谱测定

①色谱条件:色谱柱:强阳离子交换色谱柱,SCX,250 mm×4.6 mm(i•d•),5 μm,或性能相当;流动相:磷酸盐缓冲液-乙腈(70+30,体积比),混匀;流速:1.5 mL/min;柱温:室温;检测波长:240 nm;进样量:20 μL。

②液相色谱分析测定。

①仪器的准备:开机,用流动相平衡色谱柱,待基线稳定后开始进样。

②定性分析:依据保留时间一致性进行定性识别的方法。根据三聚氰胺标准物质的保留时间,确定样品中三聚氰胺的色谱峰,必要时采用其他方法进一步定性确证。

③定量分析:校准方法为外标法。

④校准曲线的制作:根据检验需要,使用标准工作液分别进样,以标准工作溶液浓度为横坐标,以峰面积为纵坐标,绘制校准曲线。

⑤试样测定:使用试样分别进样,获得目标峰面积,根据校准曲线,计算被测样品中三聚

氰胺的含量(mg/kg)。

5.计算

$$X = c \times (V \times 1\,000) / (m \times 1\,000)$$

式中:X—原料乳中三聚氰胺的含量,mg/kg;m—样品称量质量,g;c—从校准曲线得到的三聚氰胺溶液的浓度,mg/L;V—试样定容体积,mL。

注:计算结果保留 3 位有效数字;结果在 0.1～1.0 mg/kg 时,保留 2 位有效数字;结果小于 0.1 mg/kg 时,保留 1 位有效数字。

十一、鲜乳的细菌学检验

鲜乳、消毒乳和灭菌乳的细菌学检验包括菌落总数、大肠菌群和致病菌的检验。致病菌主要检查沙门菌、志贺氏菌和金黄色葡萄球菌等。菌落总数的测定按 GB/T 4789.2—2016方法进行;大肠菌群的测定按 GB/T 4789.3—2016 方法进行。沙门菌的检验按 GB/T 4789.4—2016方法进行;志贺氏菌的检验按 GB/T 4789.5—2012 方法进行;金黄色葡萄球菌的检验按 GB/T 4789.10—2016 方法进行。

十二、乳的卫生标准

我国乳的卫生标准包括 GB 19301—2010《食品安全国家标准　生乳》和 GB 19645—2010《食品安全国家标准　巴氏杀菌乳》。

1. 鲜乳的卫生标准

(1)鲜乳的感官指标:见表6-7。

表 6-7　鲜乳的感官要求

项目	要求	检验方法
色泽	呈乳白色或微黄色	取适量试样置于 50 mL 烧杯中,在自然光下观察色泽和组织状态。闻其气味,用温开水漱口,品尝滋味
滋味、气味	具有乳固有的香味,无异味	
组织状态	呈均匀一致液体,无凝块、无沉淀、无正常视力可见异物	

(2)鲜乳的理化指标:见表6-8。

表 6-8　鲜乳的理化指标

项目	指标	检验方法
冰点[a,b]/℃	−0.500～−0.560	GB 5413.38
相对密度/(20 ℃/4 ℃)	≥1.027	GB 5413.33
蛋白质/(g/100 g)	≥2.8	GB 5009.5
脂肪/(g/100 g)	≥3.1	GB 5413.3

续表 6-8

项目	指标	检验方法
杂质度/(mg/kg)	≤4.0	GB 5413.30
非脂乳固体/(g/100 g)	≥8.1	GB 5413.39
酸度/°T		
牛乳[b]	12～18	GB 5413.34
羊乳	6～13	

注:a 挤出 3 h 后检测。

b 仅适用于荷斯坦奶牛。

（3）鲜乳中有毒有害物质的残留限量:见表 6-9、表 6-10。

表 6-9　鲜乳中污染物限量指标

项目	指标
铅(Pb)/(mg/kg)	≤0.05
汞(Hg)/(mg/kg)	≤0.01
砷(As)/(mg/kg)	≤0.1
铬(Cr)/(mg/kg)	≤0.3
亚硝酸盐、硝酸盐(mg/kg)	≤0.4

表 6-10　真菌毒素限量

项目	指标
黄曲霉毒素 M1/(μg/kg)	≤0.5

（4）鲜乳的细菌学指标:见表 6-11。

表 6-11　微生物限量

项目	限量/[CFU/g(mL)]	检验方法
菌落总数	≤2×10⁶	GB 4789.2

2.巴氏消毒乳、灭菌乳的卫生标准

（1）巴氏消毒乳、灭菌乳的感官指标:见表 6-12。

表 6-12　感官要求

项目	要求	检验方法
色泽	呈乳白色或微黄色	取适量试样置于 50 mL 烧杯中,在自然光下观察色泽和组织状态。闻其气味,用温开水漱口,品尝滋味
滋味、气味	具有乳固有的香味,无异味	
组织状态	呈均匀一致液体,无凝块、无沉淀、无正常视力可见异物	

（2）巴氏消毒乳、灭菌乳的理化指标：见表 6-13。

表 6-13　理化指标

项目	指标	检验方法
脂肪[a]/(g/100 g)	≥3.1	GB 5413.3
蛋白质/(g/100 g)		GB 5009.5
牛乳	≥2.9	
羊乳	≥2.8	
非脂乳固体/(g/100 g)≥	8.1	GB 5413.39
酸度/°T		GB 5413.34
牛乳	12～18	
羊乳	6～13	

注：a.仅适用于全脂巴氏杀菌乳。

（3）巴氏消毒乳、灭菌乳的细菌学指标：见表 6-14。

表 6-14　污染物限量

项目	指标
铅(Pb)/(mg/kg)	≤0.05
汞(Hg)/(mg/kg)	≤0.01
砷(As)/(mg/kg)	≤0.1
铬(Cr)/(mg/kg)	≤0.3

（4）巴氏消毒乳、灭菌乳的有害物质残留限量：见表 6-15、表 6-16.

表 6-15　真菌毒素限量

项目	指标
黄曲霉毒素 M1/(μg/kg)	≤0.5

表 6-16　微生物限量

项目	采样方案[a] 及限量(若非指定,均以 CFU/g 或 CFU/mL 表示)				检验方法
	n	c	m	M	
菌落总数	5	2	50 000	100 000	GB 4789.2
大肠菌群	5	2	1	5	GB 4789.3 平板计数法
金黄色葡萄球菌	5	0	0 /25 g(mL)	—	GB 4789.10 定性检验
沙门菌	5	0	0 /25 g(mL)	—	GB 4789.4

注：a.样品的分析及处理按 GB 4789.1 和 GB 4789.18 执行。

实验七 乳制品的卫生检验

实验目的:通过实验了解和掌握乳制品的卫生检验方法;掌握各项检验指标和卫生评定标准。

乳制品是指以鲜牛乳或羊乳为主要原料,采用不同的加工方法而制成的产品,主要包括酸牛乳、乳粉、奶油、炼乳、干酪、干酪素、乳糖、奶片、冰激凌、乳酸饮料等制品。在乳制品的加工、包装、贮藏及运输等环节中,乳品生产企业必须采用 HACCP、GMP 和 SSOP 等食品安全管理体系,从原料乳到产品实行全过程质量安全监控,制定和完善乳品生产技术规范,严格遵守卫生制度,产品必须符合卫生标准;同时必须对乳制品进行严格的卫生检验,以保证消费者的食用安全。

乳制品的卫生检验主要包括乳制品的感官检验、乳制品水分含量的测定、脂肪含量的测定、蛋白质含量的测定、乳粉溶解度的测定、乳制品酸度的检验以及乳制品的细菌学检验等。这里主要介绍酸牛乳、乳粉、奶油、炼乳的卫生检验。

一、乳制品的感官检验

1.乳粉的感官检验

(1)器材与样品:200、250、500 mL 烧杯,100 mL 量筒,玻璃棒,牛角勺,盛样盘(平皿或磁盘);全脂加糖乳粉、全脂乳粉、脱脂乳粉。

(2)操作方法:将乳粉放入盛样盘中,在自然光线下,仔细观察奶粉颜色、结构等有无变化,有无凝块、杂物或生虫等异常状态;嗅其气味,看有无酸味、霉味;然后取少许乳粉放入烧杯中,加温水(约 40 ℃)溶解,调成复原乳,尝其滋味,并观察杯底有无沉淀。

(3)感官指标:见表 7-1。

表 7-1 乳粉感官指标

项目	要求		检验方法
	乳粉	调制乳粉	
色泽	呈均匀一致的乳黄色	具有应有的色泽	取适量试样置于 50 mL 烧杯中,在自然光下观察色泽和组织状态。闻其气味,用温开水漱口,品尝滋味
滋味、气味	具有纯正的乳香味	具有应有的滋味、气味	
组织状态	干燥均匀的粉末		

2.发酵乳的感官检验

（1）器材与样品

50～100 mL 烧杯、牛角勺、各类酸乳。

（2）操作方法

①色泽/组织状态检查:首先观察发酵乳表层有无乳清析出,取少量发酵乳倒入白色背景的小烧杯中,观察颜色,再将其混匀后,仔细观察有无异常;并取 1 滴发酵乳于大拇指上,检查组织状态是否细腻。

②滋味/气味检查:取少量发酵乳品尝,并闻其气味。

（3）感官指标

发酵乳的感官指标见表 7-2。

表 7-2　发酵乳的感官指标

项目	要求		检验方法
	发酵乳	风味发酵乳	
色泽	色泽均匀一致,呈乳白色或微黄色	具有与添加成分相符的色泽	取适量试样置于 50 mL 烧杯中,在自然光下观察色泽和组织状态。闻其气味,用温开水漱口,品尝滋味
滋味、气味	具有发酵乳特有的滋味、气味	具有与添加成分相符的滋味和气味	
组织状态	组织细腻、均匀,允许有少量乳清析出;风味发酵乳具有添加成分特有的组织状态		

3.奶油的感官检验

（1）器材与样品

50～100 mL 烧杯、牛角勺、磁盘、小刀、细金属丝、各类奶油。

（2）操作方法

①首先评定奶油外包装,然后按照滋味、气味、组织状态、色泽顺序逐项检查评定。

②观察奶油表层,再用刀切开奶油,评定组织状态(有无粘刀、疏松脆弱等)。

③用细金属丝切开奶油,检查奶油水分分布状态及铸型质量(有无缝隙)。

④取少量奶油品尝,并闻其气味,观察色泽是否正常。

（3）感官指标

奶油的感官指标见表 7-3。

表 7-3　奶油的感官指标

项目	要求	检验方法
色泽	呈均匀一致的乳白色、乳黄色或相应辅料应有的色泽	取适量试样置于 50 mL 烧杯中,在自然光下观察色泽和组织状态。闻其气味,用温开水漱口,品尝滋味
滋味、气味	具有稀奶油、奶油、无水奶油或相应辅料应有的滋味和气味,无异味	
组织状态	均匀一致,允许有相应辅料的沉淀物,无正常视力可见异物	

4.炼乳的感官检验

（1）器材与样品

250～300 mL 烧杯、牛角勺或匙、玻棒、开罐器、各类炼乳。

（2）操作方法

①气味和滋味评定:直接或用水冲调后,嗅闻、品尝炼乳的气味和滋味。

②组织状态评定:首先观察炼乳黏盖情况,估测罐盖内侧黏附炼乳的厚度,然后将炼乳加温至 24 ℃,往外倾倒,观察倒出的炼乳表面起堆的情况。

③乳糖结晶与沉淀评定:先观察炼乳质地是否均匀、细腻,有无可见的乳糖结晶块;然后将罐内炼乳倒出,观察罐底部有无沉淀;最后取少量炼乳放入口中检查有无砂状舌感。

（3）感官指标

炼乳的感官指标见表 7-4。

表 7-4　炼乳的感官指标

项目	要求			检验方法
	淡炼乳	加糖炼乳	调制炼乳	
色泽	呈均匀一致的乳白色或乳黄色,有光泽		具有辅料应有的色泽	取适量试样置于 50 mL 烧杯中,在自然光下观察色泽和组织状态。闻其气味,用温开水漱口,品尝滋味
滋味、气味	具有乳的滋味和气味	具有乳的香味,甜味纯正	具有乳和辅料应有的滋味和气味	
组织状态	组织细腻,质地均匀,黏度适中			

二、乳制品中水分含量的测定

乳制品中水分含量的测定一般采用直接干燥法。

1.基本原理

乳制品试样经加热干燥,水分挥发,当达到恒重时,所减轻的重量即为乳制品样品中水分的含量。

2.器材与试剂

①盐酸(1:1)、氢氧化钠溶液(240 g/L)。

②海砂:洗去泥土的海砂或河砂,用盐酸(1+1)煮沸 0.5 h,用水洗至中性,再用氢氧化钠溶液(240 g/L)煮沸 0.5 h,用水洗至中性,经(100±5) ℃干燥备用。

③分析天平(0.1 mg)、电热恒温干燥箱、蒸发皿、玻璃干燥器。

3.操作方法

①固体样品:将称量瓶置于(100±2) ℃的干燥箱内,烘至恒重(两次烘干称量,两次的质量差不超过 2 mg)。粗称试样 3～5 g 于已烘至恒重的称量瓶中,加盖,精密称量后,置于

(100±2) ℃干燥箱中,瓶盖斜支于瓶边,加热烘干1～2 h,移于玻璃干燥器中冷却,精确称重。接着每隔1 h再烘干一次,精确称至恒重。

②液体和半固体样品:将蒸发皿(内放5.0～10.0 g海砂)及一根小玻棒置于(100±2) ℃的干燥箱内,烘至恒重。粗称试样10 g于已烘至恒重的蒸发皿中,精密称量后,置于沸水浴中蒸干30 min,并不断搅拌,擦去器皿底部水分,然后移置(102±2) ℃干燥箱,加热烘干1～2 h,移于玻璃干燥器中冷却,精确称重。接着每隔1 h再烘干一次,精确称至恒重。

4.计算

$$X = \frac{M_1 - M_2}{M_1 - M_0} \times 100$$

式中:X—乳制品样品中水分的含量,%;M_0—称量瓶(或蒸发皿、海砂及玻璃棒)的质量,g;M_1—称量瓶(或蒸发皿、海砂及玻璃棒)和样品质量,g;M_2—称量瓶(或蒸发皿、海砂及玻璃棒)和样品烘干后的质量,g。

5.注意事项

干燥箱温度由被测乳制品样品的不同而调整,易分解或焦化的样品可以适当降低温度或缩短烘干时间。

三、乳制品中脂肪含量的测定

1.基本原理

使用乙醚和石油醚抽提乳粉样品的脂肪,通过蒸馏或蒸发除去溶剂,测定溶于醚中的抽提物的质量即为脂肪的质量。

2.试剂

①淀粉酶、氨溶液(质量分数约为25%)、乙醇。

②刚果红溶液:称取1 g刚果红,溶解于水中,稀释至100 mL。

③乙醚:不含过氧化物,不含抗氧化剂,或抗氧化剂含量小于2 mg/kg,并满足空白试验的要求。

④石油醚:沸程30～60 ℃。

⑤混合溶剂:等体积混合乙醚和石油醚,使用前制备。

3.器材

①分析天平:0.1 mg。

②离心机:可以安放抽脂瓶或管,转速为500～600 r/min,可以在抽脂瓶外端产生80～90 g的重力场。

③蒸馏器或蒸发器:在不超过100 ℃情况下,蒸馏除掉脂肪收集瓶中的溶剂和乙醇,或蒸发除掉烧杯或平皿中的溶剂和乙醇。

④电热烘箱:工作区域温度控制在(120±2) ℃。

⑤水浴箱:温度控制在(65±5) ℃。

⑥毛氏抽脂瓶:配有支架和优质软木塞(或硅胶瓶塞,或聚四氟乙烯瓶塞)。软木塞使用前应浸泡在乙醚中,然后放入 60 ℃或 60 ℃以上水中至少保持 15 min,再于冷水中冷却,使用时木塞已经呈饱和状态。平时应将软木塞浸泡在水中,每天换水 1 次。

⑦洗瓶:适合装混合溶剂,但不能用塑料洗瓶。

⑧脂肪收集瓶:125～250 mL 的平底烧瓶或锥形瓶。

⑨毛氏抽脂瓶摇混器:可以夹放毛氏抽脂瓶,摆动频率为(100±10)次/min。

⑩沸石:无脂肪、无气孔的瓷片或碳化硅或玻璃珠。

4.操作方法

(1)样品制备

反复转动样品容器,使样品充分混合,立即取样,直接放在抽脂瓶或其他容器中,精确至 1 mg。取样量为高脂乳粉、全脂乳粉、全脂加糖乳粉、配方乳粉约 1 g;部分脱脂乳粉、乳清粉、酪乳粉约 1.5 g。

(2)空白试验

用 10 mL 水代替已经稀释的样品,其余步骤和试剂均与样品测定相同,并与样品测定试验同时进行。

(3)脂肪收集瓶的准备

于干燥的收集瓶中加入几粒沸石,放入烘箱中,于(120±2) ℃干燥 1 h,使收集瓶冷却(不要放在干燥器中,但要防尘)至天平室的温度。用夹钳将收集瓶放到天平上称量,精确至 0.1 mg。

(4)样品预处理

不含淀粉样品直接加入 10 mL (65±5) ℃的水,将试样洗入抽脂瓶的小球中,充分混合,直到样品完全分散,放入流动水中冷却。

含淀粉样品放入毛氏抽脂瓶中,加入约 0.1 g 的淀粉酶和一小磁性搅拌棒,混合均匀后,再加入 8～10 mL 45 ℃的蒸馏水,注意液面不要太高。盖上瓶塞,于搅拌状态下,置于 65 ℃水浴中 2 h,每隔 10 min 摇混一次。检验淀粉是否水解完全:加入 2 滴约 0.1 mol/L 的碘溶液,无蓝色出现。否则将抽脂瓶重新置于水浴中,直至无蓝色产生。冷却毛氏抽脂瓶。

(5)测定方法

①加入 2 mL 氨溶液或同体积的浓氨溶液,在小球中与已溶解的样品充分混合。将抽脂瓶放入(65±5) ℃水浴中,加热 15～20 min,随时振荡一次,取出,冷却至室温。含淀粉样品不需水浴,静止 30 s 后,加入 10 mL 乙醇,轻轻使内容物在小球和柱体间来回流动,和缓但彻底地混合,避免液体太接近瓶颈。如果需要,可以加入 2 滴刚果红溶液。

②加入 25 mL 乙醚,塞上木塞或其他瓶塞,将抽脂瓶保持在水平位置,小球延伸部分朝上夹到摇混器上,按约 100 次/min 振荡烧瓶 1 min,不要过度。在此期间,使液体由大球冲入小球。必要时将抽脂瓶放在流水中冷却,然后小心打开瓶塞,用少量的混合洗剂冲洗瓶塞和瓶颈,使冲洗液流入抽脂瓶或已准备好的脂肪收集瓶中。

③加入 25 mL 石油醚,塞上重新润湿的塞子,轻轻振荡 30 s。将加塞的抽脂瓶放入离心机中,在 500～600 r/min 下离心 1～5 min。如果无离心机,则将抽脂瓶放到支架上,静止至

少 30 min,直到上层液澄清,并明显与水分离。必要时放在流水中冷却抽脂瓶。

④小心打开瓶塞,用少量混合溶剂冲洗塞子和瓶颈内壁,使冲洗液流入抽脂瓶或脂肪收集瓶中。如果两相界面低于小球与瓶身相接处,则沿瓶壁边缘慢慢地加水,使液面高于小球和瓶身相接处,以便于倾倒。持抽脂瓶小球部,小心地将上层液尽可能地倒入已准备好的含有沸石的脂肪收集瓶中,避免倒出水层。

⑤用少量混合溶剂冲洗瓶颈外部,并小心将冲洗液收集在脂肪收集瓶中。或者采用蒸馏或蒸发的方法,除去脂肪收集瓶中的溶剂或部分溶剂。

⑥重复操作,进行第二次抽提,但只用 15 mL 乙醚和 15 mL 石油醚,用混合溶剂冲洗瓶颈内壁。再重复操作,进行第三次抽提,只用 15 mL 乙醚和 15 mL 石油醚,用混合溶剂冲洗瓶颈内壁。

⑦将脂肪收集瓶放入烘箱中,于(120±2)℃加热 1 h,取出收集瓶,冷却至天平室的温度(不要放在干燥器中,但要防尘,玻璃容器冷却至少 1 h,金属容器冷却至少 0.5 h)。用夹钳将收集瓶放在天平上称量,精确至 0.1 mg。重复操作,直到收集瓶两次连续称量不超过 0.5 mg,记录收集瓶和提取物的最低质量。

⑧为验证提取物是否全部溶解,向收集瓶中加入 25 mL 石油醚,微热,振摇,直到脂肪全部溶解。

如果提取物全部溶解于石油醚中,则含提取物的收集瓶的最终质量和最初质量之差,即为脂肪含量。若提取物未全部溶于石油醚中,或怀疑抽提物是否全部为脂肪,则用热的石油醚洗提。

⑨重复此操作 3 次以上,再用石油醚冲洗收集瓶口的内部。最后,用混合溶剂冲洗收集瓶口的外壁,将脂肪收集瓶放入烘箱中,于(120±2)℃加热 1 h,按上述方法去除石油醚,冷却,称量。

5.计算

$$X = \frac{(m_1 - m_2) - (m_3 - m_4)}{m_0} \times 100$$

式中:X—样品中脂肪的含量,g/100 g;m_0—样品的质量,g;m_1—测得的脂肪收集瓶和提取物的质量,g;m_2—脂肪收集瓶的质量,g;m_3—空白试验中,脂肪收集瓶的质量和提取物的质量,g;m_4—空白试验中,脂肪收集瓶的质量,g。

四、乳制品中蛋白质含量的测定

乳制品中蛋白质含量的测定一般采用双缩脲比色法。

1.基本原理

利用三氯乙酸沉淀样品中的蛋白质,将沉淀物与双缩脲试剂进行显色,通过分光光度计测定显色液的吸光度值,采用外标法定量,计算样品中蛋白质含量。

2.器材与试剂

除非另有规定,仅使用分析纯试剂和符合 GB/T 6682 的二级水。

①四氯化碳。

②酪蛋白标准品(纯度≥99%)。

③10 mol/L 氢氧化钾溶液:准确称取 560 g 氢氧化钾,加水溶解并定容至 1 L。

④250 g/L 酒石酸钾钠溶液:准确称取 250 g 酒石酸钾钠,加水溶解并定容至 1 L。

⑤40 g/L 硫酸铜溶液:准确称取 40 g 硫酸铜,加水溶解并定容至 1 L。

⑥150 g/L 三氯乙酸溶液:准确称取 150 g 三氯乙酸,加水溶解并定容至 1 L。

⑦双缩脲试剂:将 10 mol/L 氢氧化钾溶液 10 mL 和 250 g/L 酒石酸钾钠溶液 20 mL 加到约 800 mL 蒸馏水中,剧烈搅拌,同时慢慢加入 40 g/L 硫酸铜溶液 30 mL,定容至 1 000 mL。

⑧分析天平,高速冷冻离心机,分光光度计,超声波清洗器。

3.操作方法

(1)标准曲线的制备

取 6 支试管,按表 7-5 加入酪蛋白标准品和双缩脲试剂,充分混匀。

表 7-5　标准曲线的制作

管号	0	1	2	3	4	5
酪蛋白标准品/mg	0	10	20	30	40	50
双缩脲试剂/mL	20.0	20.0	20.0	20.0	20.0	20.0
蛋白质浓度/(mg/mL)	0	0.5	1.0	1.5	2.0	2.5

(2)样品前处理

①固体试样:准确称取 0.2 g 试样,置于 50 mL 离心管中,加入 5 mL 水。

②液体试样:准确称取 1.5 g 试样,置于 50 mL 离心管中。

③沉淀和过滤:加入 150 g/L 的三氯乙酸溶液 5 mL,静置 10 min 使蛋白质充分沉淀,在 10 000 r/min 下离心 10 min,倾去上清液,经 95% 乙醇 10 mL 洗涤。向沉淀中加入四氯化碳 2 mL 和双缩脲试剂 20 mL,置于超声波清洗器中振荡均匀,使蛋白质溶解,静置显色 10 min,在 10 000 r/min 下离心 20 min,取上层清液,待测。

(3)蛋白质含量的测定

在(1)制备的标准溶液中,以 0 管调零,540 nm 下测定各标准溶液的吸光度值,以吸光度值为纵坐标,以表 7-5 中的蛋白质浓度为横坐标,绘制标准曲线。同时测定③提取的蛋白液的吸光度值,并根据标准曲线的线性回归方程读取制备样品的蛋白质浓度 c。

4.结果计算

试样中蛋白质含量以质量分数 m 计,数值以克每百克(g/100 g)表示,结果按下式计算:

$$m = \frac{2c}{m_0}$$

式中:m—100 g 奶粉中蛋白质的含量,g/100 g;m_0—取样量,g;c—试液中蛋白质浓度,mg/mL。

注:测定结果用平行测定的算术平均值表示,保留 3 位有效数字。

5.精密度

在重性条件下获得的两次独立测试结果的绝对差值不得超过算术平均值的10%。

五、乳粉溶解度的测定

1.基本原理

乳粉样品溶于水后,称取不溶物质量,计算溶解度。

2.器材

50 mL 离心管,离心机(1 000 r/min),电热恒温水箱,电热干燥箱。

3.操作方法

①精密称取乳粉样品约 5 g(0.01 g),置于 50 mL 烧杯中,用 25～30 ℃水 38 mL,分数次将样品溶解,移入离心管中,加塞,将离心管放于 30 ℃水浴中,保温 5 min 后取出,上下振摇 3 min,使样品充分溶解。

②置于离心机中,以 1 000 r/min 速度离心 10 min,使不溶物沉淀,倾去上清液,并用棉栓子拭清管壁。再加入 30 ℃的水 38 mL,加塞,上下充分振摇 3 min,使沉淀物悬浮,再置于离心机中,以同样速度离心 10 min,倾去上清液,并用棉栓子拭清管壁。

③用少量水将沉淀物洗入已称量的称量皿中,先在水浴上蒸干,再于 100 ℃干燥 1 h,置干燥器中冷却 30 min,称量。再于 100 ℃干燥 30 min 后,取出冷却,称量,至前后两次质量差不超过 1 mg。

4.计算

$$乳粉溶解度(\%) = 100 - \frac{(m_2 - m_1) \times 100}{m \times (100 - B)} \times 100$$

式中:m—样品质量,g;m_1—称量皿质量,g;m_2—称量皿加不溶物质量,g;B—水分含量,g/100 g。

六、乳制品酸度的检验

乳制品酸度的检验一般采用中和滴定法,测定方法同鲜乳的卫生检验。

七、乳制品的细菌学检验

乳制品的细菌学检验包括菌落总数、大肠菌群和致病菌的检验。致病菌主要检查沙门菌、志贺氏菌和金黄色葡萄球菌等。菌落总数的测定按 GB/T 4789.2—2016 方法进行;大肠菌群的测定按 GB/T 4789.3—2016 方法进行。沙门菌的检验按 GB/T 4789.4—2016 方法进行;志贺氏菌的检验按 GB/T 4789.5—2012 方法进行;金黄色葡萄球菌的检验按 GB/T 4789.10—2016 方法进行。

八、乳制品的卫生标准

1. 乳制品的感官要求(GB 19302—2010):见表 7-1 至表 7-4。
2. 发酵乳的理化指标:见表 7-6。

表 7-6 发酵乳的理化指标

项目	指标		检验方法
	发酵乳	风味发酵乳	
脂肪ᵃ/(g/100 g)	≥3.1	≥2.5	GB 5413.3
非脂乳固体/(g/100 g)	≥8.1	—	GB 5413.39
蛋白质/(g/100 g)	≥2.9	≥2.3	GB 5009.5
酸度/°T	≥70.0		GB 5413.34

注:a.仅适用于全脂产品。

3. 发酵乳的细菌学指标

发酵乳的细菌学指标见表 7-7、表 7-8、表 7-9、表 7-10。

表 7-7 污染物限量

项目	指标
铅(Pb)/(mg/kg)	≤0.05
汞(Hg)/(mg/kg)	≤0.01
砷(As)/(mg/kg)	≤0.1
铬(Cr)/(mg/kg)	≤0.3

表 7-8 真菌毒素限量

项目	指标
黄曲霉毒素 M1/(μg/kg)	≤0.5

表 7-9 微生物限量

项目	采样方案ᵃ及限量(若非指定,均以 CFU/g 或 CFU/mL 表示)				检验方法
	n	c	m	M	
大肠菌群	5	2	1	5	GB 4789.3 平板计数法
金黄色葡萄球菌	5	0	0 /25 g(mL)	—	GB 4789.10 定性检验
沙门菌	5	0	0 /25 g(mL)	—	GB 4789.4
酵母	≤100				GB 4789.15
霉菌	≤30				

注:a.样品的分析及处理按 GB 4789.1 和 GB 4789.18 执行。

表 7-10　乳酸菌限量

项目	限量[CFU/g(mL)]	检验方法
乳酸菌数[a]	≥1×10⁶	GB 4789.35

注：a.发酵后经热处理的产品对乳酸菌数不作要求。

4.乳粉的理化指标(GB 19644—2010)

乳粉的理化指标,见表 7-11。

表 7-11　理化指标

项目	指标		检验方法
	乳粉	调制乳粉	
蛋白质/%	≥非脂乳固体[a]的34%	≥16.5	GB 5009.5
脂肪[b]/%	≥26.0	—	GB 5413.3
复原乳酸度/°T			GB 5413.34
牛乳	≤18	—	
羊乳	≤7～14	—	
杂质度/(mg/kg)	≤16	—	GB 5413.30
水分/%	≤5.0		GB 5009.3

注：a.非脂乳固体(%)＝100%－脂肪(%)－水分(%)。

　　b.仅适用于全脂乳粉。

5.乳粉的细菌学指标

乳粉的细菌学指标,见表 7-12、表 7-13、表 7-14。

表 7-12　污染物限量

项目	指标
铅(Pb)/(mg/kg)	≤0.5
砷(As)/(mg/kg)	≤0.5
铬(Cr)/(mg/kg)	≤2.0
亚硝酸盐、硝酸盐/(mg/kg)	≤2.0

表 7-13　真菌毒素限量

项目	指标
黄曲霉毒素 M1/(μg/kg)	≤0.5

表 7-14　微生物限量

项目	采样方案[a] 及限量(若非指定,均以 CFU/g 表示)				检验方法
	n	c	m	M	
菌落总数[b]	5	2	50 000	200 000	GB 4789.2
大肠菌群	5	1	10	100	GB 4789.3 平板计数法
金黄色葡萄球菌	5	2	10	100	GB 4789.10 平板计数法
沙门菌	5	0	0 /25 g	—	GB 4789.4

注:a.样品的分析及处理按 GB 4789.1 和 GB 4789.18 执行。

　　b.不适用于添加活性菌种(好氧和兼性厌氧益生菌)的产品。

6.奶油的理化指标

奶油的理化指标见表 7-15。

表 7-15　理化指标

项目	指标			检验方法
	稀奶油	奶油	无水奶油	
水分/%	—	≤16.0	≤0.1	奶油按 GB 5009.3 的方法测定;无水奶油按 GB 5009.3 中的卡尔·费休法测定
脂肪/%	≥10.0	≥80.0	≥99.8	GB 5413.3[a]
酸度[b]/°T	≤30.0	≤20.0	—	GB 5413.34
非脂乳固体[c]/%	—	≤2.0	—	—

注:a.无水奶油的脂肪(%)=100%−水分(%)。

　　b.不适用于以发酵稀奶油为原料的产品。

　　c.非脂乳固体(%)=100%−脂肪(%)−水分(%)(含盐奶油还应减去食盐含量)。

7.奶油的细菌学指标

奶油的细菌学指标见表 7-16、表 7-17。

表 7-16　真菌毒素限量

项目	指标
黄曲霉毒素 M1/(μg/kg)	≤0.5

表 7-17　微生物限量

项目	采样方案[a] 及限量(若非指定,均以 CFU/g 或 CFU/mL 表示)				检验方法
	n	c	m	M	
菌落总数[b]	5	2	10 000	100 000	GB 4789.2
大肠菌群	5	2	10	100	GB 4789.3 平板计数法
金黄色葡萄球菌	5	1	10	100	GB 4789.10 平板计数法

续表 7-17

项目	采样方案ᵃ 及限量(若非指定,均以 CFU/g 或 CFU/mL 表示)				检验方法
	n	c	m	M	
沙门菌	5	0	0/25 g(mL)	—	GB 4789.4
霉菌	≤90				GB 4789.15

注:a.样品的分析及处理按 GB 4789.1 和 GB 4789.18 执行。
　　b.不适用于以发酵稀奶油为原料的产品。

8.炼乳的理化指标

炼乳的理化指标见表 7-18。

表 7-18　理化指标

项目	指标				检验方法
	淡炼乳	加糖炼乳	调制炼乳		
			调制淡炼乳	调制加糖炼乳	
蛋白质/(g/100 g)	非脂乳固体ᵃ 的 34%		≥4.1	≥4.6	GB 5009.5
脂肪(X)/(g/100 g)	7.5≤X<15.0		X≥7.5	X≥8.0	GB 5413.3
乳固体ᵇ/(g/100 g)	≥25.0	≥28.0	—	—	—
蔗糖/(g/100 g)	—	≤45.0	—	≤48.0	GB 5413.5
水分/%	—	≤27.0	—	≤28.0	GB 5009.3
酸度/°T	≤48.0				GB 5413.34

注:a.非脂乳固体(%)=100%-脂肪(%)-水分(%)-蔗糖(%)。
　　b.乳固体(%)=100%-水分(%)-蔗糖(%)。

9.炼乳的细菌学指标

炼乳的细菌学指标见表 7-19、表 7-20、表 7-21。

表 7-19　污染物限量

项目	指标
铅(Pb)/(mg/kg)	≤0.05
汞(Hg)/(mg/kg)	≤0.01
砷(As)/(mg/kg)	≤0.1
铬(Cr)/(mg/kg)	≤0.3
亚硝酸盐、硝酸盐(mg/kg)	≤0.4

表 7-20　真菌毒素限量

项目	指标
黄曲霉毒素 M1/(μg/kg)	$\leqslant$0.5

表 7-21　微生物限量

项目	采样方案[a] 及限量（若非指定,均以 CFU/g 或 CFU/mL 表示）				检验方法
	n	c	m	M	
菌落总数	5	2	30 000	100 000	GB 4789.2
大肠菌群	5	1	10	100	GB 4789.3 平板计数法
金黄色葡萄球菌	5	0	0 /25 g(mL)	—	GB 4789.10 定性检验
沙门菌	5	0	0/25 g(mL)	—	GB 4789.4

注:a.样品的分析及处理按 GB 4789.1 和 GB 4789.18 执行。

10. 乳制品中三聚氰胺的限量指标

乳制品中三聚氰胺的限量指标,见表 7-22。

表 7-22　乳制品中三聚氰胺的限量指标

食品	限量(MLs)/(mg/kg)
婴幼儿配方乳粉	1
液态奶(包括原料乳)、奶粉、其他配方乳粉	2.5
含乳 15% 以上的其他食品	2.5

实验八　鲜鱼的卫生检验

实验目的:通过实验了解和掌握鲜鱼的感官检验和理化检验的原理、方法和卫生质量评价,重点掌握鲜鱼的感官检验方法和鉴定标准。

鲜鱼的卫生检验主要包括鲜鱼的感官检验、鲜鱼挥发性盐基氮的测定、三甲胺的测定、组胺的测定、吲哚的测定、有毒有害物质残留量的测定以及细菌学检验等。

一、鲜鱼的感官检验

(一)鲜鱼的感官检验方法

鲜鱼的感官检查须遵循一定的方法和次序。首先观察鲜鱼眼角膜透明度、眼球凸陷状况,眼球周围是否有发红现象。再揭开鳃盖,观察鳃片色泽及黏液性状,并嗅其气味;用手掌托住鱼体上举,观察是否挺直、水平或下垂。然后用手指按压鱼体背侧肌肉最厚处,触其硬度和弹性;观察鱼鳞的色泽、完整状况,以及是否易剥离;观察黏液、性状及气味;注意肛门周围有无污染,肛门是否凸出。直接嗅闻鱼体表、鳃、肌肉或内脏的气味,也可用竹签刺入肌肉深层,拔出后立即嗅闻;最后用剪刀从腹部一侧切开体表,使全部内脏暴露,检查内脏有无溶解吸收及胆汁印染现象;然后横断脊柱,观察有无脊柱旁红染现象。

(二)感官指标

1.海水鱼的感官指标
①体表:鳞片完整或较完整,不易脱落,体表黏液透明无异臭味,具有固有色泽。
②鳃:鳃丝较清晰,色鲜红或暗红,黏液不混浊,无异臭味。
③眼球:眼球饱满,角膜透明或稍混浊。
④肌肉:肌肉组织有弹性,切面有光泽,肌纤维清晰。
2.淡水鱼的感官指标
①体表:淡水鱼体表有光泽,鳞片较完整;不易脱落,黏液无混浊,肌肉致密有弹性。
②鳃:鳃丝清晰,色鲜红或暗红,无异臭味。

③眼睛:眼球饱满,角膜透明或稍有混浊。

④肛门:紧缩或稍有凸出。

(三)感官特征

不同新鲜度鱼类的感官特征见表 8-1。

表 8-1 不同新鲜度鱼类的感官特征

项目	新鲜鱼	次鲜鱼	不新鲜鱼
体表	具有鲜鱼固有的体色与光泽,黏液透明	体色较暗淡,光泽差,黏液透明度较差	体色暗淡无光,黏液浑浊或污秽并有腥臭味
鳞片	鳞片完整,紧贴鱼体不易剥落	鳞片不完整,较易剥落,光泽较差	鳞片不完整,松弛,极易剥落
鳃部	鳃盖紧闭,鳃丝鲜红或紫红色,结构清晰,黏液透明,无异味	鳃盖较松,鳃丝呈紫红、淡红或暗红色,黏液有酸味或较重的腥味	鳃盖松弛,鳃丝粘连,呈淡红、暗红或灰红色,黏液浑浊并有显著腥臭味
眼睛	眼睛饱满,角膜光亮透明,有弹性	眼球平坦或稍凹陷,角膜起皱、暗淡或微浑浊,或有溢血	眼球凹陷,角膜浑浊或发黏
肌肉	肌肉坚实,富有弹性,手指压后凹陷立即消失,无异味,肌纤维清晰有光泽	肌肉组织结构紧密、有弹性,压陷能较快恢复,但肌纤维光泽较差,稍有腥味	肌肉松弛,弹性差,压陷恢复较慢。肌纤维无光泽。有霉味和酸臭味,撕裂时骨与肉易分离
腹部	正常不膨胀,肛门凹陷	膨胀不明显,肛门稍凸出	膨胀或变软,表面有暗色或淡绿色斑点,肛门凸出

二、挥发性盐基氮的测定

鲜鱼中挥发性盐基氮的测定方法同肉新鲜度的卫生检验(GB/T 5009.228—2016)。

三、三甲胺的测定

鲜鱼中三甲胺的测定方法参照国家标准 GB/5009.179—2016。

鲜鱼中三甲胺的测定方法主要有顶空气相色谱-质谱联用法和顶空气相色谱法。这里主要介绍顶空气相色谱法。

1.基本原理

试样经 5%三氯乙酸溶液提取,提取液置于密封的顶空瓶中,在碱液作用下,三甲胺盐酸盐转化为三甲胺,在 40 ℃经过 40 min 的平衡,三甲胺在气液两相中达到动态的平衡,吸取顶空瓶内气体注入气相色谱-氢火焰离子化检测器(FID)进行检测,以保留时间(RT)进行定性,以外标法进行定量。

2.试剂和材料

(1)试剂

①氢氧化钠(NaOH)。

②三氯乙酸($C_2HCl_3O_2$)。

(2)试剂配制

①50%氢氧化钠溶液:称取 100 g 氢氧化钠,溶于 20~30 ℃的 100 mL 水中。

②5%三氯乙酸溶液:称取 25 g 三氯乙酸溶于水中,并定容为 500 mL。

(3)标准品

三甲胺盐酸盐(CAS:593-81-7),分子式:$N(CH_3)_3 \cdot HCl$,纯度≥98%,置于干燥器中,在 4 ℃条件下保存。

(4)标准溶液配制

①三甲胺标准储备液:称取三甲胺盐酸盐标准品 0.016 2 g,用 5%三氯乙酸溶液溶解并定容至 100 mL,等同浓度为 100 μg/mL 的三甲胺标准储备液,在 4 ℃条件下保存。

②三甲胺标准使用溶液:吸取一定体积的三甲胺标准储备液用 5%三氯乙酸溶液逐级稀释成浓度分别为 1.0 μg/mL、2.0 μg/mL、5.0 μg/mL、10.0 μg/mL、20.0 μg/mL、40.0 μg/mL 的三甲胺标准使用溶液。

3.仪器和设备

(1)气相色谱仪:配有分流/不分流进样口和氢火焰离子化检测器(FID)。

(2)天平:感量分别为 0.1 mg 和 1 mg。

(3)恒温水浴锅:控温精度±2 ℃。

(4)顶空瓶:容积 20 mL,配有聚四氟乙烯硅橡胶垫和密封帽,使用前在 120 ℃烘烤 2 h。

(5)微量注射器:1 mL。

(6)医用塑料注射器:5 mL。

(7)均质机。

(8)绞肉机。

(9)低速离心机。

4.分析步骤

(1)试样制备

①试样预处理与保存:畜禽肉类及其制品去除脂肪和皮,鱼和虾等水产动物及其制品需要去鳞或去皮,所有样品取肌肉部分约 100 g,用绞肉机绞碎或用刀切细,混匀。制备好的试样若不立即测定,应密封在聚乙烯塑料袋中并于−18 ℃冷冻保存,测定前于室温下放置解冻即可。

②试样提取:取约 10 g(精确至 0.001 g)制备好的样品于 50 mL 的塑料离心管中,加入 20 mL 5%三氯乙酸溶液,用均质机均质 1 min,以 4 000 r/min 离心 5 min,在玻璃漏斗加上少许脱脂棉,将上清液滤入 50 mL 容量瓶,残留物再分别用 15 mL 和 10 mL 5%三氯乙酸重复上述提取过程两次,合并滤液并用 5%三氯乙酸溶液定容至 50 mL。

③提取液顶空处理：准确吸取提取液 2.0 mL 于 20 mL 顶空瓶中，压盖密封，用医用塑料注射器准确注入 5.0 mL 50％氢氧化钠溶液，备用。

④标准溶液顶空处理：分别取 10.5 中各标准使用液 2.0 mL 至 20 mL 顶空瓶中，压盖密封，用医用塑料注射器分别准确注入 5.0 mL 50％氢氧化钠溶液，备用。

（2）仪器参考条件

仪器参考条件如下：

①石英毛细管色谱柱：30 m（长）×0.32 mm（内径）×0.5 μm（膜厚），固定相为聚乙二醇，或其他等效的色谱柱；

②载气：高纯氮气；

③流量：2.5 mL/min；

④进样口温度：220 ℃；

⑤分流比：2∶1；

⑥升温程序：40 ℃保持 3 min，以 30 ℃/min 速率升至 220 ℃，保持 1 min；

⑦检测器温度：220 ℃；

⑧尾吹气（氮气）流量：35 mL/min；

⑨氢气流量：40 mL/min；

⑩空气流量：400 mL/min。

（3）测定

①顶空进样：将制备好的试样在 40 ℃平衡 40 min。在上述色谱质谱条件下，用进样针抽取顶空瓶内液体上方气体 250 μL，注入 GC-FID 中进行测定。

②定性定量：根据标准色谱图中三甲胺的保留时间进行定性分析。采用外标法进行定量分析，以标准峰面积为纵坐标，以标准溶液浓度为横坐标，绘制校准曲线，用校准曲线计算试样溶液中三甲胺的浓度。

5. 分析结果的表述

（1）试样中三甲胺的含量按下式计算：

$$X1 = \frac{c \times V}{m}$$

式中：$X1$—试样中三甲胺含量，单位为毫克每千克（mg/kg）；c—从校准曲线得到的三甲胺浓度，单位为毫克每毫升（mg/mL）；V—试样溶液定容体积，单位为毫升（mL）；m—试样质量，单位为克（g）。

（2）试样中三甲胺氮的含量按下式计算：

$$X2 = \frac{X3 \times 14.01}{59.11}$$

式中：$X2$—试样中三甲胺氮的含量，单位为毫克每千克（mg/kg）；$X3$—试样中三甲胺含量，单位为毫克每千克（mg/kg）；14.01—氮的相对原子质量；59.11—三甲胺的相对分子质量。

计算结果以重复性条件下获得的 2 次独立测定结果的算术平均值表示，结果保留 3 位有效数字。

6．精密度

在重复性条件下获得的 2 次独立测定结果的绝对差值不得超过算术平均值的 10%。

四、组胺的测定

鲜鱼中组胺的测定方法主要有分光光度法、荧光法、高效液相色谱法。其中分光光度法是国家标准检验方法（GB 5009.208—2016）。

1．基本原理

某些鱼类的肌肉中富含组氨酸，组氨酸在细菌脱羧酶的作用下形成组胺，组胺用正戊醇提取，在弱碱性溶液中与偶氮试剂进行偶氮反应，生成橙色化合物，与标准系列比较定量。本法最低检出浓度为 5 mg/100 g。

2．器材和试剂

①分光光度计、电热恒温干燥箱。

②正戊醇、三氯乙酸溶液（100 g/L）、碳酸钠溶液（50 g/L）、氢氧化钠溶液（250 g/L）、盐酸。

③组胺标准溶液（1.0 mg/mL）：准确称取 0.276 7 g 于（100±5）℃条件下干燥 2 h 的磷酸组胺，溶于水，移入 100 mL 容量瓶中，再加水稀释至刻度。此溶液每毫升相当于 1.0 mg 组胺。

④磷酸组胺标准使用液：吸取 1.0 mL 组胺标准溶液，置于 50 mL 容量瓶中，加水稀释至刻度。此溶液每毫升相当于 20 μg 组胺。

⑤偶氮试剂：甲液，称取 0.5 g 对硝基苯胺，加 5 mL 盐酸溶液溶解后，再加水稀释至 200 mL，置冰箱中。乙液，亚硝酸钠溶液（5 g/L），临用时现配。甲液 5 mL、乙液 40 mL 混合后立即使用。

3．操作方法

(1)样品处理

称取 5.00～10.00 g 切碎样品，置于具塞锥形瓶中，加入 15～20 mL 三氯乙酸溶液（100 g/L），浸泡 2～3 h，过滤。吸取 2.0 mL 滤液，置于分液漏斗中，加氢氧化钠溶液（250 g/L）使呈碱性，每次加入 3.0 mL 正戊醇，振摇 5 min，提取 3 次，合并正戊醇并稀释至 10.0 mL。吸取 2.0 mL 正戊醇提取液于分液漏斗中，每次加 3.0 mL 盐酸（1＋11），振摇提取 3 次，合并盐酸提取液并稀释至 10.0 mL，备用。

(2)样品测定

吸取 2.0 mL 盐酸提取液于 10 mL 比色管中。另吸取 0.00 mL、0.20 mL、0.40 mL、0.60 mL、0.80 mL、1.00 mL 组胺标准使用液（相当于 0 μg、4 μg、8 μg、12 μg、16 μg、20 μg 组胺），分别置于 10 mL 比色管中，加水至 1 mL，再各加入 1 mL 盐酸，样品与标准管各加入 3 mL 碳酸钠溶液、3 mL 偶氮试剂，加水至刻度，混匀，放置 10 min 后，用 1 cm 比色杯以零管调节零点，于 480 nm 波长处测吸光度，绘制标准曲线比较，或与标准系列目测比较。

4.计算

$$X = \frac{\dfrac{A}{1\,000} \times 100}{m \times \dfrac{2}{V} \times \dfrac{2}{10} \times \dfrac{2}{10}} \times 100$$

式中:X—样品中组胺的含量,mg/100 g;V—加入三氯乙酸溶液(100 g/L)的体积,mL;A—测定时样品中组胺的质量,μg;m—样品质量,g。

5.判定标准

鲐鱼≤100;其他海水鱼≤30。

五、吲哚的测定

鲜鱼中吲哚的测定方法主要有分光光度法与气相色谱法。这里主要介绍分光光度法。

1.基本原理

鲜鱼组织样品经蒸馏,蒸馏液中的吲哚在酸性条件下,用氯仿萃取后,与显色剂二甲氨基苯甲醛作用,形成有色化合物,与标准系列比较定量。

2.器材和试剂

①分光光度计、蒸馏装置。

②稀盐酸:5 mL 盐酸加水稀释成 100 mL。

③氯仿(A. R)、饱和硫酸钠溶液。

④纯乙酸:取 500 mL 乙酸加 25 g 高锰酸钾、硫酸 20 mL,用全玻璃蒸馏器蒸馏。

⑤吲哚标准溶液(0.1 mg/mL):准确称取吲哚 10 mg,用乙醇溶解后,定容至 100 mL,冰箱中保存 2 周。

⑥显色剂:称取 0.4 g 对二甲氨基苯甲醛,加 5 mL 纯乙酸溶液,加 85% 正磷酸 92 mL,3 mL 盐酸(相对密度为 1.184),混匀。

⑦对二甲氨基苯甲醛提纯:取 100 g 普通品对二甲氨基苯甲醛于 1:6 盐酸溶液 600 mL 中,加水 300 mL,并缓缓地加入 10% 氢氧化钠溶液,边加边搅拌,直至沉淀出的醛呈白色时为止,过滤。弃去沉淀物,在滤液中继续加 10% 氢氧化钠溶液,直至所有的醛几乎沉淀析出为止,不可过量(此时溶液应呈微酸性),过滤,用水洗涤沉淀物,直至洗涤液不呈酸性为止。沉淀物置于干燥器中干燥,所得的对二甲氨基苯甲醛应呈白色。

3.操作方法

(1)样品处理

取鱼肉糜 25 g 于研钵中,加水 80 mL,研成匀浆,移入蒸馏瓶中,蒸馏 45 min,收集蒸馏液 350 mL。取馏出液 100 mL 于分液漏斗中,加 5 mL 稀盐酸、5 mL 饱和硫酸钠溶液,混匀。然后加入 25 mL、20 mL、15 mL 氯仿,分次萃取。各振摇 1 min,静置,分层,分别收集氯仿层。25 mL、20 mL 的氯仿萃取液移入另一分液漏斗中,加 400 mL 水,用 5 mL 饱和硫酸钠溶液,5 mL 稀盐酸洗涤。将氯仿层移入经干燥的 125 mL 分液漏斗中。15 mL 的氯仿萃取液加 5 mL 饱和硫酸钠液、5 mL 稀盐酸洗涤。氯仿层并于 125 mL 分液漏斗中。

（2）样品测定

在氯仿萃取液的 125 mL 分液漏斗中，加显色剂 10 mL，混匀，振摇，静置，分层。取酸层溶液 9 mL 于 50 mL 容量瓶中，加稀乙酸定容至刻度。用分光光度计在波长 560 nm 处测定，试剂空白液调零比色，记录吸光度 A 值，查相对应的标准曲线含量。

（3）标准曲线的制备

用新配制的吲哚标准系列溶液，按样品测定程序操作，测定各梯度标准液的吸光度值，制作标准曲线。

4．计算

$$X = \frac{C}{m} \times \frac{V_1}{V}$$

式中：X—样品中吲哚含量，mg/100 g；C—样液吸光度查标准曲线得对应的含量，mg；m—试样质量，g；V_1—样液测定体积，mL；V—样液稀释定容总体积，mL。

5．判定标准

样品中吲哚含量达到 1.5 mg/100 g 时，表明样品已开始腐败变质。

六、有毒有害物质残留量的测定

水产食品中有毒有害物质主要包括铅、无机砷、甲基汞、镉和多氯联苯等，测定方法同动物性食品中有害元素的检验技术。

七、细菌学检验

鱼类的细菌学检验包括菌落总数、大肠菌群和致病菌的检验。致病菌主要检查沙门菌、志贺氏菌、副溶血性弧菌和金黄色葡萄球菌等。菌落总数的测定按 GB/T 4789.2—2016 方法进行；大肠菌群的测定按 GB/T 4789.3—2016 方法进行；沙门菌的检验按 GB/T 4789.4—2016 方法进行；志贺氏菌的检验按 GB/T 4789.5—2012 方法进行；副溶血性弧菌的检验按按 GB/T 4789.7—2013 方法进行；金黄色葡萄球菌的检验按 GB/T 4789.10—2016 方法进行。

八、鲜（冻）鱼的卫生标准

1．鲜（冻）鱼的理化指标

鲜（冻）鱼的理化指标见表 8-2。

表 8-2　鲜(冻)鱼的理化指标

项目	产品	指标/(mg/100 g)
挥发性盐基氮	海水鱼、虾、头足类	≤30
	海蟹	≤25
	淡水鱼、虾	≤20
	海水贝类	≤15
	湟鱼、牡蛎	≤10
组胺	鲐鱼	≤100
	其他鱼类	≤30

注:本表引自 GB 10136—2015。

2. 鲜(冻)鱼中有毒有害物质的残留限量

鲜(冻)鱼中有毒有害物质的残留限量,见表 8-3。

表 8-3　鲜(冻)鱼中有毒有害物质残留限量

项目		指标/(mg/kg)
铅(Pb)		≤0.5
无机砷		≤0.1(鱼类),≤0.5(其他水产品)
甲基汞	食肉鱼(鲨鱼、旗鱼、金枪鱼、梭子鱼等)	≤1.0
	其他动物性水产品	≤0.5
镉(Cd)		≤0.1(鱼类)
多氯联苯		≤2.0
PCB138		≤0.5
PCB153		≤0.5
六六六		≤1.0
滴滴涕		≤1.0

实验九　动物性食品中细菌菌落总数和霉菌总数的测定

一、动物性食品中菌落总数的测定

实验目的：通过实验了解和掌握食品中细菌菌落总数的测定方法；掌握细菌菌落总数的计算方法。本实验中菌落总数的测定按 GB 4789.2—2016《食品安全国家标准 食品微生物学检验 菌落总数测定》进行。

菌落总数（aerobic plate count）是指食品检样经过处理，在一定条件下（如培养基、培养温度和培养时间等）培养后，所得每 g(mL)检样中形成的微生物菌落总数。菌落计数以菌落形成单位（colony-forming units，CFU）表示。

1. 设备和材料

除微生物实验室常规灭菌及培养设备外，其他设备和材料如下：

恒温培养箱[(36±1)℃，(30±1)℃]、冰箱(2～5℃)、恒温水浴箱(46±1)℃、天平(感量为 0.1 g)、均质器、振荡器、无菌吸管[1 mL(具 0.01 mL 刻度)、10 mL(具 0.1 mL 刻度)或微量移液器及吸头]、无菌锥形瓶(容量 250 mL、500 mL)、无菌培养皿(直径 90 mm)、pH 计或 pH 比色管或精密 pH 试纸、放大镜或/和菌落计数器。

2. 培养基和试剂

(1)平板计数琼脂(plate count agar，PCA)

① 成分：胰蛋白胨 5.0 g，酵母浸膏 2.5 g，葡萄糖 1.0 g，琼脂 15.0 g，蒸馏水 1 000 mL。

② 制法：将上述成分加于蒸馏水中，煮沸溶解，调节 pH 至 7.0±0.2。分装试管或锥形瓶，121 ℃高压灭菌 15 min。

(2)磷酸盐缓冲液

①储存液：称取 34.0 g 的磷酸二氢钾溶于 500 mL 蒸馏水中，用大约 175 mL 的 1 mol/L 氢氧化钠溶液调节 pH 至 7.2，用蒸馏水稀释至 1 000 mL 后储存于冰箱。

② 稀释液：取储存液 1.25 mL，用蒸馏水稀释至 1 000 mL，分装于适宜容器中，121 ℃高压灭菌 15 min。

（3）无菌生理盐水

称取 8.5 g 氯化钠溶于 1 000 mL 蒸馏水中,121 ℃高压灭菌 15 min。

3.检验程序和操作步骤

菌落总数的检验程序见图 9-1。

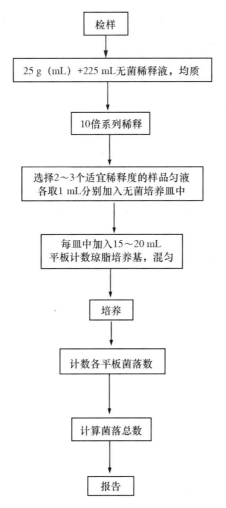

图 9-1　菌落总数的检验程序

（1）样品的稀释

①固体和半固体样品:称取 25 g 样品置于盛有 225 mL 磷酸盐缓冲液或生理盐水的无菌均质杯内,8 000～10 000 r/min 均质 1～2 min,或放入盛有 225 mL 稀释液的无菌均质袋中,用拍击式均质器拍打 1～2 min,制成 1∶10 的样品匀液。

②液体样品:以无菌吸管吸取 25 mL 样品置盛有 225 mL 磷酸盐缓冲液或生理盐水的无菌锥形瓶(瓶内预置适当数量的无菌玻璃珠)中,充分混匀,制成 1∶10 的样品匀液。

③用 1 mL 无菌吸管或微量移液器吸取 1∶10 样品匀液 1 mL,沿管壁缓慢注于盛有 9 mL 稀释液的无菌试管中(注意吸管或吸头尖端不要触及稀释液面),振摇试管或换用 1 支无菌

吸管反复吹打使其混合均匀,制成1∶100的样品匀液。

④按③操作,制备10倍系列稀释样品匀液。每递增稀释1次,换用1次1 mL无菌吸管或吸头。

⑤根据对样品污染状况的估计,选择2～3个适宜稀释度的样品匀液(液体样品可包括原液),在进行10倍递增稀释时,吸取1 mL样品匀液于无菌平皿内,每个稀释度做两个平皿。同时,分别吸取1 mL空白稀释液加入两个无菌平皿内做空白对照。

⑥及时将15～20 mL冷却至46 ℃的平板计数琼脂培养基[可置于(46±1) ℃恒温水浴箱中保温]倾注平皿,并转动平皿使其混合均匀。

(2)培养

①待琼脂凝固后,将平板翻转,(36±1) ℃培养(48±2) h。水产品(30±1) ℃培养(72±3) h。

②如果样品中可能含有在琼脂培养基表面弥漫生长的菌落,可在凝固后的琼脂表面覆盖一薄层琼脂培养基(约4 mL),凝固后翻转平板,进行培养。

(3)菌落计数

①可用肉眼观察,必要时用放大镜或菌落计数器,记录稀释倍数和相应的菌落数量。菌落计数以CFU表示。

②选取菌落数在30～300 CFU、无蔓延菌落生长的平板计数菌落总数。低于30 CFU的平板记录具体菌落数,大于300 CFU的可记录为多不可计。每个稀释度的菌落数应采用两个平板的平均数。

③其中当一个平板有较大片状菌落生长时,则不宜采用,而应以无片状菌落生长的平板作为该稀释度的菌落数;若片状菌落不到平板的一半,而其余一半中菌落分布又很均匀,即可计算半个平板后乘以2,代表一个平板菌落数。

④当平板上出现菌落间无明显界限的链状生长时,则将每条单链作为一个菌落计数。

4.结果与报告

(1)菌落总数的计算方法

①若只有一个稀释度平板上的菌落数在适宜计数范围内,计算两个平板菌落数的平均值,再将平均值乘以相应稀释倍数,作为每g(mL)样品中菌落总数结果。

②若有2个连续稀释度的平板菌落数在适宜计数范围内时,按下式计算:

$$N = \frac{\sum C}{(n_1 + 0.1 n_2)d}$$

式中:N—样品中菌落数;$\sum C$—平板(含适宜范围菌落数的平板)菌落数之和;n_1—第一稀释度(低稀释倍数)平板个数;n_2—第二稀释度(高稀释倍数)平板个数;d—稀释因子(第一稀释度)。

示例:

稀释度	1∶100(第一稀释度)	1∶1 000(第二稀释度)
CFU	232,244	33,35

$$N = \frac{\sum C}{(n_1 + 0.1\,n_2)d} = \frac{232 + 244 + 33 + 35}{[2 + (0.1 \times 2)] \times 10^{-2}} = \frac{544}{0.022} = 24\,727$$

上述数据修约后,表示为 25 000 或 2.5×10^4。

③若所有稀释度的平板上菌落数均大于 300 CFU,则对稀释度最高的平板进行计数,其他平板可记录为多不可计,结果按平均菌落数乘以最高稀释倍数计算。

④若所有稀释度的平板菌落数均小于 30 CFU,则应按稀释度最低的平均菌落数乘以稀释倍数计算。

⑤若所有稀释度(包括液体样品原液)平板均无菌落生长,则以小于 1 乘以最低稀释倍数计算。

⑥若所有稀释度的平板菌落数均不在 30～300 CFU,其中一部分小于 30 CFU 或大于 300 CFU 时,则以最接近 30 CFU 或 300 CFU 的平均菌落数乘以稀释倍数计算。

（2）菌落总数的报告

①菌落数小于 100 CFU 时,按"四舍五入"原则修约,以整数报告。

②菌落数大于或等于 100 CFU 时,第 3 位数字采用"四舍五入"原则修约后,取前 2 位数字,后面用 0 代替位数;也可用 10 的指数形式来表示,按"四舍五入"原则修约后,采用 2 位有效数字。

③若所有平板上为蔓延菌落而无法计数,则报告菌落蔓延。

④若空白对照上有菌落生长,则此次检测结果无效。

⑤称重取样以 CFU/g 为单位报告,体积取样以 CFU/mL 为单位报告。

二、动物性食品中霉菌总数的测定

实验目的: 通过实验了解和掌握食品中霉菌总数的测定方法。

本实验中霉菌总数测定按 GB 4789.15—2016《食品安全国家标准　食品微生物学检验　霉菌和酵母计数》中的第一法进行,该法适用于包括动物性食品在内的各类食品中霉菌和酵母菌的计数。由于动物性食品的基质营养条件和 pH 条件不适合酵母菌的生长和繁殖,按第一法操作的计数结果主要是霉菌总数。

1. 设备和材料

除微生物实验室常规灭菌及培养设备外,其他设备和材料如下:

培养箱（28±1）℃、拍击式均质器及均质袋、电子天平（感量 0.1 g）、无菌锥形瓶容量 500 mL、无菌吸管[1 mL（具 0.01 mL 刻度）、10 mL（具 0.1 mL 刻度）]、无菌试管（18 mm × 180 mm）、涡旋混合器、无菌平皿（直径 90 mm）、恒温水浴箱（46±1）℃、微量移液器及枪头（1.0 mL）。

2. 培养基和试剂

（1）生理盐水

称取氯化钠 8.5 g,加入 1 000 mL 蒸馏水中,搅拌至完全溶解,分装后,121 ℃ 灭菌

15 min,备用。

(2)马铃薯葡萄糖琼脂

将马铃薯去皮切块,称取 300 g,加 1 000 mL 蒸馏水,煮沸 10～20 min。用纱布过滤,补加蒸馏水至 1 000 mL。加入 20.0 g 葡萄糖和 20.0 g 琼脂,加热溶解,再加入 0.1 g 氯霉素,分装后,121 ℃灭菌15 min,备用。

(3)孟加拉红琼脂

①成分:蛋白胨 5.0 g,葡萄糖 10.0 g,磷酸二氢钾 1.0 g,硫酸镁(无水)0.5 g,琼脂 20.0 g,孟加拉红 0.033 g,氯霉素 0.1 g,蒸馏水 1 000 mL。

②制法:上述各成分加入蒸馏水中,加热溶解,补足蒸馏水至 1 000 mL,分装后,121 ℃灭菌 15 min,避光保存备用。

(4)磷酸盐缓冲液

①储存液:称取 34.0 g 的磷酸二氢钾溶于 500 mL 蒸馏水中,用大约 175 mL 的 1 mol/L 氢氧化钠溶液调节 pH 至 7.2±0.1,用蒸馏水稀释至 1 000 mL 后贮存于冰箱。

② 稀释液:取储存液 1.25 mL,用蒸馏水稀释至 1 000 mL,分装于适宜容器中,121 ℃高压灭菌 15 min。

3.检验程序和操作步骤

霉菌平板计数的检验程序见图9-2。

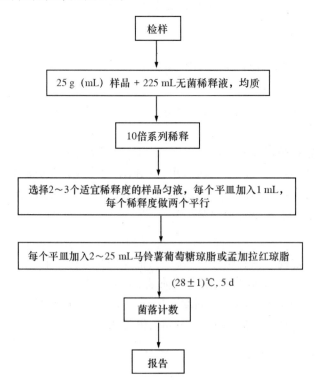

图9-2 霉菌平板计数法的检验程序

（1）样品的稀释

①固体和半固体样品：称取 25 g，加入 225 mL 无菌稀释液（蒸馏水或生理盐水或磷酸盐缓冲液），充分振摇，或用拍击式均质器拍打 1～2 min，制成 1∶10 的样品匀液。

②液体样品：以无菌吸管吸取 25 mL 至盛有 225 mL 无菌稀释液（蒸馏水或生理盐水或磷酸盐缓冲液）的适宜容器内（可在瓶内预置适当数量的无菌玻璃珠）或无菌均质袋中，充分振摇或用拍击式均质器拍打 1～2 min，制成 1∶10 的样品匀液。

③取 1 mL 1∶10 样品匀液注入含有 9 mL 无菌稀释液的试管中，另换一支 1 mL 无菌吸管反复吹吸，或在涡旋混合器上混匀，此液为 1∶100 的样品匀液。

④按③操作，制备 10 倍梯度系列稀释样品匀液。每递增稀释一次，换用 1 支 1 mL 无菌吸管。

⑤根据对样品污染状况的估计，选择 2～3 个适宜稀释度的样品匀液（液体样品可包括原液），在进行 10 倍梯度稀释的同时，每个稀释度分别吸取 1 mL 样品匀液于 2 个无菌平皿内。同时分别取 1 mL 所使用的无菌稀释液加入 2 个无菌平皿做空白对照。

⑥及时将 20～25 mL 冷却至 46 ℃的马铃薯葡萄糖琼脂或孟加拉红琼脂［可放置于 (46±1) ℃恒温水浴箱中保温］倾注于已加样的平皿中，转动平皿使其混合均匀。置水平台面待培养基完全凝固。

（2）培养

琼脂凝固后，正置平板，置(28±1) ℃培养箱中培养，观察并记录培养至第 5 天的结果。

（3）菌落计数

用肉眼观察，必要时可用放大镜或低倍镜，记录稀释倍数和相应的霉菌菌落数（酵母菌菌落不计入），以 CFU 表示。

选取菌落数在 10～150 CFU 的平板，根据菌落形态计数霉菌。霉菌蔓延生长覆盖整个平板的可记录为菌落蔓延。

4. 结果与报告

（1）结果

①计算同一稀释度的两个平板菌落数的平均值，再将平均值乘以相应稀释倍数。

②若有 2 个稀释度平板上菌落数均在 10～150 CFU，则按照 GB 4789.2—2016《食品安全国家标准　食品微生物学检验　菌落总数测定》的相应规定进行计算。

③若所有平板上菌落数均大于 150 CFU，则对稀释度最高的平板进行计数，其他平板可记录为多不可计，结果按平均菌落数乘以最高稀释倍数计算。

④若所有平板上菌落数均小于 10 CFU，则应按稀释度最低的平均菌落数乘以稀释倍数计算。

⑤若所有稀释度（包括液体样品原液）平板均无菌落生长，则以小于 1 乘以最低稀释倍数计算。

⑥若所有稀释度的平板菌落数均不在 10～150 CFU，其中一部分小于 10 CFU 或大于 150 CFU 时，则以最接近 10 CFU 或 150 CFU 的平均菌落数乘以稀释倍数计算。

（2）报告

①菌落数按"四舍五入"原则修约。菌落数在 10 以内时,采用 1 位有效数字报告;菌落数在 10～100 时,采用两位有效数字报告。

②菌落数大于或等于 100 时,第 3 位数字采用"四舍五入"原则修约后,取前 2 位数字,后面用 0 代替位数来表示结果;也可用 10 的指数形式来表示,此时也按"四舍五入"原则修约,采用 2 位有效数字。

③若空白对照平板上有菌落出现,则此次检测结果无效。

④称重取样以 CFU/g 为单位报告,体积取样以 CFU/mL 为单位报告,报告霉菌数。

实验十　动物性食品中大肠埃希菌最可能数的测定

实验目的：通过实验了解和掌握食品中大肠埃希菌最可能数的测定方法，掌握实验结果的检索方法。

注：本实验中大肠埃希菌（*E. coli*）最可能数的测定按 GB 4789.38—2012《食品安全国家标准　食品微生物学检验　大肠埃希菌计数》进行。标准中大肠埃希菌平板计数法（第二法）不适用于贝类产品。

大肠埃希菌，即大肠埃希菌（*Escherichia coli*），广泛存在于人和温血动物的肠道中，能够在 44.5 ℃发酵乳糖产酸产气，IMViC（靛基质、甲基红、VP 试验、柠檬酸盐）生化试验为＋＋－－ 或 －＋－－ 的革兰氏阴性杆菌。以此作为粪便污染指标来评价食品的卫生状况，推断食品中肠道致病菌污染的可能性。

最可能数（most probable number，MPN），或称最近似数，是基于泊松分布的一种间接计数方法。

一、设备和材料

除微生物实验室常规灭菌及培养设备外，其他设备和材料如下：

恒温培养箱[（36±1）℃]、冰箱（2～5 ℃）、恒温水浴箱[（44.5±0.2）℃]、天平（感量为 0.1 g）、均质器、振荡器、无菌吸管[1 mL（具 0.01 mL 刻度）、10 mL（具 0.1 mL 刻度）或微量移液器及吸头]、无菌锥形瓶（容量 500 mL）、无菌培养皿（直径 90 mm）、pH 计或 pH 比色管或精密 pH 试纸、菌落计数器、紫外灯（波长 360～366 nm，功率≤6 W）。

二、培养基和试剂

1. 月桂基硫酸盐胰蛋白胨（LST）肉汤

①成分：胰蛋白胨或胰酪胨 20.0 g，氯化钠 5.0 g，乳糖 5.0 g，磷酸氢二钾（K_2HPO_4）2.75 g，磷酸二氢钾（KH_2PO_4）2.75 g，月桂基硫酸钠 0.1 g，蒸馏水 1 000 mL。

②制法：将上述成分溶解于蒸馏水中，调节 pH 至 6.8±0.2。分装到有玻璃小倒管的试管中，每管 10 mL。121 ℃高压灭菌 15 min。制备双料 LST 肉汤时，除蒸馏水外其他成分加倍。

2．EC 肉汤（$E. coli$ broth）

①成分:胰蛋白胨或胰酪胨 20.0 g,3 号胆盐或混合胆盐 1.5 g,乳糖 5.0 g,磷酸氢二钾（K_2HPO_4）4.0 g,磷酸二氢钾（KH_2PO_4）1.5 g,氯化钠 5.0 g,蒸馏水 1 000 mL。

②制法:将上述成分溶解于蒸馏水中,调节 pH 至 6.9±0.1,分装到有玻璃小倒管（杜氏小管）的试管中,每管 8 mL。121 ℃高压灭菌 15 min。

3．蛋白胨水

加热搅拌溶解 10.0 g 胰胨或胰酪胨于 1 000 mL 蒸馏水中。分装试管,每管 5 mL。121 ℃高压灭菌 15 min。

4．缓冲葡萄糖蛋白胨水［甲基红（MR）和 VP 试验用］

①成分:多胨 7.0 g,葡萄糖 5.0 g,磷酸氢二钾（K_2HPO_4）5.0 g,蒸馏水 1 000 mL。

②制法:将上述成分溶解于蒸馏水中,调节 pH 为 7.0,分装试管,每管 1 mL,121 ℃高压灭菌 15 min,备用。

5．甲基红试剂

10.0 mg 甲基红溶于 30.0 mL 95%乙醇中,然后加入 20.0 mL 蒸馏水。

6．α-萘酚-乙醇溶液

称取 α-萘酚 6.0 g,加无水乙醇溶解,定容至 100 mL。

7．40% 氢氧化钾溶液

40.0 g 氢氧化钾用蒸馏水溶解,定容至 100 mL。

8．西蒙氏柠檬酸盐培养基

①成分:柠檬酸钠 2.0 g,氯化钠 5.0 g,磷酸氢二钾 1.0 g,磷酸二氢铵 1.0 g,硫酸镁 0.2 g,溴百里香酚蓝 0.08 g,琼脂 8.0～18.0 g,蒸馏水 1 000 mL。

②制法:将各成分加热溶解,必要时调节 pH 为 6.8±0.2。每管分装 10 mL,121 ℃高压 15 min,制成斜面。

9．磷酸盐缓冲液

①储存液:称取 34.0 g 磷酸二氢钾（KH_2PO_4）,溶于 500.0 mL 蒸馏水中,用大约 175 mL 的 1 mol/L 氢氧化钠调节 pH,用蒸馏水稀释至 1 000 mL 后贮存于冰箱。

②稀释液:取储存液 1.25 mL,用蒸馏水稀释至 1 000 mL,分装于适宜容器中,121 ℃高压灭菌 15 min。

10．伊红亚甲蓝（EMB）琼脂

①成分:蛋白胨 10.0 g,乳糖 10.0 g,磷酸氢二钾（K_2HPO_4）2.0 g,琼脂 15.0 g,伊红 γ（水溶液）0.4 g 或 2%水溶液 20.0 mL,亚甲蓝 0.065 g 或 0.5%水溶液 13.0 mL,蒸馏水 1 000 mL。

②制法:在 1 000 mL 蒸馏水中煮沸溶解蛋白胨、磷酸盐和琼脂,加水补足。分装于三角烧瓶中。每瓶 100 mL 或 200 mL,调节 pH 为 7.1±0.2,121 ℃高压灭菌 15 min。使用前将琼脂融化,于每 100 mL 琼脂中加 5 mL 灭菌的 20%乳糖溶液,2 mL 的 2%的伊红 γ 水溶液

和 1.3 mL 0.5％的亚甲蓝水溶液,摇匀,冷至 45～50 ℃倾注平皿。

11.营养琼脂斜面

①成分:牛肉膏 3.0 g,蛋白胨 5.0 g,琼脂 15.0 g,蒸馏水 1 000 mL。

②制法:将上述成分加于蒸馏水中,煮沸溶解,调节 pH 为 7.3±0.1。分装合适的试管,121 ℃高压灭菌 15 min。灭菌后摆成斜面备用。

12.结晶紫中性红胆盐琼脂(VRBA)

①成分:蛋白胨 7.0 g,酵母膏 3.0 g,乳糖 10.0 g,氯化钠 5.0 g,胆盐或 3 号胆盐 1.5 g,中性红 0.03 g,结晶紫 0.002 g,琼脂 15～18 g,蒸馏水 1 000 mL。

②制法:将上述成分溶于蒸馏水中,静置几分钟,充分搅拌,调节 pH 至 7.4±0.1。煮沸 2 min,将培养基冷至 45～50 ℃ 倾注平板。使用前临时制备,不得超过 3 h。

13.结晶紫中性红胆盐-4-甲基伞形酮-βD-葡萄糖苷琼脂(VRBA-MUG)

①成分:蛋白胨 7.0 g,酵母膏 3.0 g,乳糖 10.0 g,氯化钠 5.0 g,胆盐或 3 号胆盐 1.5 g,中性红 0.03 g,结晶紫 0.002 g,琼脂 15～18 g,蒸馏水 1 000 mL,4-甲基伞形酮-β-D-葡萄糖苷(MUG)0.1 g。

②制法:将上述成分溶于蒸馏水中,静置几分钟,充分搅拌,调节 pH 至 7.4±0.1。煮沸 2 min,将培养基冷至 45～50 ℃ 使用。

14.革兰氏染色液

①结晶紫染色液:将 1.0 g 结晶紫完全溶解于 20.0 mL 95％ 乙醇中,然后与 80.0 mL 1％草酸铵溶液混合。

②革兰氏碘液:将 1.0 g 碘与 2.0 g 碘化钾先行混合,加入少许蒸馏水充分振摇,待完全溶解后,再加蒸馏水至 300 mL。

③沙黄复染液:将 0.25 g 沙黄溶解于 10.0 mL 95％ 乙醇中,然后用 90.0 mL 蒸馏水稀释。

15. Kovacs 靛基质试剂

将 5.0 g 对二甲氨基苯甲醛溶于 75.0 mL 戊醇中,然后慢慢加入 25.0 mL 浓盐酸即可。

16.无菌 1 mol/L NaOH

称取 40.0 g 氢氧化钠溶于 1 000 mL 蒸馏水中,121 ℃高压灭菌 15 min。

17.无菌 1 mol/L HCl

移取浓盐酸 90.0 mL,用蒸馏水稀释至 1 000 mL,121 ℃高压灭菌 15 min。

三、大肠埃希菌 MPN 计数(第一法)

大肠埃希菌 MPN 计数的检验程序见图 10-1。

1.样品的稀释

①固体和半固体样品:称取 25 g 样品,放入盛有 225 mL 磷酸盐缓冲液的无菌均质杯

内,8 000～10 000 r/min 均质 1～2 min,制成 1:10 样品匀液,或放入盛有 225 mL 磷酸盐缓冲液的无菌均质袋中,用拍击式均质器拍打 1～2 min 制成 1:10 的样品匀液。

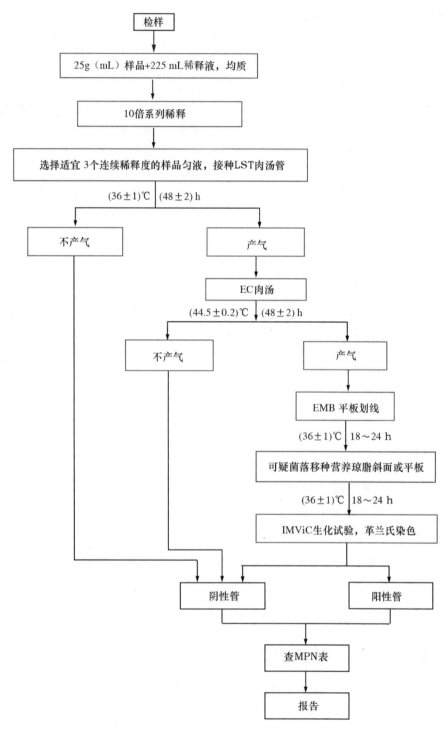

图 10-1 大肠埃希菌 MPN 计数法检验程序

②液体样品:以无菌吸管吸取 25 mL 样品置盛有 225 mL 磷酸盐缓冲液的无菌锥形瓶(瓶内预置适当数量的无菌玻璃珠)中,充分混匀,制成 1:10 的样品匀液。

③样品匀液的 pH 应在 6.5～7.5,必要时分别用 1 mol/L NaOH 或 1 mol/L HCl 调节。

④用 1 mL 无菌吸管或微量移液器吸取 1:10 样品匀液 1 mL,沿管壁缓缓注入 9 mL 磷酸盐缓冲液的无菌试管中(注意吸管或吸头尖端不要触及稀释液面),振摇试管或换用 1 支 1 mL 无菌吸管或吸头反复吹打,使其混合均匀,制成 1:100 的样品匀液。

⑤根据对样品污染状况的估计,按上述操作,依次制成 10 倍递增系列稀释样品匀液。每递增稀释 1 次,换用 1 支 1 mL 无菌吸管或吸头。从制备样品匀液至样品接种完毕,全过程不得超过 15 min。

2.初发酵试验

每个样品,选择 3 个适宜的连续稀释度的样品匀液(液体样品可以选择原液),每个稀释度接种 3 管月桂基硫酸盐胰蛋白胨(LST)肉汤,每管接种 1 mL(如接种量超过 1 mL,则用双料 LST 肉汤),(36±1)℃培养(24±2) h,观察小倒管内是否有气泡产生,(24±2) h 产气者进行复发酵试验,如未产气则继续培养(48±2) h。产气者进行复发酵试验。如所有 LST 肉汤管均未产气,即可报告大肠埃希菌 MPN 结果。

3.复发酵试验

用接种环从产气的 LST 肉汤管中分别取培养物 1 环,移种于已提前预温至 45 ℃的 EC 肉汤管中,放入带盖的(44.5±0.2)℃水浴箱内。水浴的水面应高于肉汤培养基液面,培养(24±2) h,检查小倒管内是否有气泡产生,如未有产气则继续培养至(48±2) h。记录在 24 h 和 48 h 内产气的 EC 肉汤管数。如所有 EC 肉汤管均未产气,即可报告大肠埃希菌 MPN 结果;如有产气者,则进行 EMB 平板分离培养。

4.伊红亚甲蓝平板分离培养

轻轻振摇各产气管,用接种环取培养物分别划线接种于 EMB 平板,(36±1)℃培养 18～24 h。观察平板上有无具黑色中心有光泽或无光泽的典型菌落。

5.营养琼脂斜面或平板培养

从每个平板上挑 5 个典型菌落,如无典型菌落则挑取可疑菌落。用接种针接触菌落中心部位,移种到营养琼脂斜面或平板上,(36±1)℃,培养 18～24 h。取培养物进行革兰氏染色和生化试验。

6.鉴定

取培养物进行靛基质试验、MR-VP 试验和柠檬酸盐利用试验,进行革兰氏染色镜检观察菌体个体形态。

①Kovacs 靛基质试验:将培养物接种蛋白胨水,(36±1)℃培养(24±2) h 后,加 Kovacs 靛基质试剂 0.2～0.3 mL,上层出现红色为靛基质阳性反应。

②甲基红(MR)试验:取适量琼脂培养物接种于缓冲葡萄糖蛋白胨水,(36±1)℃培养 2～5 d。滴加甲基红试剂一滴,立即观察结果。鲜红色为阳性,黄色为阴性。

③VP 试验:取适量琼脂培养物接种于缓冲葡萄糖蛋白胨水,(36±1)℃培养 2～4 d。

加入 6％ α-萘酚-乙醇溶液 0.5 mL 和 40％氢氧化钾溶液 0.2 mL,充分振摇试管,观察结果。阳性反应立刻或于数分钟内出现红色,如为阴性,应放在(36±1)℃继续培养 4 h 再进行观察。

④柠檬酸盐利用试验:挑取培养物接种于整个西蒙氏柠檬酸盐培养基斜面,(36±1)℃培养(24±2)h,观察结果。阳性者培养基变为蓝色。

⑤ 涂片在火焰上固定,滴加结晶紫染液,染 1 min,水洗→滴加革兰氏碘液,作用 1 min,水洗→滴加 95％乙醇脱色 15～30 s,直至染色液被洗掉,不要过分脱色,水洗→滴加复染液,复染 1 min,水洗、待干、镜检。

大肠埃希菌与非大肠埃希菌的生化鉴别见表 10-1。

表 10-1　大肠埃希菌与非大肠埃希菌的生化鉴别

靛基质(I)	甲基红(MR)	VP 试验(VP)	柠檬酸盐(C)	鉴定(型别)
＋	＋	－	－	典型大肠埃希菌
－	＋	－	－	非典型大肠埃希菌
＋	＋	－	＋	典型中间型
－	＋	－	＋	非典型中间型
－	－	＋	＋	典型产气肠杆菌
＋	－	＋	＋	非典型产气肠杆菌

注:①如出现表 10-1 以外的生化反应类型,表明培养物可能不纯,应重新划线分离,必要时做重复试验。
②生化试验也可以选用生化鉴定试剂盒或全自动微生物生化鉴定系统等方法,按照产品说明书进行操作。

7.大肠埃希菌 MPN 计数的报告

大肠埃希菌为革兰氏阴性无芽孢杆菌,发酵乳糖、产酸、产气,IMViC 生化试验为＋＋－－ 或 －＋－－。只要有 1 个菌落鉴定为大肠埃希菌,其所代表的 LST 肉汤管即为大肠埃希菌阳性。依据 LST 肉汤阳性管数查 MPN 表(表 10-2),报告每 g(mL)样品中大肠埃希菌 MPN 值。

表 10-2　大肠埃希菌最可能数(MPN)检索表

阳性管数			MPN	95％置信区间		阳性管数			MPN	95％置信区间	
0.10	0.01	0.001		下限	上限	0.10	0.01	0.001		下限	上限
0	0	0	＜3.0	—	9.5	2	2	0	21	4.5	42
0	0	1	3.0	0.15	9.6	2	2	1	28	8.7	94
0	0	1	3.0	0.15	11	2	2	2	35	8.7	94
0	1	1	6.1	1.2	18	2	3	0	29	8.7	94
0	2	0	6.2	1.2	18	2	3	1	36	8.7	94
0	3	0	9.4	3.6	38	3	0	0	23	4.6	94
1	0	0	3.6	0.17	18	3	0	1	38	8.7	110
1	0	1	7.2	1.3	18	3	0	2	64	17	180
1	0	2	11	3.6	38	3	0	2	43	9	180

续表 10-2

阳性管数			MPN	95％置信区间		阳性管数			MPN	95％置信区间	
0.10	0.01	0.001		下限	上限	0.10	0.01	0.001		下限	上限
1	1	0	7.4	1.3	20	3	1	1	75	17	200
1	1	1	11	3.6	38	3	1	2	120	37	420
1	2	0	11	3.6	42	3	1	3	160	40	420
1	2	1	15	4.5	42	3	2	0	93	18	420
1	3	0	16	4.5	42	3	2	1	150	37	420
2	0	0	9.2	1.4	38	3	2	2	210	40	430
2	0	1	14	3.6	42	3	2	3	290	90	1 000
2	0	2	20	4.5	42	3	3	0	240	42	1 000
2	1	0	15	3.7	42	3	3	1	460	90	2 000
2	1	1	20	4.5	42	3	3	2	1 100	180	4 100
2	1	2	27	8.7	94	3	3	3	>1 100	420	—

注:①本表采用 3 个稀释度[0.1 g(mL)、0.01 g(mL)和 0.001 g(mL)],每个稀释接种 3 管。

②表内所列检样量如改用 1 g(mL)、0.1 g(mL)和 0.01 g(mL)时,表内数字应相应降低 10 倍;如改用 0.01 g (mL)、0.001 g(mL)、0.000 1 g(mL)时,则表内数字应相应增高 10 倍,其余类推。

四、大肠埃希菌平板计数法(第二法)

大肠埃希菌平板计数法的检验程序见图 10-2。

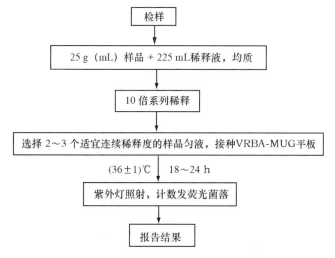

图 10-2　大肠埃希菌平板计数法检验程序

1.样品的稀释

按大肠埃希菌 MPN 计数法(第一法)进行。

2. 平板计数

①选取 2～3 个适宜的连续稀释度的样品匀液,每个稀释度接种 2 个无菌平皿,每皿 1 mL 同时取 1 mL 稀释液加入无菌平皿做空白对照。

②将 10～15 mL 冷至(45±0.5)℃的结晶紫中性红胆盐琼脂(VRBA)倾注于每个平皿中。小心旋转平皿,将培养基与样品匀液充分混匀。待琼脂凝固后,再加 3～4 mL VRBA-MUG 覆盖平板表层。凝固后翻转平板,(36±1)℃培养 18～24 h。

3. 平板菌落数的选择

①选择菌落数在 10～100 CFU 的平板,暗室中 360～366 nm 波长紫外灯照射下,计数平板上发浅蓝色荧光的菌落。

②检验时用已知 MUG 阳性菌株(如大肠埃希菌 ATCC 25922)和产气肠杆菌(如 ATCC 13048)做阳性和阴性对照。

4. 大肠埃希菌平板计数的报告

2 个平板上发荧光菌落数的平均数乘以稀释倍数,报告每 g(mL)样品中大肠埃希菌数,以 CFU/g(mL)表示。若所有稀释度(包括液体样品原液)平板均无菌落生长,则以小于 1 乘以最低稀释倍数报告。

实验十一 动物性食品中致病性细菌的检验

一、动物性食品中沙门菌的检验

实验目的：通过实验了解和掌握动物性食品中沙门菌检验的基本程序、方法和结果判定。

（一）器材和试剂

器材：电子天平（感量 0.1 g），均质器，恒温培养箱[(36±1) ℃，(42±1) ℃]，冰箱（2～5 ℃），振荡器，无菌锥形瓶（250 mL、500 mL），无菌吸管（1 mL、10 mL），无菌培养皿（60 mm、90 mm），无菌试管（3 mm×50 mm、10 mm×75 mm），pH 计或 pH 比色管或精密 pH 试纸，全自动微生物生化鉴定系统，无菌毛细管。

试剂：缓冲蛋白胨水（BPW），四硫磺酸钠煌绿（TTB）增菌液，亚硒酸盐胱氨酸（SC）增菌液，亚硫酸铋（BS）琼脂，HE 琼脂，木糖赖氨酸脱氧胆盐（XLD）琼脂，沙门菌属显色培养基，三糖铁（TSI）琼脂，蛋白胨水、靛基质试剂，尿素琼脂（pH＝7.2），氰化钾（KCN）培养基，氰化钾（KCN）培养基，糖发酵管，邻硝基酚 β-D 半乳糖苷（ONPG）培养基，半固体琼脂，丙二酸钠培养基，沙门菌 O、H 和 Vi 诊断血清，生化鉴定试剂盒。

（二）检验程序

沙门菌检验程序如图 11-1 所示。

（三）操作方法

1.预增菌

无菌操作称取 25 g（mL）样品，置于盛有 225 mL BPW 的无菌均质杯或合适容器内，以 8 000～10 000 r/min 均质 1～2 min，或置于盛有 225 mL BPW 的无菌均质袋中，用拍击式均质器拍打 1～2 min。若样品为液态，不需要均质，振荡混匀。如需调整 pH，用 1 mol/L 无菌 NaOH 或 HCl 调 pH 至 6.8±0.2。无菌操作将样品转至 500 mL 锥形瓶或其他合适容器内

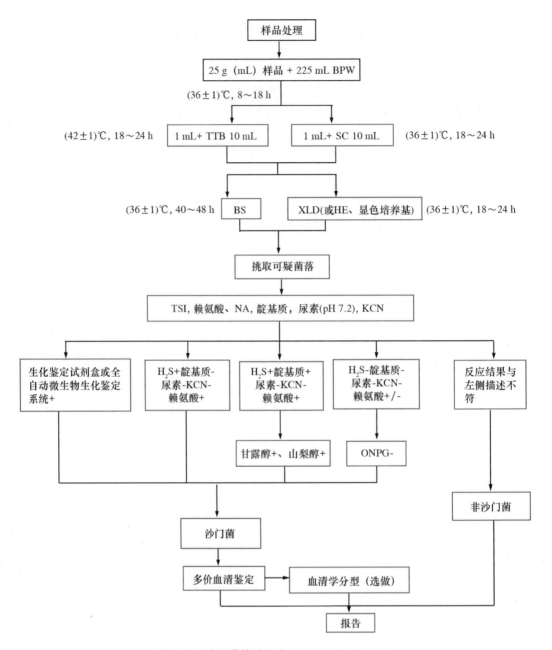

图 11-1　沙门菌检验程序 (GB 4789.4—2016)

(如均质杯本身具有无孔盖,可不转移样品),如使用均质袋,可直接进行培养,于(36±1)℃培养 8～18 h。如为冷冻产品,应在 45 ℃以下不超过 15 min,或 2～5 ℃不超过 18 h 解冻。

2.增菌

轻轻摇动培养过的样品混合物,移取 1 mL,转种于 10 mL TTB 内,于(42±1)℃培养 18～24 h。同时,另取 1 mL,转种于 10 mL SC 内,于(36±1)℃培养 18～24 h。

3．分离

分别用直径 3 mm 的接种环取增菌液 1 环,划线接种于一个 BS 琼脂平板和一个 XLD 琼脂平板(或 HE 琼脂平板或沙门菌属显色培养基平板),于(36±1)℃分别培养 40～48 h (BS 琼脂平板)或 18～24 h(XLD 琼脂平板、HE 琼脂平板、沙门菌属显色培养基平板),观察各个平板上生长的菌落,各个平板上的菌落特征见表 11-1。

表 11-1　沙门菌属在不同选择性琼脂平板上的菌落特征

选择性琼脂平板	沙门菌
BS 琼脂	菌落为黑色有金属光泽、棕褐色或灰色,菌落周围培养基可呈黑色或棕色;有些菌株形成灰绿色的菌落,周围培养基不变
HE 琼脂	蓝绿色或蓝色,多数菌落中心黑色或几乎全黑色;有些菌株为黄色,中心黑色或几乎全黑色
XLD 琼脂	菌落呈粉红色,带或不带黑色中心,有些菌株可呈现大的带光泽的黑色中心,或呈现全部黑色的菌落;有些菌株为黄色菌落,带或不带黑色中心
沙门菌属显色培养基	按照显色培养基的说明进行判定

注:本表引自 GB 4789.4—2016。

4．生化试验

(1)自选择性琼脂平板上分别挑取 2 个以上典型或可疑菌落,接种三糖铁琼脂,先在斜面划线,再于底层穿刺;接种针不要灭菌,直接接种赖氨酸脱羧酶试验培养基和营养琼脂平板,于(36±1)℃培养 18～24 h,必要时可延长至 48 h。在三糖铁琼脂和赖氨酸脱羧酶试验培养基内,沙门菌属的反应结果见表 11-2。

表 11-2　沙门菌属在三糖铁琼脂和赖氨酸脱羧酶试验培养基内的反应结果

三糖铁琼脂				赖氨酸脱羧酶试验培养基	初步判断
斜面	底层	产气	硫化氢		
K	A	+(−)	+(−)	+	可疑沙门菌属
K	A	+(−)	+(−)	−	可疑沙门菌属
A	A	+(−)	+(−)	+	可疑沙门菌属
A	A	+/−	+/−	−	非沙门菌
K	K	+/−	+/−	+/−	非沙门菌

注:K 表示产碱;A 表示产酸;+表示阳性;−表示阴性;+(−)表示多数阳性,少数阴性;+/−表示阳性或阴性。
本表引自 GB 4789.4—2016。

(2)接种三糖铁琼脂和赖氨酸脱羧酶试验培养基的同时,可直接接种蛋白胨水(供做靛基质试验)、尿素琼脂(pH＝7.2)、氰化钾(KCN)培养基,也可在初步判断结果后从营养琼脂平板上挑取可疑菌落接种于(36±1)℃培养 18～24 h,必要时可延长至 48 h,按表 11-3 判定结果。将已挑菌落的平板储存于 2～5 ℃或室温至少保留 24 h,以备必要时复查。

表 11-3　沙门菌属生化反应初步鉴别表

反应序号	硫化氢（H₂S）	靛基质	pH 7.2 尿素	氰化钾（KCN）	赖氨酸脱羧酶
A1	＋	－	－	－	＋
A2	＋	＋	－	－	＋
A3	－	－	－	－	＋／－

注：＋表示阳性；－表示阴性；＋／－表示阳性或阴性。

本表引自 GB 4789.4—2016。

①反应序号 A1：典型反应判定为沙门菌属。如尿素、KCN 和赖氨酸脱羧酶 3 项中有 1 项异常，按表 11-4 可判定为沙门菌。如有 2 项异常为非沙门菌。

表 11-4　沙门菌属生化反应初步鉴别表

pH 7.2 尿素	氰化钾（KCN）	赖氨酸脱羧酶	判定结果
－	－	－	甲型副伤寒沙门菌（要求血清学鉴定结果）
－	＋	＋	沙门菌Ⅳ或Ⅴ（要求符合本群生化特性）
＋	－	＋	沙门菌个别变体（要求血清学鉴定结果）

注：＋表示阳性；－表示阴性。

本表引自 GB 4789.4—2016。

②反应序号 A2：补做甘露醇和山梨醇试验。沙门菌靛基质阳性变体两项试验结果均为阳性，但需要结合血清学鉴定结果进行判定。

③反应序号 A3：补做 ONPG。ONPG 阴性为沙门菌，同时赖氨酸脱羧酶阳性，甲型副伤寒沙门菌为赖氨酸脱羧酶阴性。

④必要时按表 11-5 进行沙门菌生化群的鉴别。

表 11-5　沙门菌属各生化群的鉴别

项目	Ⅰ	Ⅱ	Ⅲ	Ⅳ	Ⅴ	Ⅵ
卫矛醇	＋	＋	－	－	＋	－
山梨醇	＋	＋	＋	＋	＋	＋
水杨苷	－	－	－	＋	－	－
ONPG	－	－	＋	－	－	－
丙二酸盐	－	＋	＋	－	－	－
KCN	－	－	－	＋	＋	－

注：＋表示阳性；－表示阴性。

本表引自 GB 4789.4—2016。

（3）如选择生化鉴定试剂盒或全自动微生物生化鉴定系统，可根据 4（1）的初步判断结果，从营养琼脂平板上挑取可疑菌落，用生理盐水制备成浊度适当的菌悬液，使用生化鉴定试剂盒或全自动微生物生化鉴定系统进行鉴定。

5.血清学鉴定

(1)检查培养物有无自凝性

一般采用 1.2%～1.5%琼脂培养物作为玻片凝集试验用的抗原。排除自凝集反应,在洁净的玻片上滴加一滴生理盐水,将待试培养物混合于生理盐水滴内,使成为均一性的混浊悬液,将玻片轻轻摇动 30～60 s,在黑色背景下观察反应(必要时用放大镜观察),若出现可见的菌体凝集,即认为有自凝性,反之无自凝性。对无自凝的培养物参照下面方法进行血清学鉴定。

(2)多价菌体抗原(O)鉴定

在玻片上划出 2 个约 1 cm×2 cm 的区域,挑取 1 环待测菌,各放 1/2 环于玻片上的每一区域上部,在其中一个区域下部加 1 滴多价菌体(O)抗血清,在另一区域下部加入 1 滴生理盐水,作为对照。再用无菌的接种环或针分别将两个区域内的菌苔研成乳状液。将玻片倾斜摇动混合 1 min,并对着黑暗背景进行观察,任何程度的凝集现象皆为阳性反应。O 血清不凝集时,将菌株接种在琼脂量较高的(如 2%～3%)培养基上再检查;如果是由于 Vi 抗原的存在而阻止了 O 凝集反应时,可挑取菌苔于 1 mL 生理盐水中做成浓菌液,于酒精灯火焰上煮沸后再检查。

(3)多价鞭毛抗原(H)鉴定

操作同 5(2)。H 抗原发育不良时,将菌株接种在 0.55%～0.65%半固体琼脂平板的中央,待菌落蔓延生长时,在其边缘部分取菌检查;或将菌株通过接种装有 0.3%～0.4%半固体琼脂的小玻管 1～2 次,自远端取菌培养后再检查。

(4)血清学分型(选做项目)

①O 抗原的鉴定。

用 A～F 多价 O 血清做玻片凝集试验,同时用生理盐水做对照。在生理盐水中自凝者为粗糙型菌株,不能分型。

被 A～F 多价 O 血清凝集者,依次用 O4;O3;O 10;O7;O8;O9;O2 和 O 11 因子血清做凝集试验。根据试验结果,判定 O 群。被 O3、O 10 血清凝集的菌株,再用 O 10、O 15、O 34、O 19 单因子血清做凝集试验,判定 E1、E4 各亚群,每一个 O 抗原成分的最后确定均应根据 O 单因子血清的检查结果,没有 O 单因子血清的要用两个 O 复合因子血清进行核对。

不被 A～F 多价 O 血清凝集者,先用 9 种多价 O 血清检查,如有其中一种血清凝集,则用这种血清所包括的 O 群血清逐一检查,以确定 O 群。每种多价 O 血清所包括的 O 因子如下:

O 多价 1:A,B,C,D,E,F 群(并包括 6,14 群)

O 多价 2:13,16,17,18,21 群

O 多价 3:28,30,35,38,39 群

O 多价 4:40,41,42,43 群

O 多价 5:44,45,47,48 群

O 多价 6:50,51,52,53 群

O 多价 7:55,56,57,58 群

O 多价 8:59,60,61,62 群

O 多价 9:63,65,66,67 群

②H 抗原的鉴定

属于 A~F 各 O 群的常见菌型,依次用表 11-6 所述 H 因子血清检查第 1 相和第 2 相的 H 抗原。

不常见的菌型,先用 8 种多价 H 血清检查,如有其中 1 种或 2 种血清凝集,则再用这 1 种或 2 种血清所包括的各种 H 因子血清逐一检查第 1 相第 2 相的 H 抗原。8 种多价 H 血清所包括的 H 因子如下:

H 多价 1:a,b,c,d,i

H 多价 2:eh,enx,enz$_{15}$,fg,gms,gpu,gp,gq,mt,gz$_{51}$

H 多价 3:k,r,y,z,z$_{10}$,lv,lw,lz$_{13}$,lz$_{28}$,lz$_{40}$

H 多价 4:1,2;1,5;1,6;1,7;z$_6$

H 多价 5:z$_4$z$_{23}$,z$_4$z$_{24}$,z$_4$z$_{32}$,z$_{29}$,z$_{35}$,z$_{36}$,z$_{38}$

H 多价 6:z$_{39}$,z$_{41}$,z$_{42}$,z$_{44}$

H 多价 7:z$_{52}$,z$_{53}$,z$_{54}$,z$_{55}$

H 多价 8:z$_{56}$,z$_{57}$,z$_{60}$,z$_{61}$,z$_{62}$

表 11-6　A~F 群常见菌型 H 抗原表

O 群	第 1 相	第 2 相
A	a	无
B	g,f,s	无
B	i,b,d	2
C1	k,v,r,c	5,z$_{15}$
C2	b,d,r	2,5
D(不产气的)	d	无
D(产气的)	g,m,p,q	无
E1	h,v	6,w,x
E4	g,s,t	无
E4	i	

注:本表引自 GB 4789.4—2016。

每一个 H 抗原成分的最后确定均应根据 H 单因子血清的检查结果,没有 H 单因子血清的要用两个 H 复合因子血清进行核对。

检出第 1 相 H 抗原而未检出第 2 相 H 抗原的或检出第 2 相 H 抗原而未检出第 1 相 H 抗原的,可在琼脂斜面上移种 1~2 代后再检查。如仍只检出一个相的 H 抗原,要用位相变异的方法检查其另一个相。单相菌不必做位相变异检查。位相变异试验方法如下:

简易平板法:将 0.35%~0.4%半固体琼脂平板烘干表面水分,挑取因子血清 1 环,滴在半固体平板表面,放置片刻,待血清吸收到琼脂内,在血清部位的中央点种待检菌株,培养后,在形成蔓延生长的菌苔边缘取菌检查。

小玻管法:将半固体管(每管 1～2 mL)在酒精灯上溶化并冷至 50 ℃,取已知相的 H 因子血清 0.05～0.1 mL,加入溶化的半固体内,混匀后,用毛细吸管吸取分装于供位相变异试验的小玻管内,待凝固后,用接种针挑取待检菌,接种于一端。将小玻管平放在平皿内,并在其旁放一团湿棉花,以防琼脂中水分蒸发而干缩,每天检查结果,待另一相细菌解离后,可以从另一端挑取细菌进行检查。培养基内血清的浓度应有适当的比例,过高时细菌不能生长,过低时同一相细菌的动力不能抑制。一般按原血清 1:(200～800)的量加入。

小倒管法:将两端开口的小玻管(下端开口要留一个缺口,不要平齐)放在半固体管内,小玻管的上端应高出于培养基的表面,灭菌后备用。因子血清临用时在酒精灯上加热溶化,冷却至 50 ℃,挑取因子血清 1 环,加入小套管中的半固体内,略加搅动,使其混匀,待凝固后,将待检菌株接种于小套管中的半固体表层内,每天检查结果,待另一相细菌解离后,可从套管外的半固体表面取菌检查,或转种 1％软琼脂斜面,于 36 ℃培养后再做凝集试验。

③Vi 抗原的鉴定。用 Vi 因子血清检查。已知具有 Vi 抗原的菌型有:伤寒沙门菌,丙型副伤寒沙门菌,都柏林沙门菌。

④菌型的判定。根据血清学分型鉴定的结果,按照附录 B 或有关沙门菌属抗原表判定菌型。

6.结果与报告

综合以上生化试验和血清学鉴定的结果,报告 25 g(mL)样品中检出或未检出沙门菌。

二、动物性食品中金黄色葡萄球菌的检验

实验目的:通过实验了解和掌握动物性食品中金黄色葡萄球菌的检验方法和结果判定。

(一)器材和试剂

1.器材

恒温培养箱[(36±1) ℃]、冰箱(2～5 ℃)、恒温水浴箱(36～56 ℃)、天平(感量 0.1 g)、均质器、振荡器、无菌吸管(1 mL、10 mL)、无菌锥形瓶(100 mL、500 mL)、无菌培养皿(直径 90 mm)、涂布棒、pH 计。

2.试剂

7.5％氯化钠肉汤、血琼脂平板、Baird-Parker 琼脂平板、脑心浸出液肉汤(BHI)、兔血浆、稀释液(磷酸盐缓冲液)、营养琼脂小斜面、革兰氏染色液、无菌生理盐水。

(二)检验程序

金黄色葡萄球菌检验程序见图 11-2。

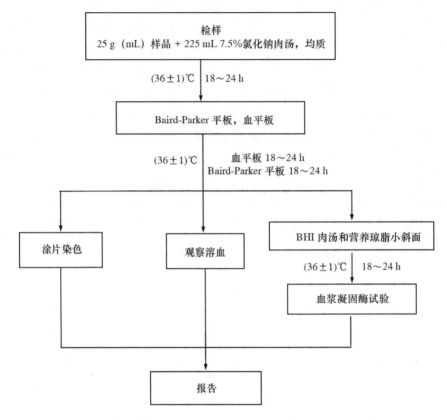

图 11-2 金黄色葡萄球菌检验程序(GB 4789.10—2016)

(三)操作方法

1.样品的处理

称取 25 g 样品至盛有 225 mL 7.5%氯化钠肉汤的无菌均质杯内,采用 8 000～10 000 r/min 均质 1～2 min,或放入盛有 225 mL 7.5%氯化钠肉汤无菌均质袋中,用拍击式均质器拍打 1～2 min。若样品为液态,吸取 25 mL 样品至盛有 225 mL 7.5%氯化钠肉汤的无菌锥形瓶(瓶内可预置适当数量的无菌玻璃珠)中,振荡混匀。

2.增菌

将上述样品匀液于(36±1)℃培养 18～24 h。金黄色葡萄球菌在 7.5%氯化钠肉汤中呈混浊生长。

3.分离

将增菌后的培养物分别划线接种到 Baird-Parker 平板和血平板,血平板(36±1)℃培养 18～24 h。Baird-Parker 平板(36±1)℃培养 24～48 h。

4.初步鉴定

金黄色葡萄球菌在 Baird-Parker 平板上呈圆形,表面光滑、凸起、湿润、菌落直径为 2～

3 mm,颜色呈灰黑色至黑色,有光泽,常有浅色(非白色)的边缘,周围绕以不透明圈(沉淀),其外常有一清晰带。当用接种针触及菌落时具有黄油样黏稠感。有时可见到不分解脂肪的菌株,除没有不透明圈和清晰带外,其他外观基本相同。从长期贮存的冷冻或脱水食品中分离的菌落,其黑色常较典型菌落浅些,且外观可能较粗糙,质地较干燥。在血平板上,形成菌落较大,圆形、光滑凸起、湿润、金黄色(有时为白色),菌落周围可见完全透明溶血圈。挑取上述可疑菌落进行革兰氏染色镜检及血浆凝固酶试验。

5.确证鉴定

(1)染色镜检

金黄色葡萄球菌为革兰氏阳性球菌,排列呈葡萄球状,无芽孢,无荚膜,直径为 0.5～1 μm。

(2)血浆凝固酶试验

挑取 Baird-Parker 平板或血平板上至少 5 个可疑菌落(小于 5 个全选),分别接种到 5 mL BHI 培养基和营养琼脂小斜面,(36±1) ℃培养 18～24 h。

取新鲜配制兔血浆 0.5 mL,放入小试管中,再加入 BHI 培养物 0.2～0.3 mL,振荡摇匀,置于(36±1) ℃温箱或水浴箱内,每半小时观察一次,观察 6 h,如呈现凝固(即将试管倾斜或倒置时,呈现凝块)或凝固体积大于原体积的一半,判定为阳性结果。同时以血浆凝固酶试验阳性和阴性葡萄球菌菌株的肉汤培养物作为对照。也可用商品化的试剂,按说明书操作,进行血浆凝固酶试验。

结果如可疑,挑取营养琼脂小斜面的菌落到 5 mL BHI,(36±1) ℃培养 18～48 h,重复试验。

6.葡萄球菌肠毒素的检验(选做)

可疑食物中毒样品或产生葡萄球菌肠毒素的金黄色葡萄球菌菌株的鉴定,应按附录 B检测葡萄球菌肠毒素。

7.结果与报告

①结果判定:符合 4、5,可判定为金黄色葡萄球菌。

②结果报告:在 25 g(mL)样品中检出或未检出金黄色葡萄球菌。

三、动物性食品中肉毒梭菌和肉毒毒素的检验

实验目的:通过实验了解和掌握动物性食品中肉毒梭菌和肉毒毒素的检验方法。

注:参考 GB 4789.12—2016《食品安全国家标准　食品微生物学检验　肉毒梭菌及肉毒毒素检验》。

(一)器材和试剂

1.器材

冰箱(2～5℃、−20℃)、天平(感量0.1g)、无菌手术剪、镊子、试剂勺、均质器或无菌乳钵、离心机(3 000 r/min、14 000 r/min)、厌氧培养装置、恒温培养箱[(35±1)℃、(28±1)℃]、恒温水浴箱[(37±1)℃、(60±1)℃、(80±1)℃]、显微镜(10～100倍)、PCR仪、电泳仪或毛细管电泳仪、凝胶成像系统或紫外检测仪、核酸蛋白分析仪或紫外分光光度计、可调微量移液器(0.2～2 μL、2～20 μL、20～200 μL、100～1 000 μL)、无菌吸管(1.0 mL、10.0 mL、25.0 mL)、无菌锥形瓶(100 mL)、培养皿(直径90 mm)、离心管(50 mL、1.5 mL)、PCR反应管、无菌注射器(1.0 mL)、小鼠(15～20 g),每一批次试验应使用同一品系的KM或ICR小鼠。

2.试剂

庖肉培养基,胰蛋白酶胰蛋白胨葡萄糖酵母膏肉汤(TPGYT),卵黄琼脂培养基,明胶磷酸盐缓冲液,革兰氏染色液。

(二)检测程序

肉毒梭菌及肉毒毒素的检验程序如图11-3所示。

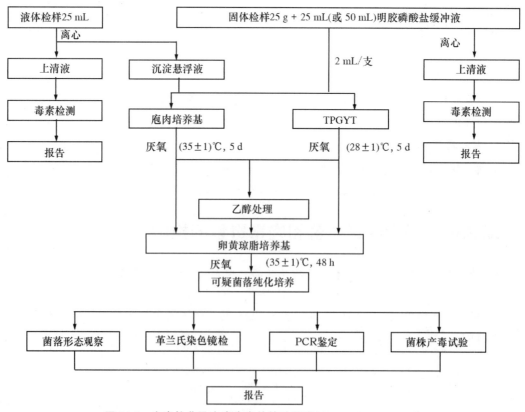

图11-3 肉毒梭菌及肉毒毒素的检验程序(GB 4789.12—2016)

(三)操作方法

1.样品制备

(1)样品保存

待检样品应放置于 2~5 ℃冰箱冷藏。

(2)固态与半固态食品

固体或游离液体很少的半固态食品,以无菌操作称取样品 25 g,放入无菌均质袋或无菌乳钵,块状食品以无菌操作切碎,含水量较高的固态食品加入 25 mL 明胶磷酸盐缓冲液,乳粉、牛肉干等含水量低的食品加入 50 mL 明胶磷酸盐缓冲液,浸泡 30 min,用拍击式均质器拍打 2 min 或用无菌研杵研磨制备样品匀液,收集备用。

(3)液态食品

液态食品摇匀,以无菌操作量取 25 mL 检验。

(4)剩余样品处理

取样后的剩余样品放 2~5 ℃冰箱冷藏,直至检验结果报告发出后,按感染性废弃物要求进行无害化处理,检出阳性的样品应采用压力蒸汽灭菌方式进行无害化处理。

2.肉毒毒素检测

(1)毒素液制备

取样品匀液约 40 mL 或均匀液体样品 25 mL 放入离心管,3 000 r/min 离心 10~20 min,收集上清液分为两份放入无菌试管中,一份直接用于毒素检测,一份用于胰酶处理后进行毒素检测。液体样品保留底部沉淀及液体约 12 mL,重悬,制备沉淀悬浮液备用。

胰酶处理:用 1 mol/L 氢氧化钠或 1 mol/L 盐酸调节上清液 pH 至 6.2,按 9 份上清液加 1 份 10%胰酶(活力 1∶250)水溶液,混匀,37 ℃孵育 60 min,期间轻轻摇动反应液。

(2)检出试验

用 5 号针头注射器分别取离心上清液和胰酶处理上清液腹腔注射小鼠 3 只,每只 0.5 mL,观察和记录小鼠 48 h 内的中毒表现。典型肉毒毒素中毒症状多在 24 h 内出现,通常在 6 h 内发病和死亡,其主要表现为竖毛、四肢瘫软,呼吸困难,呈现风箱式呼吸、腰腹部凹陷、宛如蜂腰,多因呼吸衰竭而死亡,可初步判定为肉毒毒素所致。若小鼠在 24 h 后发病或死亡,应仔细观察小鼠症状,必要时浓缩上清液重复试验,以排除肉毒毒素中毒。若小鼠出现猝死(30 min 内)导致症状不明显时,应将毒素上清液进行适当稀释,重复试验。

(3)确证试验

上清液或(和)胰酶处理上清液的毒素试验阳性者,取相应试验液 3 份,每份 0.5 mL,其中第 1 份加等量多型混合肉毒毒素诊断血清混匀,37 ℃孵育 30 min;第 2 份加等量明胶磷酸盐缓冲液,混匀后煮沸 10 min;第 3 份加等量明胶磷酸盐缓冲液混匀。将 3 份混合液分别腹腔注射小鼠各两只,每只 0.5 mL,观察 96 h 内小鼠的中毒和死亡情况。

结果判定:若注射第 1 份和第 2 份混合液的小鼠未死亡,而第 3 份混合液小鼠发病死亡,并出现肉毒毒素中毒的特有症状,则判定检测样品中检出肉毒毒素。

(4)毒力测定(选做项目)

取确证试验阳性的试验液,用明胶磷酸盐缓冲液稀释制备一定倍数稀释液,如 10 倍、50 倍、100 倍、500 倍等,分别腹腔注射小鼠各两只,每只 0.5 mL,观察和记录小鼠发病与死亡情况至 96 h,计算最低致死剂量(MLD/mL 或 MLD/g),评估样品中肉毒毒素毒力,MLD 等于小鼠全部死亡的最高稀释倍数乘以样品试验液稀释倍数。例如,样品稀释两倍制备的上清液,再稀释 100 倍试验液使小鼠全部死亡,而 500 倍稀释液组存活,则该样品毒力为 200 MLD/g。

(5)定型试验(选做项目)

根据毒力测定结果,用明胶磷酸盐缓冲液将上清液稀释至 10～1 000 MLD/mL 作为定型试验液,分别与各单型肉毒毒素诊断血清等量混合(国产诊断血清一般为冻干血清,用 1 mL 生理盐水溶解),37 ℃ 孵育 30 min,分别腹腔注射小鼠两只,每只 0.5 mL,观察和记录小鼠发病与死亡情况至 96 h。同时,用明胶磷酸盐缓冲液代替诊断血清,与试验液等量混合作为小鼠试验对照。

结果判定:某一单型诊断血清组动物未发病且正常存活,而对照组和其他单型诊断血清组动物发病死亡,则判定样品中所含肉毒毒素为该型肉毒毒素。

注:未经胰酶激活处理的样品上清液的毒素检出试验或确证试验为阳性者,则毒力测定和定型试验可省略胰酶激活处理试验。

3.肉毒梭菌检验

(1)增菌培养与检出试验

①取出庖肉培养基 4 支和 TPGY 肉汤管 2 支,隔水煮沸 10～15 min,排出溶解氧,迅速冷却,切勿摇动,在 TPGY 肉汤管中缓慢加入胰酶液至液体石蜡液面下肉汤中,每支 1 mL,制备成 TPGYT。

②吸取样品匀液或毒素制备过程中的离心沉淀悬浮液 2 mL 接种至庖肉培养基中,每份样品接种 4 支,2 支直接放置(35±1) ℃ 厌氧培养至 5 d,另 2 支放 80 ℃ 保温 10 min,再放置(35±1) ℃ 厌氧培养至 5 d;同样方法接种 2 支 TPGYT 肉汤管,(28±1) ℃ 厌氧培养至 5 d。

注:接种时,用无菌吸管轻轻吸取样品匀液或离心沉淀悬浮液,将吸管口小心插入肉汤管底部,缓缓放出样液至肉汤中,切勿搅动或吹气。

③检查记录增菌培养物的浊度、产气、肉渣颗粒消化情况,并注意气味。肉毒梭菌培养物为产气、肉汤浑浊(庖肉培养基中 A 型和 B 型肉毒梭菌肉汤变黑)、消化或不消化肉粒、有异臭味。

④取增菌培养物进行革兰氏染色镜检,观察菌体形态,注意是否有芽胞、芽胞的相对比例、芽胞在细胞内的位置。

⑤若增菌培养物 5 d 无菌生长,应延长培养至 10 d,观察生长情况。

⑥取增菌培养物阳性管的上清液,按(三)2 肉毒毒素检测方法进行毒素检出和确证试

验,必要时进行定型试验,阳性结果可证明样品中有肉毒梭菌存在。

注:TPGYT 增菌液的毒素试验无须添加胰酶处理。

(2)分离与纯化培养

①增菌液前处理,吸取 1 mL 增菌液至无菌螺旋帽试管中,加入等体积过滤除菌的无水乙醇,混匀,在室温下放置 1 h。

②取增菌培养物和经乙醇处理的增菌液分别划线接种至卵黄琼脂平板,(35±1)℃厌氧培养 48 h。

③观察平板培养物菌落形态,肉毒梭菌菌落隆起或扁平、光滑或粗糙,易成蔓延生长,边缘不规则,在菌落周围形成乳色沉淀晕圈(E 型较宽,A 型和 B 型较窄),在斜视光下观察,菌落表面呈现珍珠样虹彩,这种光泽区可随蔓延生长扩散到不规则边缘区外的晕圈。

④菌株纯化培养,在分离培养平板上选择 5 个肉毒梭菌可疑菌落,分别接种卵黄琼脂平板,(35±1)℃厌氧培养 48 h,按(2)③观察菌落形态及其纯度。

(3)鉴定试验

①染色镜检:挑取可疑菌落进行涂片、革兰氏染色和镜检,肉毒梭菌菌体形态为革兰氏阳性粗大杆菌、芽孢卵圆形、大于菌体、位于次端,菌体呈网球拍状。

②毒素基因检测:

A. 菌株活化:挑取可疑菌落或待鉴定菌株接种 TPGY,(35±1)℃厌氧培养 24 h。

B. DNA 模板制备:吸取 TPGY 培养液 1.4 mL 至无菌离心管中,14 000×g 离心 2 min,弃上清液,加入 1.0 mL PBS 悬浮菌体,14 000×g 离心 2 min,弃上清液,用 400 μL PBS 重悬沉淀,加入 10 mg/mL 溶菌酶溶液 100 μL,摇匀,37 ℃水浴 15 min,加入 10 mg/mL 蛋白酶 K 溶液 10 μL,摇匀,60 ℃水浴 1 h,再沸水浴 10 min,14 000×g 离心 2 min,上清液转移至无菌小离心管中,加入 3 mol/L NaAc 溶液 50 μL 和 95% 乙醇 1.0 mL,摇匀,−70 ℃或−20 ℃放置 30 min,14 000×g 离心 10 min,弃去上清液,沉淀干燥后溶于 200 μL TE 缓冲液,置于−20 ℃保存备用。

注:根据实验室实际情况,也可采用常规水煮沸法或商品化试剂盒制备 DNA 模板。

C. 核酸浓度测定(必要时):取 5 μL DNA 模板溶液,加超纯水稀释至 1 mL,用核酸蛋白分析仪或紫外分光光度计分别检测 260 nm 和 280 nm 波段的吸光值 A_{260} 和 A_{280}。按下式计算 DNA 浓度。当浓度在 0.34～340 μg/mL 或 A_{260}/A_{280} 比值在 1.7～1.9 时,适宜用于 PCR 扩增。

$$C = A_{260} \times N \times 50$$

式中:C—DNA 浓度,单位为微克每毫升(μg/mL);A_{260}—260 nm 处的吸光值;N—核酸稀释倍数。

D. PCR 扩增:

a. 分别采用针对各型肉毒梭菌毒素基因设计的特异性引物(表 11-7)进行 PCR 扩增,包括 A 型肉毒毒素(botulinum neurotoxinA,bont/A)、B 型肉毒毒素(botulinum neurotoxinB,bont/B)、E 型肉毒毒素(botulinum neurotoxinE,bont/E)和 F 型肉毒毒素(botulinum neurotoxinF,bont/F),每个 PCR 反应管检测一种型别的肉毒梭菌。

表 11-7　肉毒梭菌毒素基因 PCR 检测的引物序列及其产物

检测肉毒梭菌类型	引物序列	扩增长度/bp
A 型	F5′-GTGATACAACCAGATGGTAGTTATAG-3′ R5′-AAAAAACAAGTCCCAATTATTAACTTT-3′	983
B 型	F5′-GAGATGTTTGTGAATATTATGATCCAG-3′ R5′-GTTCATGCATTAATATCAAGGCTGG-3	492
E 型	F5′-CCAGGCGGTTGTCAAGAATTTTAT-3′ R5′-TCAAATAAATCAGGCTCTGCTCCC-3′	410
F 型	F5′-GCTTCATTAAAGAACGGAAGCAGTGCT-3′ R5′-GTGGCGCCTTTGTACCTTTTCTAGG-3′	1 137

注:本表引自 GB 4789.12—2016。

b. 反应体系配制见表 11-8,反应体系中各试剂的量可根据具体情况或不同的反应总体积进行相应调整。

表 11-8　肉毒梭菌毒素基因 PCR 检测的反应体系

试剂	终浓度	加入体积/μL
10×PCR 缓冲液	1×	5.0
25 mmol/L MgCl$_2$	2.5 mmol/L	5.0
10 mmol/L dNTPs	0.2 mmol/L	1.0
10 μmol/L 正向引物	0.5 μmol/L	2.5
10 μmol/L 反向引物	0.5 μmol/L	2.5
5 U/μL Taq 酶	0.05 U/μL	0.5
DNA 模板	—	1.0
ddH$_2$O		32.5
总体积	—	50.0

注:本表引自 GB 4789.12—2016。

c. 反应程序:预变性 95 ℃、5 min;循环参数 94 ℃、1 min,60 ℃、1 min,72 ℃、1 min;循环数 40;后延伸 72 ℃,10 min;4 ℃保存备用。

d. PCR 扩增体系应设置阳性对照、阴性对照和空白对照。用含有已知肉毒梭菌菌株或含肉毒毒素基因的质控品作阳性对照、非肉毒梭菌基因组 DNA 作阴性对照、无菌水做空白对照。

e. 凝胶电泳检测 PCR 扩增产物,用 0.5×TBE 缓冲液配制 1.2%～1.5%的琼脂糖凝胶,凝胶加热融化后冷却至 60 ℃左右加入溴化乙啶至 0.5 μg/mL 或 Goldview 5 μL/100 mL 制备胶块,取 10 μL PCR 扩增产物与 2.0 μL 6×加样缓冲液混合,点样,其中一孔加入 DNA 分子量标准。0.5×TBE 电泳缓冲液,10 V/cm 恒压电泳,根据溴酚蓝的移动位置确定电泳时间,用紫外检测仪或凝胶成像系统观察和记录结果。PCR 扩增产物也可采用毛细管电泳仪进行检测。

f. 结果判定,阴性对照和空白对照均未出现条带,阳性对照出现预期大小的扩增条带(表12-8),判定本次 PCR 检测成立;待测样品出现预期大小的扩增条带,判定为 PCR 结果阳性,根据表12-8判定肉毒梭菌菌株型别,待测样品未出现预期大小的扩增条带,判定 PCR 结果为阴性。

注:PCR 试验环境条件和过程控制应参照 GB/T 27403《实验室质量控制规范　食品分子生物学检测》规定执行。

③菌株产毒试验:将 PCR 阳性菌株或可疑肉毒梭菌菌株接种庖肉培养基或 TPGYT 肉汤(用于 E 型肉毒梭菌),按 3(1)②条件厌氧培养 5 d,按 2. 肉毒毒素检测 方法进行毒素检测和(或)定型试验,毒素确证试验阳性者,判定为肉毒梭菌,根据定型试验结果判定肉毒梭菌型别。

注:根据 PCR 阳性菌株型别,可直接用相应型别的肉毒毒素诊断血清进行确证试验。

(四)结果报告

1. 肉毒毒素检测结果报告

根据(三)2(2)检出试验和(三)2(3)确证试验结果,报告 25 g(mL)样品中检出或未检出肉毒毒素;根据(三)2(5)定型试验结果,报告 25 g(mL)样品中检出某型肉毒毒素。

2. 肉毒梭菌检验结果报告

根据(三)3 各项试验结果,报告样品中检出或未检出肉毒梭菌或检出某型肉毒梭菌。

四、动物性食品中链球菌的检验

实验目的:通过实验了解和掌握动物性食品中溶血性链球菌的检验方法。

注:参考 GB 4789.11—2014《食品安全国家标准　食品微生物学检验　β 型溶血性链球菌检验》。

(一)器材和试剂

1.器材

恒温培养箱[(36±1) ℃],冰箱(2～5 ℃),厌氧培养装置,天平(感量 0.1 g),均质器与配套均质袋,显微镜(10～100 倍),无菌吸管(1 mL 具 0.01 mL 刻度、10 mL 具 0.1 mL 刻度)或微量移液器及吸头,无菌锥形瓶(100 mL、200 mL、2 000 mL),无菌培养皿(直径90 mm),pH 计或 pH 比色管或精密 pH 试纸,水浴装置[(36±1) ℃],微生物生化鉴定系统。

2.试剂

改良胰蛋白胨大豆肉汤,哥伦比亚 CNA 血琼脂,哥伦比亚血琼脂,革兰氏染色液,胰蛋白胨大豆肉汤,草酸钾血浆,0.25% 氯化钙(CaCl₂)溶液,3% 过氧化氢(H₂O₂)溶液,生化鉴定试剂盒或生化鉴定卡。

(二)检测程序

链球菌的检验程序如图11-4所示。

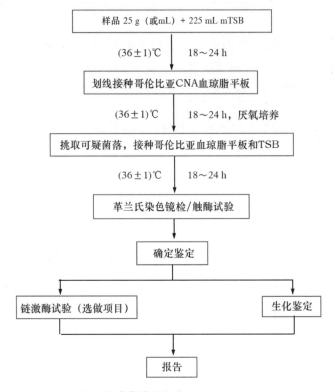

图 11-4　链球菌检测程序（GB 4789.11—2014）

(三)操作方法

1.样品处理及增菌

按无菌操作称取 25 g(mL)检样,加入盛有 225 mL mTSB 的均质袋中,用拍击式均质器均质 1～2 min;或加入盛有 225 mL mTSB 的均质杯中,以 8 000～10 000 r/min 均质 1～2 min。若样品为液态,振荡均匀即可。(36±1)℃培养 18～24 h。

2.分离

将增菌液划线接种于哥伦比亚 CNA 血琼脂平板,(36±1)℃厌氧培养 18～24 h,观察菌落形态。溶血性链球菌在哥伦比亚 CNA 血琼脂平板上的典型菌落形态为直径 2～3 mm,灰白色、半透明、光滑、表面凸起、圆形、边缘整齐,并产生 β 型溶血。

3.鉴定

(1)分纯培养

挑取 5 个(如小于 5 个则全选)可疑菌落分别接种哥伦比亚血琼脂平板和 TSB 增菌液，(36±1) ℃培养 18～24 h。

(2)革兰氏染色镜检

挑取可疑菌落染色镜检。β 型溶血性链球菌为革兰氏染色阳性，球形或卵圆形，常排列成短链状。

(3)触酶试验

挑取可疑菌落于洁净的载玻片上，滴加适量 3%过氧化氢溶液，立即产生气泡者为阳性。β 型溶血性链球菌触酶为阴性。

(4)链激酶试验(选做项目)

吸取草酸钾血浆 0.2 mL 于 0.8 mL 灭菌生理盐水中混匀，再加入经(36±1) ℃培养 18～24 h 的可疑菌的 TSB 培养液 0.5 mL 及 0.25%氯化钙溶液 0.25 mL，振荡摇匀，置于(36±1) ℃水浴中 10 min，血浆混合物自行凝固(凝固程度至试管倒置，内容物不流动)。继续(36±1) ℃培养 24 h，凝固块重新完全溶解为阳性，不溶解为阴性，β 型溶血性链球菌为阳性。

(5)其他检验

使用生化鉴定试剂盒或生化鉴定卡对可疑菌落进行鉴定。

4.结果与报告

综合以上试验结果，报告每 25 g(mL)检样中检出或未检出溶血性链球菌。

五、动物性食品中空肠弯曲菌的检验

实验目的:通过实验了解和掌握动物性食品中空肠弯曲菌检验的检验方法。

注:参考 GB 4789.9—2014《食品安全国家标准　食品微生物学检验　空肠弯曲菌检验》。

(一)器材和试剂

1.器材

恒温培养箱[(25±1) ℃、(36±1) ℃、(42±1) ℃]，冰箱(2～5 ℃)，恒温振荡培养箱(36±1) ℃ 和(42±1) ℃，天平(感量 0.1 g)，均质器与配套均质袋，振荡器，pH 计或 pH 比色管或精密 pH 试纸，水浴装置[(36±1) ℃，100 ℃]，微需氧培养装置(5%氧气、10%二氧化碳和 85%氮气)，过滤装置及滤膜(0.22 μm、0.45 μm)，显微镜(10～100 倍，有相差功能)，离心机(≥20 000 g)，比浊仪，微生物生化鉴定系统刻度吸管(1 mL 和 10 mL)或微量移液器及吸头，锥形瓶(100 mL、200 mL 和 2 000 mL)，培养皿(直径 90 mm，灭菌备用)。

2.试剂

Bolton 肉汤,改良 CCD 琼脂,哥伦比亚血琼脂,布氏肉汤,氧化酶试剂,马尿酸钠水解试剂,Skirrow 血琼脂,吲哚乙酸酯纸片,0.1％蛋白胨水,1 mol/L 硫代硫酸钠($Na_2S_2O_3$)溶液,3％过氧化氢(H_2O_2)溶液,空肠弯曲菌显色培养基,生化鉴定试剂盒或生化鉴定卡。

(二)检验程序

空肠弯曲菌的检测程序如图 11-5 所示。

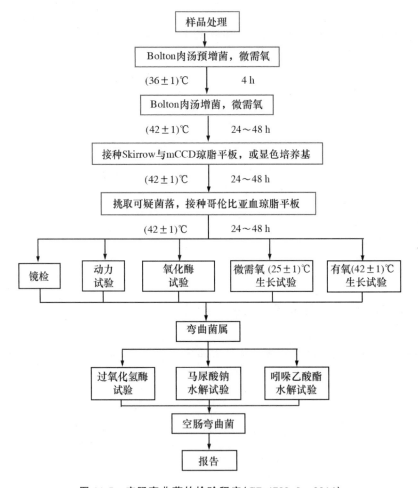

图 11-5 空肠弯曲菌的检验程序(GB 4789.9—2014)

(三)操作方法

1.样品处理

(1)一般样品

取 25 g(mL)样品(水果、蔬菜、水产品为 50 g)加入盛有 225 mL Bolton 肉汤的有滤网的均质袋中(若为无滤网均质袋可使用无菌纱布过滤),用拍击式均质器均质 1~2 min,经滤网或无菌纱布过滤,将滤过液进行培养。

(2)整禽等样品

用 200 mL 0.1%的蛋白胨水中充分冲洗样品的内外部,并振荡 2~3 min,经无菌纱布过滤至 250 mL 离心管中,16 000×g 离心 15 min 后弃去上清液,用 10 mL 0.1%蛋白胨水悬浮沉淀,吸取 3 mL 于 100 mL Bolton 肉汤中进行培养。

(3)贝类

取至少 12 个带壳样品,除去外壳后将所有内容物放到均质袋中,用拍击式均质器均质 1~2 min,取 25 g 样品至 225 mL Bolton 肉汤中(1:10 稀释),充分振荡后再转移 25 mL 于 225 mL Bolton 肉汤中(1:100 稀释),将 1:10 和 1:100 稀释的 Bolton 肉汤同时进行培养。

(4)蛋黄液或蛋浆

取 25 g(mL)样品于 125 mL Bolton 肉汤中并混匀(1:6 稀释),再转移 25 mL 于 100 mL Bolton 肉汤中并混匀(1:30 稀释),同时将 1:6 和 1:30 稀释的 Bolton 肉汤进行培养。

(5)鲜乳、冰激凌、奶酪等

若为液体乳制品取 50 g;若为固体乳制品取 50 g 加入盛有 50 mL 0.1%蛋白胨水的有滤网均质袋中,用拍击式均质器均质 15~30 s,保留过滤液。必要时调整 pH 至 7.5±0.2,将液体乳制品或滤过液 20 000×g 离心 30 min 后弃去上清,用 10 mL Bolton 肉汤悬浮沉淀(尽量避免带入油层),再转移至 90 mL Bolton 肉汤进行培养。

(6)需表面涂拭检测的样品

无菌棉签擦拭检测样品的表面(面积至少达 100 cm² 以上),将棉签头剪落到 100 mL Bolton 肉汤中进行培养。

(7)水样

将 4 L 的水(对于氯处理的水,在过滤前每升水中加入 5 mL 1 mol/L 硫代硫酸钠溶液)经 0.45 μm 滤膜过滤,把滤膜浸没在 100 mL Bolton 肉汤中进行培养。

2.预增菌与增菌

在微需氧条件下,(36±1) ℃培养 4 h,如条件允许,配以 100 r/min 的速度进行振荡。必要时测定增菌液的 pH 并调整至 7.4±0.2,(42±1) ℃继续培养 24~48 h。

3.分离

将 24 h 增菌液、48 h 增菌液及对应的 1:50 稀释液分别划线接种于 Skirrow 血琼脂与 mCCDA 琼脂平板上,微需氧条件下(42±1) ℃培养 24~48 h。另外可选择使用空肠弯曲菌显色平板作为补充。

观察 24 h 培养与 48 h 培养的琼脂平板上的菌落形态,mCCDA 琼脂平板上的可疑菌落通常为淡灰色,有金属光泽、潮湿、扁平,呈扩散生长的倾向。Skirrow 血琼脂平板上的第一型可疑菌落为灰色、扁平、湿润有光泽,呈沿接种线向外扩散的倾向;第二型可疑菌落常呈分散凸起的单个菌落,边缘整齐、发亮。空肠弯曲菌显色培养基上的可疑菌落按照说明进行判定。

4.弯曲菌属的鉴定

挑取 5 个(如少于 5 个则全部挑取)或更多的可疑菌落接种到哥伦比亚血琼脂平板上,微需氧条件下(42±1)℃培养 24～48 h,按照 4(1)进行鉴定,结果符合表 11-9 的可疑菌落确定为弯曲菌属。

表 11-9　弯曲菌属的鉴定

项目	弯曲菌属特性
形态观察	革兰氏阴性,菌体弯曲如小逗点状,两菌体的末端相接时呈 S 形、螺旋状或海鸥展翅状[①]
动力观察	呈现螺旋状运动[②]
氧化酶试验	阳性
微需氧环境下(25±1)℃生长试验	不生长
有氧条件下(42±1)℃生长试验	不生长

注:①有些菌株的形态不典型。②有些菌株的运动不明显。

本表引自 GB 4789.9—2014。

①形态观察:挑取可疑菌落进行革兰氏染色,镜检。

②动力观察:挑取可疑菌落用 1 mL 布氏肉汤悬浮,用相差显微镜观察运动状态。

③氧化酶试验:用铂/铱接种环或玻璃棒挑取可疑菌落至氧化酶试剂润湿的滤纸上,如果在 10 s 内出现紫红色、紫罗兰或深蓝色为阳性。

④微需氧条件下(25±1)℃生长试验:挑取可疑菌落,接种到哥伦比亚血琼脂平板上,微需氧条件下(25±1)℃培养(44±4)h,观察细菌生长情况。

⑤有氧条件下(42±1)℃生长试验:挑取可疑菌落,接种到哥伦比亚血琼脂平板上,有氧条件下(42±1)℃培养(44±4)h,观察细菌生长情况。

5.空肠弯曲菌的鉴定

空肠弯曲菌的鉴定结果见表 11-10。

表 11-10　空肠弯曲菌的鉴定

特征	空肠弯曲菌 (C. jejuni)	结肠弯曲菌 (C. coli)	海鸥弯曲菌 (C. lari)	乌普萨拉弯曲菌 (C. upsaliensis)
过氧化氢酶试验	＋	＋	＋	－或微弱
马尿酸盐水解试验	＋	－	－	－
吲哚乙酸酯水解试验	＋	＋	－	＋

注:＋阳性;－阴性。

本表引自 GB 4789.9—2014。

①过氧化氢酶试验:挑取菌落,加到干净玻片上的 3％过氧化氢溶液中,如果在 30 s 内出现气泡则判定结果为阳性。

②马尿酸钠水解试验:挑取菌落,加到盛有 0.4 mL 1％马尿酸钠的试管中制成菌悬液。

混合均匀后在(36±1)℃水浴中温育 2 h 或者(36±1)℃培养箱中温育 4 h。沿着试管壁缓缓加入 0.2 mL 茚三酮溶液,不要振荡,在(36±1)℃的水浴或培养箱中再温育 10 min 后判读结果。若出现深紫色则为阳性;若出现淡紫色或没有颜色变化则为阴性。

③吲哚乙酸酯水解试验:挑取菌落至吲哚乙酸酯纸片上,再滴加一滴灭菌水。如果吲哚乙酸酯水解,则在 5～10 min 内出现深蓝色;若无颜色变化则表示没有发生水解。

④替代试验:确定为弯曲菌属的菌落可使用生化鉴定试剂盒或生化鉴定卡代替5(1)～5(3)进行鉴定。

(四)结果报告

综合以上细菌形态、菌落形态特征和生化试验鉴定结果,按照有关弯曲菌属的表型特征来判定空肠弯曲菌,并报告检验结果。

实验十二　农贸市场肉类的卫生检验

农贸市场的畜禽产品来源于四面八方,参与经营人员众多,流通渠道繁杂,因此,肉类产品的卫生监督、卫生管理及卫生检验尤为重要。

本部分主要介绍病死畜禽肉、注水肉、黄脂肉与黄疸肉的鉴别等内容。

一、病死畜禽肉的卫生检验

实验目的:通过实验了解和掌握病死畜禽肉的检验方法和原理,掌握病死畜禽肉的现场感官检验及实验室的快速检验方法。

(一)感官检查

1.放血程度

无论急宰、冷宰或病死畜禽的肉和脏器,都有放血不良的特征,肌肉呈黑红色甚至蓝紫色,肌肉切面可见到血液浸润区,并有血滴外溢,脂肪、结缔组织中和胸腹膜下血管显露,有时脂肪染成淡红色,剥皮肉尸的表面常有渗出的血液形成的血珠。冷宰的肉上述现象尤为明显,如果尸体一侧有血液沉积和血液浸润的现象,说明冷宰是在死亡数小时后才进行的,这种肉被胃肠道细菌污染的可能性很大,必须重视。

2.杀口状况的检查

屠宰的健康畜禽放血部位由于组织血管收缩,宰杀口切面外翻,粗糙不平,其周围组织血液浸染区很大,红染区深达 0.5~1.0 cm。而急宰病畜或冷宰病畜肉尸,其杀口切面平整而不外翻,无血液浸染现象,血液浸润程度与其他部位一样。

3.血液坠积

急宰的病死畜禽,其一侧的皮下组织、肌肉及浆膜呈明显的坠积性淤血,可见血管怒张,血液浸润的组织呈大片紫红色区。濒死急宰或死后冷宰的畜禽在尸体侧卧部位的皮肤上有淤血斑,又称尸斑。

4.病理变化

主要观察胴体皮肤、皮下脂肪、肌肉组织、胸腹膜等处有无异常,并注意病变的性质、大小、形态和色泽等。对于脏器,应仔细观察其形态、色泽、大小和实质等有无异常,同时观察相关淋巴结的变化。病死畜禽大多在体表、皮下组织和脏器等有不同的病理变化,有些疾病具有特征性的病变。皮下组织和脏器的颜色自鲜红色到黑红色,肋间与肠系膜的血管显露,末梢血管充血,致使剥皮肉尸的表面常有渗出的血液或流血。

病死禽类的皮肤呈不同程度的紫红色、暗红色和铁青色,皮肤干枯,毛孔突起,拔毛不净;翼下或腹下小血管淤血,胴体倒地一侧或腹下有大片的血液坠积;胴体极度消瘦。病死禽类的冠和肉髯呈紫红色或青紫色,有的全部呈紫黑色,以边缘部较重,眼部污秽不洁,眼多全闭,眼球下陷。嗉囊发青紫,空虚瘪缩或有液体或气体,肛门松弛或污秽不洁。

5. 淋巴结变化

急宰后的病死畜淋巴结都有显著的病理变化。大多数病死家畜的淋巴结肿大,切面呈紫玫瑰色,主要是由于淋巴窦血液浸润,继而缺氧,引起组织发绀的结果。另外,由于各种家畜疫病的不同,淋巴结的病理变化有多种特征性表现,应加以鉴别。

6. 剖检特征

一般表现为血凝不良,急性病死畜组织器官有时不表现明显的病理变化,但慢性病死畜禽有时皮下、浆膜或黏膜下的结缔组织呈现出血性胶冻样浸润,皮肤、黏膜有散在的点状出血,实质器官有病理变化。

(二)实验室检验

1. 细菌学检验

细菌学检验应在感官检验及理化学检验之前进行。细菌学检验时应先进行镜检,对发现某些传染病有重要意义。同时应查明肌肉、淋巴结和其他脏器的细菌污染程度。采取涂片镜检的方法可以初步鉴定病原菌。结果判定如下:

(1)炭疽杆菌

见于牛、羊、马等家畜的检样,呈革兰氏阳性、竹节状、短链或散在排列,有荚膜;猪触片检查常可发现呈弯曲的线状、豆状或膨大的退化型杆菌,有时菌体小时,只见"菌影"。

(2)气肿疽杆菌

为革兰氏阳性、两端钝圆的大杆菌,散在或成对排列。在家畜体内能形成芽孢,芽孢在菌体的中央或末端,肌肉中细菌检出率较高,脏器中较低。

(3)猪丹毒杆菌

为革兰氏阳性、菌体微弯的细小杆菌,散个、成对或呈小堆排列,无芽孢和荚膜。

(4)巴氏杆菌

为革兰氏阴性、圆形的细小杆菌,两极浓染,常发现于猪肉,牛羊肉内不易找到。另外,涂片内发现有多数一致的革兰氏阴性小杆菌时,则可能是沙门菌或其他能引起细菌性食物中毒的细菌(大肠埃希菌、变形杆菌等)。

如果有可疑,不能确诊,应做细菌培养鉴定。

2．放血程度的检验

（1）滤纸浸润法

①操作方法：取干滤纸条（长 5 cm，宽 0.5 cm），将其插入被检畜禽肉样的新鲜切口处 1～2 cm 深，经 2～3 min 后，观察滤纸条浸润情况。

②结果判定：滤纸条被血样液浸润并超过插入部分 2～3 mm，表明为放血不良；滤纸条被血样液严重浸润并超过插入部分 5 mm 以上，表明为严重放血不良。

（2）愈创木脂酊反应法

①操作方法：检验者用镊子固定肉，用检验刀切取前肢或后肢瘦肉片 1～2 g，置于小瓷皿中，用吸管吸取愈创木脂酊溶液（5 g 愈创木脂溶于 100 mL 75％乙醇中）5～10 mL，注入瓷皿中，此时肌肉不发生任何变化；再加入 3％过氧化氢溶液数滴，此时肉片周围产生泡沫。

②结果判定：肉片不变颜色，周围溶液呈淡蓝色环，或无变化，表明放血良好；数秒钟内肉片变为深蓝色，全部溶液也呈深蓝色，表明放血不良。

3．pH 的测定

测定方法和肉浸出液的制备同肉新鲜度的卫生检验。

4．过氧化物酶的检验

（1）基本原理

过氧化物酶一般存在于健康动物的新鲜肉中，患病或死亡的动物肉一般无过氧化物酶或含量甚微。当肉浸液中存在过氧化物酶时，可以使过氧化氢分解，产生新生态氧，将指示剂联苯胺氧化成为蓝绿色化合物，经过一定时间变成褐色。

（2）操作方法

①称取精肉样品 10 g，绞碎，置于 200 mL 烧杯内，加入蒸馏水 100 mL，浸泡 15～30 min，振摇数次，然后过滤，获得肉浸液备用。

②取 2 支试管，1 支加入 2 mL 肉浸液样品，另 1 支加入蒸馏水作为对照。

③用滴管向各试管中分别加入 0.2％联苯胺酒精溶液 5 滴，充分振荡。

④用滴管吸取 1％过氧化氢溶液，向上述试管中分别滴加 2 滴，立即观察在 3 min 内试管溶液颜色变化的速度与程度。

（3）结果判定

肉浸液在 0.5～1.5 min 内呈蓝绿色，以后变成褐色，为健康新鲜肉；肉浸液颜色不发生变化，或有时较晚出现淡蓝色，但很快变成褐色，为病死畜禽肉。

5．硫酸铜肉汤实验

（1）基本原理

患病动物的肉，由于动物生前体内组织蛋白质已发生不同程度的分解，形成初期分解产物-蛋白胨及多肽类，在加热被检的肉汤中，蛋白质发生凝固，可用滤纸过滤清除，其分解产物仍留在滤液中。蛋白质分解产物可与硫酸铜试剂中的 Cu^{2+} 结合生成难溶于水的蛋白盐而沉淀，依此可以判定是否为患病动物肉。

（2）器材与试剂

具塞锥形瓶、水浴锅、试管、吸管、试管架、5％硫酸铜溶液（称取 7.82 g 无水硫酸铜溶解于 100 mL 蒸馏水中）。

（3）操作方法

①肉汤的制备：称取 20 g 精肉样品,绞碎后置于 250 mL 锥形瓶中,加入 60 mL 蒸馏水,混合后加塞置沸水浴中 10 min,取出,冷却后将肉汤用滤纸过滤,备用。

②方法：取 2 mL 肉汤滤液于试管中,加入 3 滴 5％硫酸铜溶液,用力振荡 2～3 次,置试管架上,5 min 后观察结果,同时做蒸馏水空白对照实验。

（4）结果判定

肉汤澄清透明、无絮状沉淀者为阴性反应,表明为健康新鲜肉;出现絮状沉淀或肉汤呈胶冻状,为阳性反应,表明为病死畜禽肉。

6.细菌内毒素呈色反应

（1）基本原理

多数病原微生物可在患病动物肉和变质肉中产生内毒素,其成分为多糖类,具有氧化还原能力,因此,具有降低肉浸液的氧化还原的势能。根据这种特性,用呈色氧化反应可以检出畜禽肉中食物中毒性的细菌,比细菌学检验简便易行。

如果在除去蛋白质的肉浸液中（含半抗原）加入硝酸银溶液,则形成毒素的氧化型,这种氧化型毒素具有阻止氧化还原指示剂褪色的特性。本方法用甲酚兰作为氧化还原指示剂,其氧化型为蓝色,还原型为无色,当肉浸液中有毒素存在时,加入硝酸银使毒素成氧化型,这种氧化型的毒素能将加入的高锰酸钾红色褪掉,呈现蓝色,表明畜禽肉中存在细菌内毒素;如果肉浸液中没有毒素存在,指示剂就被加入的高锰酸钾褪色,呈现红色,表明是健康新鲜肉。

本方法能检出畜禽肉中沙门菌、大肠埃希菌、变形杆菌、结核杆菌和炭疽杆菌荚膜型的内毒素物质,呈色反应为阳性结果。当存在猪丹毒杆菌和炭疽杆菌（芽孢型）时,呈色反应为阴性结果。

（2）实验器材

乳钵、镊子与剪刀、玻璃棒、三角烧瓶、玻璃漏斗、吸管等均需灭菌。

（3）实验试剂

①1％甲酚蓝酒精溶液：称取 1.0 g 甲酚蓝（或亮甲酚蓝）溶于 100 mL 95％酒精中,置于 37 ℃培养箱中 2 d 后,用滤纸滤过即可。

②盐酸溶液(2＋3)：取 2 份浓盐酸放入 3 份的蒸馏水中,混合即可。

③0.5％硝酸银溶液：称取 0.5 g 硝酸银溶于 100 mL 蒸馏水中。

④5％草酸溶液：称 7.0 g 草酸·$2H_2O$ 溶于 100 mL 蒸馏水中。

⑤0.1 mol/L 氢氧化钠溶液。

⑥灭菌生理盐水。

（4）操作方法

①毒素的提取：称取剔除脂肪、结缔组织的肌肉 10 g,绞碎,放入乳钵内,加 10 mL 灭菌

生理盐水和 0.1 mol/L 氢氧化钠溶液 10 滴,混匀,使肉彻底研碎成粥状,移入 100 mL 三角瓶中,在水浴中加热,使蛋白质凝固沉淀,置冷水中冷却,然后再加入 5% 草酸溶液 5 滴,以中和内容物,用滤纸过滤备用,滤液要求透明。

②操作方法:取灭菌试管 3 支,编号,依次按表 12-1 顺序进行操作。

表 12-1　操作方法

溶液	试验管	对照管 1	对照管 2
肉样提取液/mL	2.0	—	—
已知毒素提取液/mL	—	—	2.0
灭菌生理盐水/mL	—	2.0	—
1%甲酚蓝酒精溶液/滴	1.0	1.0	1.0
0.5%硝酸银溶液/滴	3.0	3.0	3.0
40%盐酸/滴	1.0	1.0	1.0
1%高锰酸钾溶液/mL	0.15	0.15	0.15

反应在白色背景上观察 2 次。混匀后立即观察 1 次,做出初步判定。经过 10～15 min 静置,再观察反应 1 次,做最终结果判定。

(5)结果判定

①健康畜禽新鲜肉:呈阴性反应(一),即反应体系呈玫瑰红色或红褐色,经 30～40 min 后变为无色,表明提取液中无细菌毒素存在。

②病、死畜禽肉或变质肉:呈阳性反应(+),即反应体系呈蓝色或蓝绿色,表明提取液含有细菌内毒素。肉样提取液中细菌毒素含量少时,初步判定往往不显色,最终判定时才出现阳性,呈蓝色或黄绿色。

(三)病死畜禽肉的处理

农贸市场上一旦检出病死畜禽肉,必须按照《病死及病害动物无害化处理技术规范》农医发〔2017〕25 号进行处理。

二、注水肉的卫生检验

实验目的:通过实验了解和掌握农贸市场内注水肉的检验方法。

(一)基本原理

注水肉是指临宰前向畜禽等动物活体内,或屠宰加工过程中向屠体及肌肉内注水后的肉,注水方式有直接注水和间接注水 2 种。直接注水即在宰后不久用注射器连续给肌肉丰厚部位注水;间接注水是往活体动物的胃肠内连续灌水,然后再行屠宰,或者切开股动脉、颈动脉放血后,通过血管注水,或向尚未死亡的畜禽心脏内注入大量的水,使之通过血液循环进入组织中。

(二)检验方法

1.视检

(1)肌肉

凡注过水的新鲜肉或冻肉,在放肉的场地上把肉移开,下面显得特别潮湿,甚至积水,将肉吊挂起来会往下滴水。注水肉肉嫩而发胀,表面湿润,不具有正常猪肉的鲜红色和弹性,而呈淡红色,肉表面光亮。

(2)皮下脂肪和板油

正常猪肉的皮下脂肪和板油质地洁白,而注水肉的皮下脂肪和板油轻度充血、呈粉红色,新鲜切面的小血管有血水流出。

(3)心脏

正常猪心冠脂肪洁白,而注水猪心冠脂肪充血,心血管怒张,心脏切面可见心肌纤维肿胀,挤压有水流出。

(4)肝脏

经心脏或大动脉注水后,肝脏严重淤血、肿胀,边缘增厚,呈暗褐色,切面有鲜红血水流出。

(5)肺脏

经心脏或大动脉注水后,肺脏明显肿胀,表面光滑,呈浅红色,切面有大量淡红色的血水流出。

2.触检

用手触摸注水肉,缺乏弹性,有湿润感,手指压下去的凹陷往往不能完全恢复,按压时常有多余水分流出。

3.放大镜检查

用15~20倍放大镜观察肌肉组织结构变化。正常肌肉的肌纤维分布均匀,结构致密,紧凑无断裂,红白分明,色泽鲜明或淡红,看不到血液及渗出物;注水肉的肌纤维肿胀粗乱,结构不清,有大量水分和渗出物。

4.刀切检验法

将待检肉用手术刀将肌纤维横切一个深口,注水肉稍停一会儿即可见切口渗水;正常肉则看不见切口渗水。注水冻肉,刀切时有冰渣感。

5.试纸检验法

将定量滤纸剪成1 cm×10 cm长条,在待检肉新切口处插入1~2 cm深,停留2~3 min,然后观察被肉汁浸润的情况。正常肉,只有插入部分的滤纸条湿润,不越出插入部分或越出不超过1 mm。轻度注水肉,滤纸条被水分和肌汁湿透,且越出插入部分2~4 mm,滤纸条湿的速度快,均匀一致;严重注水肉,滤纸条被水分和肌汁浸湿,均匀一致,超过插入部分4~6 mm。

（三）检验后的处理

凡注水肉，不论注入的水质如何，不论掺入何种物质，均予以没收，按照《病死及病害动物无害化处理技术规范》农医发〔2017〕25号进行处理。对经营者予以经济处罚，直至追究法律责任。

三、黄脂肉与黄疸肉的鉴别

实验目的：通过实验了解和掌握黄脂肉与黄疸肉的鉴定方法及卫生评价标准。

（一）感官检查

1. 发生原因

黄脂系某些饲料中黄色色素沉积于脂肪组织或脂肪代谢障碍所发生的一种非正常的脂肪组织黄染现象；而黄疸是由于各种原因导致机体内胆红素形成过多或排出障碍，造成血液中胆红素浓度增高，大量胆红素进入血液，将全身各部分组织黄染的现象。

2. 黄染部位

黄脂肉皮下或体腔脂肪组织呈黄色乃至黄褐色，质地变硬，背部和腹部皮下脂肪最明显，其他组织不着色；而黄疸患畜全身组织中除脂肪组织发黄外，皮肤、黏膜、浆膜、结膜、巩膜、关节囊滑液、组织液、血管内膜、肌腱甚至实质器官均被染成不同程度的黄色。其中，关节囊滑液、组织液、血管内膜和皮肤发黄最为严重。

3. 放置后颜色变化

黄脂肉一般随放置时间的延长黄色逐渐减退，胴体放置24 h以后即褪色；而黄疸肉一般放置时间越久，颜色越黄。

4. 肝脏和胆管病变

黄脂肉患畜的肝脏和胆管无变化；而绝大多数黄疸病例的肝脏和胆管都呈现病变，但检验时须注意查明黄疸的性质为传染性还是非传染性。

（二）理化鉴定——胆红素的测定

1. 氢氧化钠法

（1）原理

脂肪中的胆红素能与氢氧化钠结合，生成黄色的胆红素盐，可溶于水，在水层中呈现黄色，示黄疸；天然色素属于脂溶性物质，不溶于水，只溶于乙醚，在乙醚层中呈现黄色，示黄脂。

（2）器材和试剂

扭力天平、剪刀、培养皿、中试管、试管架、中试管橡皮塞、200 mL 三角烧瓶、水浴箱、酒精灯或电炉、1.5％氢氧化钠溶液、乙醚。

（3）操作方法

①将待检的猪肥膘或脂肪组织，于平皿中剪碎。称取 2 g，置于试管内，再向试管内注入 5％氢氧化钠溶液 5 mL。

②将试管置于酒精灯上煮沸 1 min，使脂肪全部溶化，并不时振荡试管，注意勿使液体溢出。

③将试管置于流水下冲洗，使之冷却至以手触摸有温热感为宜（40～50 ℃）。

④小心加入 2～3 mL 乙醚，用橡皮塞塞紧试管，充分振荡均匀，静置试管，使乙醚与水分层，观察其颜色变化。同时做空白对照试验。

（4）判定标准

若上层乙醚液无色，下层液体呈黄绿色，则为黄疸；若上层呈黄色，下层无色，则为黄脂；若上下两层均呈黄色，则为黄脂与黄疸同时存在。

2.硫酸法

（1）原理

胆红素在酸性环境（pH 1.39）下显绿色或蓝色反应。故可在抽提滤液中加酸后使之显色，进行定性检查。

（2）器材和试剂

50％乙醇、浓硫酸、剪刀、漏斗、纱布、中试管、中试管橡皮塞、200 mL 三角烧瓶。

（3）操作方法

①取数克待检脂肪，剪碎置于具塞锥形瓶中，加入 50％乙醇溶液，振摇提取 10～15 min，过滤。

②取 8 mL 滤液置于试管中，加入 10～20 滴浓硫酸，振摇均匀，观察颜色变化。

（4）判定标准

当存在胆红素时，滤液出现绿色，继续加入硫酸并加热之后，则变为淡蓝色。若无胆红素，则滤液无颜色变化。

（三）卫生评定

（1）当饲料因素引起的黄脂肉无其他不良变化时，胴体和内脏不受限制出售。

（2）真正黄疸肉原则上不能食用。如系传染性黄疸，应结合具体疾病进行处理。建议按照《病死及病害动物无害化处理技术规范》（农医发〔2017〕25 号）进行处理。

实验十三　肉类联合加工企业的教学参观

一、屠宰加工企业设计、平面布局与卫生设计

（一）实习目的

通过对不同类型和规模的屠宰加工企业的教学参观,调查、了解和研究屠宰加工企业设计、平面布局、卫生设计与兽医卫生管理的科学性与合理性。参照国内外先进的屠宰加工企业,对参观实习的屠宰加工企业进行对比分析与讨论,并根据我国的有关规定就参观企业存在的问题提出改进方案,完成教学实习报告。

（二）实习方法

1.现场实习

在教师和屠宰加工企业兽医技术人员的指导下进行现场参观。

2.多媒体教学

通过光碟、电视教学片等手段,观看国内外先进的屠宰加工企业的场址选择、平面布局、建筑设计、卫生设施、环境建设与卫生管理。

（三）实习内容

1.屠宰加工企业厂（场）址选择

按场址选择的基本卫生要求对照进行。

2.屠宰加工企业厂（场）区平面布局

按总平面布局的基本卫生要求对照进行。

3.屠宰加工企业主要部门和系统的布局与卫生设施

按主要部门和系统的基本卫生要求对照进行。

二、屠宰加工工艺流程和卫生要求

(一)实习目的

通过参观实习,了解和熟悉猪(牛、禽)屠宰加工工艺流程和主要生产环节,掌握屠宰加工过程中各环节的兽医卫生监督的职责。

(二)实习方法

1.现场实习

在教师和屠宰加工企业兽医技术人员的指导下进行现场参观,若有可能,参加有关实践环节的操作。

2.多媒体教学

通过光碟、电视教学片等手段,观看国内外先进的屠宰加工企业的屠宰工艺流程、屠宰加工主要生产环节与卫生要求。

(三)实习内容

(1)猪屠宰工艺流程及卫生要求　淋浴→致昏→放血→烫毛(或剥皮)→煺毛→燎毛刮黑→清洗→吊挂→开膛→去内脏→去头蹄→劈半→胴体修整→内脏整理→皮张整理。

(2)牛屠宰工艺流程及卫生要求　淋浴→致昏→放血→去头蹄→剥皮→吊挂→开膛→去内脏→劈半→胴体修整→内脏整理→皮张整理。

(3)家禽屠宰工艺流程及卫生要求　致昏→刺杀放血→烫毛→煺毛→净膛→胴体修整→内脏整理→羽毛整理。

(4)屠宰加工工艺环节中的兽医卫生监督与科学卫生管理规范　各加工工序的机械化、自动化、标准化程度;符合屠宰加工流水作业要求的工艺与兽医卫生检验点设置的协调性及合理性等。

(5)产品及副产品的卫生状况与卫生质量;病害畜禽肉尸及其产品的无害化处理方法与卫生管理措施。

(6)屠宰、分割、急宰、化制、冷藏、副产品整理等车间的卫生状况与卫生管理制度;生产工人与技术人员的卫生生产水平和劳动保护状况。

(7)了解 HACCP 管理系统的应用情况与效果。

三、畜禽宰前/宰后检验检疫与卫生处理

(一)实习目的

通过参观和实践,充分认识猪(牛、禽)宰前/宰后检验检疫的重要性和必要性;了解和熟悉猪(牛、禽)宰前/宰后检验检疫和卫生处理的全过程;熟悉和研究适合国际标准化屠宰生产的合理的宰前宰后/检验检疫组织与环节;掌握屠宰检疫(验)的程序和方法;根据我国有关规定和课堂学习的理论知识和实践技能,培养综合分析、判断和解决问题的能力。

(二)实习方法

1.现场实习

参观宰前检疫和宰前检疫后卫生处理的全过程;由教师和屠宰加工企业的兽医卫检人员现场讲解和示范胴体、脏器检验检疫的程序和方法,需要剖检的被检淋巴结及其部位;宰后检验检疫的程序与方法;在教师和兽医卫检人员的指导下参加宰前/宰后检验检疫的实践环节。

2.实习准备

按照实际情况分组,每位学生均需准备好工作衣、帽、胶鞋、手套、口罩等,配备检验刀、钩、磨刀棒等工具及记录表格。

(三)实习内容

1.屠畜(禽)宰前检疫

(1)宰前检疫程序　入场(厂)验收(验讫证件,了解疫情;视检畜禽,病健分群;逐头检温,剔除病畜禽;个别诊断,按章处理);驻场查圈(查静、动、食三态);送宰检查。

(2)宰前检疫方法与步骤　采用群体检查和个体检查相结合的方法来进行。群体检查按静态观察、动态观察、饮食状态观察三大环节进行。个体检查按视诊、听诊、触诊、叩诊、检测五大检疫环节进行操作。

(3)宰前检疫结果处理与日报表的填写　了解宰前检疫日报表的意义、格式和项目;熟悉宰前检疫结果的处理原则和具体方法(准宰、禁宰、缓宰、急宰)。

2.屠畜(禽)宰后检验检疫

(1)宰后检验检疫的一般要求与基本方法　宰后检验检疫以感官检验为主,必要时结合实验室检验方法来进行。

(2)宰后检验点设置与同步检验检疫　按我国现有的工艺设备与技术条件,猪的宰后检验检疫点设为 5 点,牛羊的宰后检验检疫点设为 4 点。同时在宰后检验检疫过程中设置同

步检验检疫装置。

（3）宰后检验检疫的程序与要点　在屠宰加工的流水作业中，宰后检验检疫的内容被安排在加工过程中进行，一般分为头部检验、内脏检验及胴体检验 3 个基本检验环节，猪需增设旋毛虫检验环节。

（4）宰后检验检疫结果的登记、处理和盖检印　根据检验检疫结果，按照国家的规定进行处理（盖检验印章或激光灼刻检疫验讫印章），分为适于食用、有条件食用、化制、销毁 4 种。

（四）实习报告

结合国内外先进的宰前/宰后检验检疫规程和方法，对参观实习单位实施的猪（牛、禽）宰前/宰后检验检疫进行对比分析与讨论，总结其中的优点，发现存在的问题，提出相应的改进方案与措施，并完成实习报告。

实验十四　动物性食品中抗生素残留的检测

一、动物性食品中链霉素残留的测定

方法一:比色法

(一)实验目的

通过实验了解和掌握用比色法检测动物性食品中链霉素的残留量。

(二)实验原理

样品中链霉素与二硝基苯肼在酸性溶液中反应生成黄色的链霉素二硝基苯腙,多余的试剂经乙酸丁酯提取除去后,于 430 nm 波长处测其吸光度,以标准曲线求出样品中链霉素的含量。

(三)仪器和试剂

1. 仪器

组织捣碎机、离心机、分光光度计。

2. 试剂

3% 三氯乙酸溶液、乙酸丁酯。

2,4-二硝基苯肼:称取 2,4-二硝基苯肼 0.2 g,加入浓硫酸 1 mL,乙醇 5 mL 及水 1.5 mL,混匀,如混浊可过滤(临用时配制)。

链霉素标准溶液:称取 0.100 0 g 链霉素标准品,制备含 1.0 mg/mL 的链霉素标准溶液,存于冰箱中不超过 2 周。临用时,用原液稀释成 10 μg/mL 的稀释液,供测定用(表 14-1)。

表 14-1　链霉素残留的测定程序　　　　　　　　　　　　　　　　mL

编号	标准管						样品管
	0	1	2	3	4	5	
10 μg/mL 链霉素标准溶液	0	0.5	1.0	2.0	4.0	8.0	0
样液	0	0	0	0	0	0	15.0
2,4- 二硝基苯肼	0.5	0.5	0.5	0.5	0.5	0.5	0.5

注:盖塞,置沸水浴中加热 2 min,取出用水冷却。用乙酸乙酯提取 4 次,每次 10 mL,弃去有机层,水溶液呈黄色。用 1 cm 比色杯,于 430 nm 波长处,以空白管调节零点,测定吸光度值。

(四)操作方法

1.样品处理

(1)固体样品

称取均匀样品 50 g 于组织捣碎机中,加 100 mL 水及 50 mL 3‰三氯乙酸溶液,捣碎 5～10 min,过滤,滤液备用。

(2)液体样品

吸取 3 mL 样品于 30 mL 离心管中,加 10 mL 水及 5 mL 3‰三氯乙酸溶液,摇匀,离心机离心,上清液备用。

2.标准曲线绘制

准确吸取链霉素标准溶液(10 μg/mL)0、0.5、1.0、2.0、4.0、8.0 mL 于具塞试管中,加 0.5 mL 2,4-二硝基苯肼试剂,盖塞,置沸水浴中加热 2 min,取出,用水冷却。用乙酸乙酯提取 4 次,每次 10 mL,弃去有机层,水溶液呈黄色。用 1 cm 比色杯于 430 nm 波长处以空白管调节零点,测定吸光度,并绘制标准曲线。

3.样品测定

吸取样品滤液或离心液 15.0 mL,加 0.5 mL 2,4-二硝基苯肼,以下操作同标准曲线绘制。

(五)计算

$$X = \frac{A \times 1\,000}{m \times \frac{V_2}{V_1}}$$

式中:X—样品中链霉素含量,μg/kg(L);A—从标准曲线查得测定用样液中链霉素的含量,μg;m—样品质量或体积,g 或 mL;V_1—样品提取液的总体积,mL;V_2—测定用样液的体积,mL。

方法二:快速检测试纸条

(一)实验目的

通过实验了解和掌握用链霉素-双氢链霉素(Streptomycin,STR)快速检测试纸条检测动物性食品中链霉素的残留。

(二)实验原理

检测试纸条含有被事先固定于硝酸纤维素膜测试区(T)的抗原和控制区(C)的 Ⅱ 抗。微孔中的金标抗体经奶样溶解后,50 ℃孵育 3 min,将试纸条插入金标微孔中反应 5 min,若样品为阴性,加样后在 T 区出现一条紫红色条带;若样品为阳性,则 T 区不会出现紫红色条带。无论样品中有无链霉素存在,C 区都会出现一条紫红色条带。

(三)操作方法

①将待检奶样和产品组分恢复至室温,取所需量金标微孔和试纸条,做好标记并置于桌面上。

②将待检奶样充分摇匀后,吸 $200~\mu L$ 于金标微孔中,小心吹打至孔底的紫红色颗粒完全溶解。

③将金标微孔置于 50 ℃温育器中温育 3 min。

④将试纸条插入金标微孔中,使样品垫充分浸入奶样中,并反应 5 min。

⑤从金标微孔中取出试纸条,弃去试纸条下端的样品垫,判定结果。

(四)结果判定

①阴性:C 线显色,T 线比 C 线颜色深或者一致,检测结果为阴性。

②阳性:C 线显色,T 线比 C 线颜色浅或者没有颜色,检测结果为阳性。

③无效:C 线不显色,无论 T 线是否显色,该试纸条均判为无效。

(五)注意事项

不要混用来自不同批号的试纸条和金标微孔。

应避免延误将试纸条插入和取出金标微孔的操作,以保证各样品温育时间的一致。

试纸条开封后,1 h 内立即使用,本试纸条为一次性产品,请勿重复使用。

本检测试纸条有效期为 12 个月,(20±5) ℃干燥处保存,不可冷冻,避免阳光直晒。

二、动物性食品中磺胺类药物残留的测定

方法一:高效液相色谱法

(一)实验目的

通过实验了解和掌握用高效液相色谱法检测动物性食品中磺胺醋酰、磺胺吡啶、磺胺恶唑、磺胺甲基嘧啶、磺胺二甲基嘧啶、磺胺甲氧哒嗪、苯酰磺胺、磺胺间甲氧嘧啶、磺胺氯哒嗪、磺胺甲恶唑、磺胺异恶唑、磺胺二甲氧哒嗪和磺胺吡唑单个或多个药物的残留量。

(二)实验原理

试料中残留的磺胺类药物,用乙酸乙酯提取,0.1 mol/L 盐酸溶液转换溶剂,正己烷除脂,MCX 柱净化,高效液相色谱-紫外检测法测定,外标法定量。

我国国家标准规定动物性食品中磺胺类药物残留量的测定方法主要有液相色谱-质谱法、高效液相色谱法(GB 29694—2013)等。这里主要介绍动物性食品中,磺胺类药物残留量测定的高效液相色谱法,本方法适用于猪和鸡的肌肉或肝脏组织。

(三)仪器和试剂

1.仪器

旋涡仪、离心机、均质机、旋转蒸发仪、氮吹仪、固相萃取装置、鸡心瓶(100 mL)、天平(感量 0.01 g)、滤膜(0.22 μm)、分析天平(感量 0.000 01 g)、聚四氟乙烯离心管(50 mL)、高效液相色谱仪(配紫外检测器或二极管阵列检测器)。

2.试剂

以下所用试剂,除特殊注明外均为分析纯试剂,水为符合 GB/T 6682 规定的一级水。

①盐酸、正己烷、氨水。

②乙酸乙酯、乙腈、甲醇、甲酸：色谱纯。

③磺胺恶唑、磺胺甲基嘧啶、磺胺二甲基嘧啶：含量≥98％。

④50％甲酸乙腈溶液：取甲酸 50 mL，用乙腈溶解并稀释至 100 mL。

⑤0.1％甲酸乙腈溶液：取 0.1％甲酸溶液 830 mL，用乙腈溶解并稀释至 1 000 mL。

⑥MCX 柱：6 mg/3 mL，或相当者；0.1％甲酸溶液：取甲酸 1 mL，溶解并稀释至 1 000 mL。

⑦100 g/mL 磺胺类药物混合标准储备液：精密称取磺胺类药物标准品各 10 mg，于 100 mL 容量瓶中，用乙腈溶解并稀释至刻度，配制成浓度为 100 μg/mL 的磺胺类药物混合标准储备液。－20 ℃以下保存，有效期 6 个月。

⑧洗脱液：取氨水 5 mL，用甲醇溶解并稀释至 100 mL。

⑨0.1 mol/L 盐酸溶液，取盐酸 0.83 mL，用水溶解并稀释至 100 mL。

⑩磺胺醋酰、磺胺吡啶、磺胺甲氧哒嗪、苯酰磺胺、磺胺间甲氧嘧啶、磺胺氯哒嗪、磺胺甲恶唑、磺胺异恶唑、磺胺二甲氧哒嗪、磺胺吡唑对照品：含量≥99％。

⑪10 μg/mL 磺胺类药物混合标准工作液：精密量取 100 μg/mL 的磺胺类药物混合标准储备液 5 mL，于 50 mL 容量瓶中，用乙腈稀释至刻度，配制成浓度为 10 μg/mL 的磺胺类药物混合标准工作液。－20 ℃以下保存，有效期 6 个月。

(四)操作方法

1.试料的制备与保存

取适量新鲜货解冻的空白或供试组织，绞碎，并使均质。取均质后的供试样品，作为供试试料；取均质后的空白样品，作为空白试料；取均质后的空白样品，添加适宜浓度的标准工作液，作为空白添加试料。

2.提取

称取试料 5±(0.05) g，于 50 mL 聚四氟乙烯离心管中，加乙酸乙酯 20 mL，涡动 2 min，4 000 r/min 离心 5 min，取上清液于 100 mL 鸡心瓶中，残渣中加乙酸乙酯 20 mL，重复提取一次，合并两次提取液。

3.净化

鸡心瓶中加 0.1 mol/L 盐酸溶液 4 mL，于 40 ℃下旋转蒸发浓缩至少于 3 mL，转至 10 mL 离心管中。用 0.1 mol/L 盐酸溶液 2 mL 洗鸡心瓶，转至同一离心管中。再用正己烷 3 mL 洗鸡心瓶，将正己烷转至同一离心管中，涡旋混合 30 s，3 000 r/min 离心 5 min，弃正己烷。再次用正己烷 3 mL 洗鸡心瓶，转至同一离心管中，涡旋混合 30 s，3 000 r/min 离心 5 min，弃正己烷，取下层液备用。

MCX 柱依次用甲醇 2 mL 和 0.1 mol/L 盐酸溶液 2 mL 活化，取备用液过柱，控制流速 1 mL/min。依次用 0.1 mol/L 盐酸溶液 1 mL 和 50％甲酸乙腈溶液 2 mL 淋洗，用洗脱液 4 mL 洗脱，收集洗脱液，于 40 ℃氮气吹干，加 0.1％甲酸乙腈溶液 1.0 mL 溶解残余物，滤膜过滤，供高效液相色谱测定。

4.标准曲线制备

精确量取 10 μg/mL 磺胺类药物混合标准工作液适量,用 0.1％甲酸乙腈溶液稀释,配制成浓度为 10、50、100、250、500、2 500 和 5 000 μg/L 的系列混合标准溶液,供高效液相色谱测定。以测得峰面积为纵坐标,对应的标准溶液浓度为横坐标,绘制标准曲线。求回归方程和相关系数。

5.测定条件

色谱柱:ODS-3C18(250 mm×4.5 mm,粒径 5 μm),或相当者;流动相:0.1％甲酸＋乙腈,梯度洗脱见表 14-2;流速:1 mL/min;柱温:30 ℃;检测波长:270 nm;进样体积:100 μL。

表 14-2　流动相梯度洗脱条件

时间/min	0.1％甲酸/％	乙腈/％
0.0	83	17
5.0	83	17
10.0	80	20
22.3	60	40
22.4	10	90
30.0	10	90
31.0	83	17
48.0	83	17

6.测定法

取试样溶液和相应的对照溶液,做单点或多点校准,按外标法,以峰面积计算。对照溶液及试样溶液中磺胺类药物响应值应在仪器检测的线性范围内。

7.空白试验

除不加试料外,采用完全相同的步骤进行平行操作。

8.计算

试料中磺胺类药物的残留量按下式计算:

$$X = \frac{c \times V}{m}$$

式中:X—供试试料中相应的磺胺药物的残留量,μg/kg;c—试样溶液中对应的磺胺类药物浓度,μg/mL;V—溶解残余物所用 0.1％甲酸乙腈溶液体积,mL;m—供试试料质量,g。

注:计算结果需扣除空白值,测定结果用平行测定后的算术平均值表示,保留 3 位有效数字。

9.结果分析

(1)灵敏度

本方法猪和鸡的肌肉组织的检测限为 5 μg/kg,定量限为 10 μg/kg;猪和鸡的肝脏组织

的检测限为 12 μg/kg,定量限为 25 μg/kg;

（2）准确度

本方法肌肉组织在 10～200 μg/kg、肝脏组织在 25～200 μg/kg 浓度添加水平上的回收率为 60%～120%。

（3）精密度　本方法的批内相对标准偏差≤15%,批间相对标准偏差≤20%。

10.注意

磺胺噻唑和磺胺脒为水产禁用药物（NY 5070—2002）。

磺胺类兽药残留量快速检测的方法包括:磺胺类快速检测试纸条、磺胺类快速检测卡、磺胺类酶联免疫试剂盒、磺胺总量酶联免疫试剂盒和磺胺二甲基嘧啶酶联免疫试剂盒。

方法二:快速检测试纸条

(一)实验目的

通过实验了解和掌握用快速检测试纸条测定奶样中磺胺类药物的残留。

(二)实验原理

检测试纸条含有被事先固定于硝酸纤维素膜测试区（T）的抗原和控制区（C）的Ⅱ抗。微孔中的金标抗体经奶样溶解后,室温孵育 3 min,将试纸条插入金标微孔中反应 5 min。根据 T 区、C 区的颜色深浅对比判读结果。无论样品中有无磺胺类存在,C 区都会出现一条紫红色条带。

(三)操作方法

①将待检奶样和产品组分恢复至室温,取所需量金标微孔和试纸条,做好标记并置于桌面上。

②将待检奶样充分摇匀后,吸取 200 μL 于金标微孔中混匀。

③将金标微孔置于 50 ℃温育器中温育 3 min。

④将试纸条插入金标微孔中,使样品垫充分浸入奶样中,并反应 5 min。

⑤从金标微孔中取出试纸条,弃去试纸条下端的样品垫,判定结果。

(四)结果判定

①阴性:C 线显色,T 线比 C 线颜色深或者一致,检测结果为阴性。

②阳性:C 线显色,T 线比 C 线颜色浅或者没有颜色,检测结果为阳性。

③无效:C 线不显色,无论 T 线是否显色,该试纸条均判为无效。

(五)注意事项

不要混用来自不同批号的试纸条和金标微孔。

应避免延误将试纸条插入和取出金标微孔的操作,以保证各样品温育时间的一致。

试纸条开封后,1 h 内立即使用,本试纸条为一次性产品,请勿重复使用。

本检测试纸条有效期为 12 个月,20(±5) ℃干燥处保存,不可冷冻,避免阳光直晒。

三、动物源性食品中氯霉素残留量的测定

方法一:液相色谱-串联质谱法

(一)实验目的

通过实验了解和掌握牛奶中氯霉素的残留的检测方法液相色谱-串联质谱测定方法。

(二)实验原理

试料中残留的氯霉素,用乙酸乙酯提取,正己烷除脂,C18 柱净化,液相色谱-串联质谱测定,内标法定量。此方法参考 GB 29688—2013 食品安全国家标准 牛奶中氯霉素残留量的测定:液相色谱-串联质谱法。

农业农村部 250 号公告已将氯霉素(chloramphenicol)及其盐、酯列入农业农村部食品动物中禁止使用的药品及其他化合物清单。

(三)仪器和试剂

1.仪器

液相色谱-串联质谱仪(配电喷雾离子源)、分析天平(感量 0.000 01 g)、天平(感量 0.01 g)、涡旋振荡器、振荡器、组织匀浆机、冷冻离心机、旋转蒸发仪、离心管(50 mL)、鸡心瓶(50 mL)、固相萃取装置、氮吹仪、滤膜(0.22 μm)。

2.试剂

①氯霉素标准品:含量≥97%。

②内标物氘代氯霉素标准品:含量为 100 μg/mL(作为内标物标准储备液)。

③甲醇:色谱纯、乙腈:色谱纯、乙酸乙酯、氯化钠、正己烷。

④C_{18}固相萃取柱:500 mg/3 mL,或相当者。

⑤4%氯化钠溶液:取氯化钠 4 g,用水溶解并稀释至 100 mL。

⑥100 μg/mL 氯霉素标准储备液:精密称取氯霉素标准品 10 mg,于 100 mL 量瓶中,用甲醇溶解并稀释至刻度,配制成质量浓度为 100 μg/mL 的氯霉素标准储备液,−20 ℃以下保存,有效期 1 年。

⑦100 μg/L 氯霉素标准工作溶液:精密量取 100 μg/mL 氯霉素标准贮备溶液 100 μL,于 100 mL 量瓶中,用 50%乙腈溶解并稀释至刻度,配制成质量浓度为 100 μg/L 的标准工作液。2~8 ℃保存,有效期 1 个月。

⑧20 μg/L 氘代氯霉素标准工作溶液:精密量取氘代氯霉素标准品 20 μL,于 1 000 mL 量瓶中,用 50%乙腈溶解并稀释至刻度,配制成浓度为 20 μg/L 的氘代氯霉素标准工作液,2~8 ℃保存,有效期 3 个月。(以上所用的试剂,除特别注明者外均为分析纯试剂;水为符合 GB/T 6682 规定的一级水。)

3.试料的制备与保存

取适量新鲜或冷藏的空白或供试牛奶,混合,并使均质。取均质后的供试样品,作为供

试试料;取均质后的空白样品,作为空白试料;取均质后的空白样品,添加适宜浓度的标准工作液,作为空白添加试料。试料在−20 ℃以下保存。

(四)操作方法

1. 提取

取试料10(±0.05) g,于50 mL离心管中,加氘代氯霉素内标工作液250 μL,再加乙酸乙酯20 mL,振荡15 min,6 000 r/min离心10 min,取乙酸乙酯层液于鸡心瓶中。再加乙酸乙酯20 mL重复提取一次,合并两次提取液于鸡心瓶中,于45 ℃水浴旋转蒸发至干。用4%氯化钠溶液5 mL溶解残留物,加正己烷5 mL振荡混合1 min,静置分层,弃正己烷液。再加正己烷5 mL,重复提取一次。取下层液备用。

2. 净化

C_{18}柱依次用甲醇5 mL和水5 mL活化,取备用液过柱,控制流速1滴/(3~4 s),用水5 mL淋洗,抽干,用甲醇5 mL洗脱,收集洗脱液,于50 ℃氮气吹干。用50%乙腈1.0 mL溶解残余物,涡旋混匀,滤膜过滤,供液相色谱-串联质谱测定。

3. 标准曲线的制备

精密量取100 μg/L氯霉素标准工作溶液和20 μg/L氘代氯霉素内标工作溶液适量,用流动相稀释,配制成氯霉素浓度为0.10、0.25、0.50、1.0、2.00、5.00 μg/L,氘代氯霉素浓度为5 μg/L的系列标准溶液,供液相色谱-串联质谱仪测定。以特征离子质量色谱峰面积为纵坐标,标准溶液浓度为横坐标,绘制标准曲线。求回归方程和相关系数。

4. 测 定

(1)液相色谱条件

色谱柱:C_{18}(150 mm×2.1 mm,粒径5 μm),或相当者。柱温:30 ℃。流速:0.2 mL/min。进样量:20 μL。运行时间:8 min。流动相:乙腈+水(50+50,体积比)。

(2)质谱条件

电离模式:ESI。扫描方式:负离子扫描。检测方式:多反应检测。电离电压:2.8 kV。源温:120 ℃。雾化温度:350 ℃。锥孔气流速为50 L/h。雾化气流速:450 L/h。数据采集窗口:8 min。驻留时间:0.3 s。定性、定量离子及对应的锥孔电压和碰撞电压见表14-3。

表14-3　氯霉素定性、定量离子对和锥孔电压及碰撞电压

药物	定性离子对 m/z	定量离子对 m/z	锥孔电压/V	碰撞电压/V
氯霉素(CAP)	321/151.6	321/151.6	30	15
	321/256.8			13
氘代氯霉素(Ds-CAP)	325.8/156.6	325.8/156.6	30	15

(3)测 定 法

取试样溶液和相应的标准溶液,作单点或多点校准,按内标法以峰面积比计算。对照溶液及试样溶液中氯霉素和氘代氯霉素的响应值均应在仪器检测的线性范围之内。试样溶液中的离子相对丰度与标准溶液的离子相对丰度比符合表14-4的要求。

表 14-4　试样溶液中离子相对丰度的允许偏差范围

相对丰度/%	允许偏差/%
>50	±20
>20~50	±25
>10~20	±30
≤10	±50

5.空白试验

除不加试料外,采用完全相同的测定步骤进行平行操作。

(五)计算

计算 A321/151.6/A325.8/156.6 峰面积比值,标准曲线校准。

由标准曲线方程:

$$A_s/A'_{is} = a \times c_s/c'_{is} + b$$

求得 a 和 b,则:

$$c = \frac{c'_{is}}{a}\left(\frac{A}{A_{is}} - b\right)$$

试料中氯霉素残留量按下式计算:

$$X = \frac{c \times V}{m}$$

式中:A_s—对照溶液中氯霉素的峰面积;A'_{is}—对照溶液中内标氘代氯霉素的峰面积;c_s—对照溶液中内标氘代氯霉素的质量浓度,ng/mL;c'_{is}—对照溶液中氯霉素的质量浓度,ng/mL;c—供试溶液中氯霉素的质量浓度,ng/mL;A—试样中氯霉素的峰面积;A_{is}—试样中内标氘代氯霉素的峰面积;X—供试试料中氯霉素的残留量,$\mu g/kg$;V—溶解残余物的体积,mL;M—供试试料质量,g。

注:计算结果需扣除空白值,测定结果用平行测定的算术平均值表示,保留 3 位有效数字。

(六)检测方法灵敏度、准确度和精密度

①灵敏度:本方法检测限为 0.01 $\mu g/kg$,定量限为 0.1 $\mu g/kg$。

②准确度:本方法在 0.02~0.10 $\mu g/kg$ 添加浓度水平上的回收率为 50%~120%。

③精密度:本方法的批内相对标准偏差≤17%,批间相对标准偏差≤20%。

方法二:快速检测试纸条

(一)实验目的

通过实验了解和掌握用氯霉素(Chloromycetin,CHL)快速检测试纸条测定牛奶中氯霉素的残留量。

（二）实验原理

检测试纸条含有被事先固定于硝酸纤维素膜测试区（T）的抗原和控制区（C）的Ⅱ抗。微孔中的金标抗体经奶样溶解后，50 ℃孵育 3 min，将试纸条插入金标微孔中反应 5 min，若样品为阴性，加样后在 T 区出现一条紫红色条带；若样品为阳性，则 T 区不会出现紫红色条带。无论样品中有无泰乐菌素存在，C 区都会出现一条紫红色条带。

（三）操作方法

①将待检奶样和产品组分恢复至室温，取所需量金标微孔和试纸条，做好标记并置于桌面上。

②将待检奶样充分摇匀后，吸取 200 μL 于金标微孔中，小心吹打至孔底的紫红色颗粒完全溶解。

③将金标微孔置于 50 ℃温育器中温育 3 min。

④将试纸条插入金标微孔中，使样品垫充分浸入奶样中，并反应 5 min。

⑤从金标微孔中取出试纸条，弃去试纸条下端的样品垫，判定结果。

（四）结果判定

①阴性：C 线显色，T 线比 C 线颜色深或者一致，检测结果为阴性。

②阳性：C 线显色，T 线比 C 线颜色浅或者没有颜色，检测结果为阳性。

③无效：C 线不显色，无论 T 线是否显色，该试纸条均判为无效。

（五）注意事项

①不要混用来自不同批号的试纸条和金标微孔。

②应避免延误将试纸条插入和取出金标微孔的操作，以保证各样品温育时间的一致。

③试纸条开封后，1 h 内立即使用，本试纸条为一次性产品，请勿重复使用。

④本检测试纸条有效期为 12 个月，（20±5）℃干燥处保存，不可冷冻，避免阳光直晒。

四、动物源性食品中四环素类药物残留的测定方法

方法一：高效液相色谱法

（一）实验目的

通过实验了解和掌握动物肌肉、内脏组织、水产品、牛奶等动物性食品中二甲胺四环素、土霉素、四环素、去甲基金霉素、金霉素、甲烯土霉素、强力霉素 7 种四环素类药物残留的测定方法——高效液相色谱法。

（二）实验原理

试样中四环素类抗生素残留用 0.1 mol/L Na_2EDTA-Mcllvaine 缓冲溶液（pH＝4.0± 0.05）提取，经过滤和离心后，上清液用 HLB 固相萃取柱净化，高效液相色谱仪，外标峰面积法定量。

我国国家标准规定动物性食品中四环素类抗生素残留量的测定方法主要有液相色谱-

质谱法、高效液相色谱法,(GB/T 21317—2007)等。这里主要介绍动物性食品中,二甲胺四环素、土霉素、四环素、去甲基金霉素、金霉素、甲烯土霉素、强力霉素残留量的测定的高效液相色谱法。

(三)仪器与试剂

1.仪器

涡旋混合器、吹氮浓缩仪、组织捣碎机、超声提取仪、固相萃取真空装置、天平(感量 0.01 g)、pH 计(测量精度±0.02)、分析天平(感量 0.1 mg)、高效液相色谱仪(配二极管阵列检测器或紫外检测器)、低温离心机(最高转速 5 000 r/min,控温范围为−40 ℃至室温)。

2.试剂

以下所用试剂,除特殊注明外均为分析纯试剂,水为符合 GB/T 6682 规定的一级水。

①柠檬酸溶液:0.1 mol/L。称取 21.01 g 柠檬酸($C_5H_8O_7 \cdot H_2O$),用水溶解,定容至 1 000 mL。

②磷酸氢二钠溶液:0.2 mol/L。称取 28.41 g 磷酸氢二钠($Na_2HPO_4 \cdot 12H_2O$),用水溶解,定容至 1 000 mL。

③三氟乙酸水溶液(10 mmol/L):准确吸取 0.765 mL 三氟乙酸于 1 000 mL 容量瓶中,用水溶解并定容至刻度。

④Mcllvaine 缓冲溶液:将 1 000 mL 0.1 mol/L 柠檬酸溶液与 625 mL 0.2 mol/L 磷酸氢二钠溶液混合,必要时用氢氧化钠或盐酸调节 pH＝4.0(±0.05)。

⑤甲醇:高效液相色谱纯;乙腈:高效液相色谱纯;乙酸乙酯;乙二胺四乙酸二钠($Na_2EDTA \cdot 2H_2O$);三氟乙酸;柠檬酸($C_5H_8O_7 \cdot H_2O$);磷酸氢二钠($Na_2HPO_4 \cdot 12H_2O$)。

⑥Na₂ EDTA-Mcllvaine 缓冲溶液:0.1 mol/L。称取 60.50 g 乙二胺四乙酸二钠(Na_2-EDTA $\cdot$ $2H_2O$)放入 1 625 mL Mcllvaine 缓冲溶液中,使其溶解,摇匀。

⑦甲醇＋水(1+19):量取 5 mL 甲醇与 95 mL 水混合;甲醇＋乙酸乙酯(1+9):量取 10 mL 甲醇与 90 mL 乙酸乙酯混合;Oasis HLB 固相萃取柱 60 mg,3 mL 或相当者。使用前分别用 5 mL 甲醇和 5 mL 水预处理,保持柱体湿润。

⑧甲醇＋三氟乙酸水溶液(1+19):量取 50 mL 甲醇与 950 mL 三氟乙酸水溶液混合;标准物质:二甲胺四环素、土霉素、四环素、去甲基金霉素、金霉素、甲烯土霉素、强力霉素。纯度均大于等于 95%。

⑨标准储备液:准确称取按其纯度折算为 100%质量的二甲胺四环素、土霉素、四环素、去甲基金霉素、金霉素、甲烯土霉素、强力霉素各 10.0 mg,分别用甲醇溶解并定容至 100 mL,浓度相当于 100 mg/L,储备液在−18 ℃以下储存于棕色瓶中,可稳定 12 个月以上。

⑩混合标准工作溶液:根据需要,用甲醇＋三氟乙酸水溶液将标准储备液配制为适当浓度的混合标准工作溶液。混合标准工作溶液应使用前配制。

(四)操作方法

1.试样制备与保存

制样操作过程中应防止样品受到污染或残留物含量发生变化。

（1）动物肌肉、肝脏、肾脏和水产品

从所取全部样品中取出约 500 g，用组织捣碎机充分捣碎均匀，装入洁净容器中，密封，并标明标记，于 −18 ℃ 以下冷冻存放。

（2）牛奶样品

从所取全部样品中取出约 500 g，充分混匀，装入洁净容器中，密封，标明标记，于 −18 ℃ 以下冷冻存放。

2.提取

（1）动物肌肉、肝脏、肾脏和水产品

称取均质试样约 5 g（精确到 0.01 g），分别置于 50 mL 聚丙烯离心管中，分别用 20 mL、20 mL、10 mL 0.1 mol/L Na_2EDTA-Mcllvaine 缓冲液冰水浴超声提取 3 次，每次旋涡混合 1 min，超声提取 10 min，3 000 r/min 离心 5 min（温度低于 15 ℃），合并上清液（注意控制总提取液的体积不超过 50 mL），并定容至 50 mL，混匀，5 000 r/min 离心 10 min（温度低于 15 ℃），用快速滤纸过滤，待净化。

（2）牛奶

称取混匀试样约 5 g（精确到 0.01 g），置于 50 mL 比色管中，用 0.1 mol/L Na_2EDTA-Mcllvaine 缓冲液溶解并定容至 50 mL，旋涡混合 1 min，冰水浴超声 10 min，转移至 50 mL 聚丙烯离心管中，冷却至 0～4 ℃，5 000 r/min 离心 10 min（温度低于 15 ℃），快速滤纸过滤，待净化。

3.净化

准确吸取 10 mL 提取液（相当于 1 g 样品），以 1 滴/s 的速度过 HLB 固体萃取柱，待样液完全流出后，依次用 5 mL 水和 5 mL 甲醇＋水（1＋19）淋洗，弃去全部流出液。2.0 kPa 以下减压抽干 5 min，最后用 10 mL 甲醇＋乙酸乙酯（1＋9）洗脱。将洗脱液吹氮浓缩至干（温度低于 40 ℃），0.5 mL（高效液相色谱法）甲醇＋三氟乙酸水溶液（1＋19）溶解残渣，过 0.45 μm 滤膜，待测定。

4.液相色谱条件

色谱柱：Incrtsil C8-3，5 μm，250 mm×4.6 mm（内径），或相当者；流动相：甲醇＋乙腈＋10 mmol/L 三氟乙酸，洗脱梯度见表 14-5（柱平衡时间 5 min）；流速：1.5 mL/min；柱温：30 ℃；进样量：100 μL；检测波长：350 nm。

表 14-5 分离 7 种四环素类药物的液相色谱流动相洗脱梯度

时间/min	甲醇/%	乙腈/%	10 mmol/L 三氟乙酸/%
0	1	4	95
5	6	24	70
9	7	28	65
12	0	35	65
15	0	35	65

5.测定

根据样液中被测四环素类兽药残留的含量情况。选定峰高相近的标准工作溶液。标准工作溶液和样液中四环素类兽药残留的影响值均应在仪器的检测线性范围内。对标准工作溶液和样液等体积参插进样测定。在上述色谱条件下,二甲胺四环素、土霉素、四环素、去甲基金霉素、金霉素、甲烯土霉素、强力霉素的参考保留时间分别约为 6.3 min、7.5 min、7.9 min、8.7 min、9.8 min、10.4 min、10.8 min。

6.空白试验

除不加试样外,均按上述测定步骤进行。

7.结果计算与表述

采用外标法定量,按下式计算四环素类兽药残留量

$$X = \frac{A_x \times c_s \times V}{A_s \times m}$$

式中:X—样品中待测组分的含量,$\mu g/kg$;A_x—测定液中待测组分的峰面积;c_s—标准液中待测组分的含量,$\mu g/L$;V—定容体积,mL;A_s—标准液中待测组分的峰面积;m—最终样液所代表的样品质量,g。

8.测定低限

高效液相色谱法中二甲胺四环素、土霉素、四环素、去甲基金霉素、金霉素、甲烯土霉素和强力霉素的测定低限均为 50.0 $\mu g/kg$。

9.注意

四环素类兽药残留量快速检测的方法包括四环素类酶联免疫试剂盒、四环素类快速检测试纸条和四环素类荧光定量快速检测卡。

方法二:快速检测试纸条

(一)实验目的

通过实验了解和掌握用快速检测试纸条测定奶样中四环素类药物(四环素、土霉素、金霉素、强力霉素)的残留量。

(二)实验原理

检测试纸条含有被事先固定于硝酸纤维素膜测试区(T)的抗原和控制区(C)的Ⅱ抗。微孔中的金标抗体经奶样溶解后,50 ℃孵育 3 min,将试纸条插入金标微孔中反应 3 min,根据 T 区、C 区的颜色深浅对比判读结果。无论样品中有无四环素类存在,C 区都会出现一条紫红色条带。

(三)操作方法

①将待检奶样和产品组分恢复至室温,取所需量金标微孔和试纸条,做好标记并置于桌面上。

②将待检奶样充分摇匀后,吸取 200 μL 于金标微孔中,小心吹打至孔底的紫红色颗粒完全溶解。

③将金标微孔置于 50 ℃温育器中温育 3 min。

④将试纸条插入金标微孔中,使样品垫充分浸入奶样中,并反应 3 min。

⑤从金标微孔中取出试纸条,弃去试纸条下端的样品垫,判定结果。

(四)结果判定

①阴性:C 线显色,T 线比 C 线颜色深或者一致,检测结果为阴性。

②阳性:C 线显色,T 线比 C 线颜色浅或者没有颜色,检测结果为阳性。

③无效:C 线不显色,无论 T 线是否显色,该试纸条均判为无效。

(五)注意事项

不要混用来自不同批号的试纸条和金标微孔。

应避免延误将试纸条插入和取出金标微孔的操作,以保证各样品温育时间的一致。

试纸条开封后,1 h 内立即使用,本试纸条为一次性产品,请勿重复使用。

本检测试纸条有效期为 12 个月,(20±5) ℃干燥处保存,不可冷冻,避免阳光直晒。

五、动物源性食品中硝基呋喃类药物代谢物残留量的测定

高效液相色谱/串联质谱法

(一)实验目的

通过实验了解和掌握肉、内脏、鱼、虾、蛋、奶、蜂蜜和肠衣中硝基呋喃类药物代谢:3-氨基-2-恶唑酮、5-吗啉甲基-3-氨基-2-恶唑烷基酮、1-氨基-乙内酰脲和氨基脲残留量的定性确证和定量测定。

(二)实验原理

样品经盐酸水解,邻硝基苯甲醛过夜衍生,调 pH 7.4 后,用乙酸乙酯提取,正已烷净化。分析物采用高效液相色谱/串联质谱定性检测,采用同位素内标法进行定量测定。

参考 GB/T 21311—2007《动物源性食品中硝基呋喃类药物代谢物残留量检测方法　高效液相色谱/串联质谱法》。农业部 193 公告已将硝基呋喃类:呋喃唑酮、呋喃它酮、呋喃苯烯酸钠及其制剂列入农业部养殖全程禁用药物清单。

(三)仪器和试剂

1.仪器

恒温箱,均质器,振荡器,离心机,氮吹仪,容量瓶,刻度试管,移液枪,旋转蒸发仪,组织捣碎机,涡旋混合器,具塞塑料离心管,天平:感量 0.01 g,分析天平:感量 0.000 01 g,pH 计:测量精度 0.02±pH 单位,液相色谱/串联质谱仪:配电喷雾离子源。

2.试剂

①甲醇:高效液相色谱级,乙腈:高效液相色谱级,乙酸乙酯:高效液相色谱级,正己烷:高

效液相色谱级,浓盐酸,氢氧化钠,甲酸:高效液相色谱级,邻硝基苯甲醛,三水磷酸钾,乙酸铵。

②0.2 mol/mL 盐酸溶液:准确量取 17 mL 浓盐酸,用水定容至 1 L。

③2.0 mol/L 氢氧化钠溶液:准确称取 80 g 氢氧化钠,用水溶解并定容至 1 L。

④0.3 mol/L 磷酸钾溶液:准确称取 79.893 g 三水磷酸钾,用水溶解并定容至 1 L。

⑤邻硝基苯甲醛溶液:准确称取 1.5 g 邻硝基苯甲醛,用甲醇溶解并定容至 100 mL。

⑥乙腈饱和的正己烷:量取正己烷 80 mL 于 100 mL 分液漏斗中,加入适量乙腈后,剧烈振摇,待分配平衡后,弃去乙腈层即得。

⑦0.1％甲酸水溶液(含 0.000 5 mol/L 乙酸铵):准确量取 1 mL 甲酸和称取 0.038 6 g 乙酸铵于 1 L 容量瓶中,用水定容至 1 L。

⑧标准物质:3-氨基-2-恶唑酮、5-吗淋甲基-3-氨基-2-恶唑烷基酮、1-氨基-乙内酰脲和氨基脲,纯度≥99％。内标物质。

⑨标准储备液:分别准确称取适量标准品(精确至 0.000 1 g),用乙腈溶解,配制成浓度为 100 mg/L 的标准储备溶液,-18 ℃冷冻避光保存,有效期 3 个月。

⑩混合中间标准溶液:准确移取标准储备液各 1 mL,于 100 mL 容量瓶中,用乙腈定容至刻度,配制成质量浓度为 1 mg/L 的混合中间标准溶液,4 ℃冷藏避光保存,有效期 1 个月。

⑪混合标准工作溶液:准确移取 0.1 mL 混合标准溶液于 10 mL 容量瓶中,用乙腈定容至刻度,配制成质量浓度为 0.01 mg/L 的混合标准工作溶液,4 ℃冷藏避光保存,有效期 1 周。

⑫内标储存液:准确称取适量内标物质(精确至 0.000 1 g),用乙腈溶伴,配制成浓度为 100 mg/L 的标准储备溶液,-18 ℃冷冻避光保存,有效期 3 个月。

⑬中间内标标准容液:准确移取 1 mL 内标储备液于 100 mL 容量瓶中,用乙腈定容至刻度,配制成质量浓度为 1 mg/L 的中间内标标准溶液,4 ℃冷藏避光保存,有效期 1 个月。

⑭混合内标标准溶液:准确移取中间内标标准溶液各 0.1 mL 于 10 mL 容量瓶中。用乙腈定容至刻度,配制成质量浓度为 0.01 mg/L 的混合内标标准溶液,4 ℃冷藏避光保存,有效期 1 周。

⑮微孔滤膜:0.20 μm,有机相。

⑯氮气:纯度≥99.999％。氩气:纯度≥99.999％。

注:以上所用的试剂,除特别注明者外均为分析纯试剂;水为符合 GB/T 6682 规定的一级水。

3.试料的制备与保存

①肌肉、内脏、鱼和虾:从原始样品取出有代表性样品约 500 g,用组织捣碎机充分捣碎混匀;均分成 2 份,分别装入洁净容器作为试样,密封,并标明标记。将试样置于-18 ℃冷冻避光保存。

②肠衣:从原始样品取出有代表性样品约 100 g,用剪刀剪成边长＜5 mm 的方块,混匀后均分成 2 份,分别装入洁净容器作为试样,密封,并标明标记。将试样置于-18 ℃冷冻避光保存。

③蛋:从原始样品取出有代表性样品约 500 g,去壳后用组织捣碎机搅拌充分混匀,均分成 2 份,分别装入洁净容器作为试样,密封,并标明标记。将试样置于-4 ℃冷冻避光保存。

④奶和蜂蜜:从原始样品取出有代表性样品约 500 g,用组织捣碎机充分棍匀,均分成 2 份,分别装入洁净容器作为试样密封,并标明标记。将试样置于 -4 ℃冷冻避光保存。

注:在制样的操作过程中,应防止样品污染或残留物含量发生变化。

(四)操作方法

1. 样品处理

(1)水解和衍生化

①肌肉、内脏、鱼、虾和肠衣:称取约 2 g 试样(精确至 0.01 g)于 50 mL 塑料离心管中,加入 10 mL 甲醇-水混合溶液(1+1,体积比),振荡 10 min 后,以 4 000 r/min 离心 5 min,弃去液体。残留物中加入10 mL 0.02 mol/L 盐酸,用均质器以 10 000 r/min 均质 1 min 后,再依次加入混合内标标准溶液 100 μL,邻硝基苯甲醛溶液 100 μL,涡动混合 30 s 后,再振荡 30 min,置 37 ℃恒温箱中过夜(16 h)反应。

②蛋奶和蜂蜜:称取约 2 g 试样(精确至 0.01 g)于 50 mL 塑料离心管中,加入 10~20 mL 0.2 mol/L 盐酸(以样品完全浸润为准),用均质器以 10 000 r/min 均质 1 min 后,再依次加入混合内标标准溶液 100 μL,邻硝基苯甲醛溶液 100 μL,涡动混合 30 s 后,再振荡 30 min,置 37 ℃恒温箱中过夜(16 h)反应。

(2)提取和净化

取出样品,冷却至室温,加入 1~2 mL 0.3 mol/L 磷酸钾(1 mL 盐酸溶液加 0.1 mL 磷酸钾溶液),用 2.0 mol/L 氢氧化钠调 pH 7.4±0.2 后,再加入 10~20 mL 乙酸乙酯(乙酸乙酯加入体积与盐酸溶液体积一致),震荡提取 10 min 后,以 10 000 r/min 离心 10 min,收集乙酸乙酯层。残留物用 10~20 mL 乙酸乙酯再提取一次,合并乙酸乙酯层。收集液在 40 ℃下用 N_2 吹干,残渣用 1 mL 0.1%甲酸水溶液溶解,再用 3 mL 乙腈饱和的正己烷分两次液-液分配,去除脂肪。下层水相过 0.20 μm 微孔滤膜后,取 10 μL 供仪器测定。

(3)混合基质标准溶液的配制

①肌肉、内脏、鱼、虾和肠衣:称取 5 份约 2 g 的阴性试样(精确至 0.01 g)于 50 mL 塑料离心管中,加入 10 mL 甲醇-水混合溶液(1+1,体积比),振荡 10 min 后,4 000 r/min 离心 5 min,弃去液体。残留物中加入 10 mL 0.2 mol/L 盐酸,用均质器以 10 000 r/min 均质 1 min 后,按照最终定容浓度:1、5、10、50、100 ng/mL,分别加入混合中间标准溶液或混合标准工作溶液,再加入混合内标标准溶液 100 μL。余下操作同前。

②蛋、奶和蜂蜜:称取 5 份 2 g 的阴性试样(精确至 0.01 g)于 50 mL 塑料离心管中,加入 10~20 mL 0.2 mol/L 盐酸(以样品完全浸润为准),用均质器以 10 000 r/min 均质 1 min 后,按照最终定容浓度:1、5、10、50、100 ng/mL,分别加入混合中间标准溶液或混合标准工作溶液,再加入混合内标标准溶液 100 μL。余下操作同前。

2. 测定

(1)液相色谱条件

色谱柱:C18(150 mm×2.1 mm, 粒径 3.5 μm),或相当者。柱温:30 ℃。流速:0.2 mL/min。进样量:10 μL。流动相及洗脱条件见表 14-6。

表 14-6 流动相及梯度洗脱条件

时间/min	流动相 A(乙腈)/%	流动相 B(0.1%甲酸水溶液)/%
0	10	90
7.00	90	10
10.00	90	10
10.01	10	90
20.00	10	90

(2)质谱条件

毛细管电压:3.5 kV。离子源温度:120 ℃。去溶剂温度:350 ℃。锥孔气流:氮气,流速 100 L/h。去溶剂气流:氮气,流速 600 L/h。碰撞气:氮气,碰撞气压 2.60×10⁻⁴ Pa。扫描方式:正离子扫描。检测方式:多反应监测(MRM)。

(3)液相色谱/串联质谱测定

①定性测定:按照上述条件测定样品和混合基质标准溶液,如果样品的质量色谱峰保留时间与混合基质标准溶液一致,定性离子对的相对丰度与浓度相当的混合基质标准溶液的相对丰度一致,相对丰度偏差不超过表 14-7 的规定,则可判断样品中存在相应的被测物。

表 14-7 定性测定离子相对丰度的允许偏差范围

相对丰度/%	允许偏差/%
>50	±20
>20~50	±25
>10~20	±30
≤10	±50

②定量测定:按照内标法进行定量计算。

(4)平行试验

按照以上步骤对同一试样进行平行试验测定。

(5)空白试验

除不称取试样外,均按照以上步骤进行。

(五)计算

$$X = \frac{R \times c \times V}{R_s \times m}$$

式中:X—试样中分析物的含量,μg/kg;R—样液中的分析物与内标物峰面积比值;c—混合基质标准溶液中分析物的浓度,ng/mL;V—样液最终定容体积,mL;R_s—混合基质标准溶液中的分析物与内标物峰面积比值;m—试样的质量,g。

注:计算结果需扣除空白值。

六、水产品、奶样和畜产品中大环内酯类药物残留量的测定方法

方法一:液相色谱-串联质谱法

(一)实验目的

通过实验了解和掌握用液相色谱-串联质谱法测定水产品(鱼、虾、蟹和贝类等)中大环内酯类药物(竹桃霉素、红霉素、克拉霉素、阿奇霉素、吉他霉素、交沙霉素、螺旋霉素、替米考星和泰乐霉素)的残留量。根据《NY 5070—2002 无公害水产品中渔药残留限量》标准,红霉素和泰乐霉素被列为水产禁用药物。

(二)原理

试样中大环内酯类药物的残留经乙腈提取,正己烷除脂,中性氧化铝柱净化,液相色谱-串联质谱法测定,外标法定量。本方法参考:GB 31660.1—2019 水产品中大环内酯类药物残留量的测定方法:液相色谱-串联质谱法。

(三)仪器、试剂和材料

1.仪器

液相色谱-串联质谱仪(配电喷雾离子源)、分析天平(感量 0.000 01 g 和 0.01 g)、涡旋混合器(3 000 r/min)、移液枪(200 μL,1 mL,5 mL)、离心机(4 000 r/min)、梨形瓶(100 mL)、超声波振荡器、旋转蒸发器、氮吹仪。

2.试剂

除另有规定外,所有试剂均为分析纯,水为符合 GB/T 6682 规定的一级水。

①乙腈(CH_3CN):色谱纯;甲醇(CH_3OH):色谱纯;正己烷(C_6H_{14}):色谱纯;甲酸(HCOOH):色谱纯;乙酸铵(CH_3COONH_4);异丙醇($(CH_3)_2CHOH$)。

②溶液配制:乙腈饱和正己烷:取正己烷 200 mL 于 250 mL 分液漏斗中,加入适量乙腈后,剧烈振摇,待分配平衡后,弃去乙腈层即得;0.05 mol/L 乙酸铵溶液:取乙酸铵 0.77 g,用水溶解并稀释至 200 mL;0.1%甲酸溶液:取甲酸 1 mL,用水溶解并稀释至 1 000 mL;定容液:取乙腈 20 mL 和乙酸铵溶液 80 mL,混合均匀。

③标准品:竹桃霉素、红霉素、克拉霉素、阿奇霉素、交沙霉素、螺旋霉素、替米考星、泰乐菌素含量均≥92.0%,吉他霉素含量≥72.0%,具体见附录 A。

④标准溶液制备:标准储备液:取竹桃霉素、红霉素、克拉霉素、阿奇霉素、吉他霉素、交沙霉素、螺旋霉素、替米考星和泰乐菌素标准品各适量(相当于各活性成分约 10 mg),精密称定,分别于 100 mL 棕色量瓶中,用甲醇溶解并稀释至刻度,配制成浓度为 100 μg/mL 大环内酯类药物标准储备液。红霉素、克拉霉素和泰乐菌素-20 ℃以下避光保存,竹桃霉素、阿奇霉素、吉他霉素、交沙霉素、螺旋霉素、替米考星 4 ℃以下避光保存,有效期 3 个月。

⑤混合标准工作液:精密量取标准储备液各 1 mL,于 10 mL 棕色容量瓶中,用甲醇溶解并稀释至刻度,配制成浓度为 10 μg/mL 大环内酯类药物混合标准工作液。4 ℃以下避光保

存,有效期 1 个月。

3. 材料

中性氧化铝固相萃取柱(2 g/6 mL,或相当者)、尼龙微孔滤膜(0.22 μm)。

(四)试料的制备与保存

取适量新鲜或解冻的空白或供试组织,绞碎,并使均质。

①取均质后的供试样品,作为供试试料。

②取均质后的空白样品,作为空白试料。

③取均质后的空白样品,添加适宜浓度的标准工作液,作为空白添加试料。

—18 ℃以下保存,3 个月内进行分析检测。

(五)操作方法

1. 提取

取试料 5 g(准确至±20 mg),于 50 mL 塑料离心管,加入乙腈 20 mL,于涡旋混合器上以 2 000 r/min 旋涡 1 min,超声 5 min,以 3 500 r/min 离心 6 min,取上清液转移至另一离心管中,残渣再加乙腈 15 mL,重复提取一次,合并上清液,备用。

2. 净化

中性氧化铝固相萃取柱预先用乙腈 5 mL 活化,取备用液过柱,用乙腈 5 mL 洗脱,收集洗脱液于梨形瓶中,加入异丙醇 4 mL,40 ℃旋转蒸发至干。精密加入定容液 2 mL 溶解残余物,加乙腈饱和正己烷 2 mL,转至 10 mL 离心管中,涡旋 10 s,以 3 000 r/min 离心 8 min,取下层清液过 0.22 μm 滤膜,供液相色谱-串联质谱测定。

(六)基质匹配标准曲线的制备

精密量取混合标准工作液适量,用空白样品提取液溶解稀释,配制成大坏内酯类药物浓度为 1 ng/mL、5 ng/mL、20 ng/mL、100 ng/mL、250 ng/mL、500 和 1 000 ng/mL 的系列基质标准工作溶液;现配现用。以特征离子质量色谱峰面积为纵坐标,标准溶液浓度为横坐标,绘制标准曲线。求回归方程和相关系数。

1. 测定

(1)液相色谱参考条件

色谱柱:C_{18}色谱柱(150 mm×2.0 mm,粒径 5 μm)或相当者;流动相:A:0.1%的甲酸水溶液,B:乙腈,梯度洗脱程序见表 14-8;流速:0.2 mL/min;柱温:30 ℃;进样量:10 μL。

表 14-8　流动相梯度洗脱条件

时间/min	0.1%甲酸水溶液/%	乙腈/%
0	95	5
2	95	5
10	5	95
11	95	5
16	95	5

（2）质谱参考条件

离子源：电喷雾（ESI）离子源；扫描方式：正离子扫描；检测方式：多反应监测；喷雾电压：4 000 V；离子传输毛细管温度：350 ℃；雾化气压力：248 kPa；辅助气压力：48 kPa；定性离子对、定量离子对和碰撞能量见表 14-9。

表 14-9　定性离子对、定量子离子和碰撞能量 　　　　　　　　　　　eV

化合物名称	定性离子对及碰撞能量	定量离子对及碰撞能量
竹桃霉素（OLD）	688.4/158.1(28) 688.4/544.3(16)	688.4/544.3(16)
红霉素（ERM）	734.4/158.2(28) 734.4/576.2(18)	734.4/576.2(18)
克拉霉素（CLA）	748.5/158.1(28) 748.5/590.4(18)	748.5/158.1(28)
阿奇霉素（AZI）	749.5/158.0(36) 749.5/591.4(27)	749.5/158.0(36)
吉他霉素（KIT）	772.4/109.4(33) 772.4/174.3(30)	772.4/174.3(30)
交沙霉素（JOS）	828.3/109.4(35) 828.3/174.1(32)	828.3/174.1(32)
螺旋霉素（SPI）	843.4/174.2(36) 843.4/142.1(40)	843.4/174.2(36)
替米考星（TIL）	869.5/137.7(41) 869.5/696.3(36)	869.5/696.3(36)
泰乐菌素（TYL）	916.4/174.2(36) 916.4/772.2(29)	916.4/174.2(36)

（3）测定法

①定性测定：在同样测试条件下，试样溶液中大环内酯类药物的保留时间与标准工作液中大环内酯类药物的保留时间之比，偏差在±5％以内，且检测到的离子的相对丰度，应当与浓度相当的校正标准溶液相对丰度一致。其允许偏差应符合表 14-10 要求。

表 14-10　定性确证时相对离子丰度的允许偏差 　　　　　　　　　　　%

相对离子丰度	允许偏差
＞50	±20
20～50	±25
10～20	±30
≤10	±50

②定量测定：按设定仪器条件，以基质标准工作溶液浓度为横坐标，以峰面积为纵坐标，绘制标准工作曲线，作单点或多点校准，按外标法计算试样中药物的残留量，定量离子采用

丰度最大的二级特征离子碎片。标准溶液特征离子质量色谱图参见附录 B。

(七)计算

除不加试料外,均按上述测定步骤进行。

试样中待测药物的残留量按下式计算:

$$X = \frac{C_s \times A \times V}{A_s \times m}$$

式中:X—试样中被测组分的残留量,$\mu g/kg$;C_s—标准工作液测得的被测组分溶液质量浓度,ng/mL;A—试样溶液中被测组分峰面积;A_s—标准工作液被测组分峰面积;V—试样溶液定容体积,mL;m—试料质量,g。

注:计算结果需扣除空白值。测定结果用两次平行测定的算术平均值表示,保留 3 位有效数字。

(八)方法灵敏度、准确度和精密度

1. 灵敏度

本方法的检测限为 $1.0\ \mu g/kg$;红霉素、替米考星定量限为 $2.0\ \mu g/kg$,竹桃霉素、克拉霉素、阿奇霉素、吉他霉素、交沙霉素、螺旋霉素、泰乐菌素定量限为 $4.0\ \mu g/kg$。

2. 准确度

红霉素、替米考星在 $2.0\sim40\ \mu g/kg$ 添加浓度的回收率为 $70\%\sim120\%$;竹桃霉素、克拉霉素、阿奇霉素、吉他霉素、交沙霉素、螺旋霉素、泰乐菌素在 $4.0\sim40\ \mu g/kg$ 添加浓度的回收率为 $70\%\sim120\%$。

3. 精密度

本方法的批内相对标准偏差$\leqslant15\%$,批间相对标准偏差$\leqslant15\%$。

方法二:快速检测试纸条

(一)实验目的

通过实验了解和掌握用快速检测试纸条测定奶样中泰乐菌素的残留。

(二)实验原理

检测试纸条含有被事先固定于硝酸纤维素膜测试区(T)的抗原和控制区(C)的Ⅱ抗。微孔中的金标抗体经奶样溶解后,50 ℃孵育 3 min,将试纸条插入金标微孔中反应 5 min,若样品为阴性,加样后在 T 区出现一条紫红色条带;若样品为阳性,则 T 区不会出现紫红色条带。无论样品中有无泰乐菌素存在,C 区都会出现一条紫红色条带。

(三)操作方法

①将待检奶样和产品组分恢复至室温,取所需量金标微孔和试纸条,做好标记并置于桌面上。

②将待检奶样充分摇匀后,吸取 $200\ \mu L$ 于金标微孔中,小心吹打至孔底的紫红色颗粒完全溶解。

③将金标微孔置于 50 ℃温育器中温育 3 min。

④将试纸条插入金标微孔中,使样品垫充分浸入奶样中,并反应 5 min。

⑤从金标微孔中取出试纸条,弃去试纸条下端的样品垫,判定结果。

(四)结果判定

①阴性:C 线显色,T 线比 C 线颜色深或者一致,检测结果为阴性。

②阳性:C 线显色,T 线比 C 线颜色浅或者没有颜色,检测结果为阳性。

③无效:C 线不显色,无论 T 线是否显色,该试纸条均判为无效。

(五)注意事项

不要混用来自不同批号的试纸条和金标微孔。

应避免延误将试纸条插入和取出金标微孔的操作,以保证各样品温育时间一致。

试纸条开封后,1 h 立即使用。

本试纸条为一次性产品,请勿重复使用。

20(±5)℃干燥处保存,不可冷冻,避免阳光直晒。

本检测试纸条有效期为 12 个月。

方法三:酶联免疫试剂盒

(一)实验目的

通过实验了解和掌握用红霉素酶联免疫试剂盒测定畜产品中红霉素的残留。红霉素属大环内酯类抗生素,主要用于抗畜禽细菌及支原体感染,也可作猪的饲料添加剂以促进增重和提高饲料转换率。

(二)实验原理

畜产品中的红霉素与酶标板上固定的红霉素特异性竞争抗体,当肉品中不含红霉素或红霉素含量很少时,更多的抗体就会与酶标板上的红霉素结合,结合物被固定在酶标板上,加入酶标记物以后,底物被催化显色,根据显色的深浅来判断样品中红霉素含量。显色越深,含量越少,显色越浅,含量越多。

(三)操作方法

①每 2.0 g 动物组织匀浆物,加入 6～10 mL 乙腈,混匀,3 000 g 以上室温离心 10 min,收集上清液;将每 2 mL 所述上清液吹干,加入试剂盒中浓缩复溶液 1～4 mL,混匀,取样进行分析;所述乙腈的体积优选为 8 mL;所述浓缩复溶液的体积为 2 mL。

②用酶联免疫试剂盒检测样品。

③分析检测结果。

(四)注意事项

试剂盒贮存于 2～8 ℃环境中,切勿冷冻。

使用试剂盒前,将盒内各组分放在实验台上恢复至室温。

各试剂在使用前应摇匀,混合时避免出现气泡。

七、奶中喹诺酮类药物残留的测定

方法一:高效液相色谱法

(一)实验目的

通过实验了解用高效液相色谱法测定牛奶中喹诺酮类(环丙沙星、达氟沙星、恩诺沙星、沙拉沙星和二氟沙星)单个或多个药物的残留量。根据 NY 5070—2002 公告,环丙沙星被列为水产禁用药物。

(二)实验原理

试料中残留的喹诺酮类药物,用乙腈提取,旋转蒸发至近干,流动相溶解。高效液相色谱-荧光测定,外标法定量。本方法参考 GB 29692—2013《食品安全国家标准 牛奶中喹诺酮类药物多残留的测定 高效液相色谱法》。

(三)仪器和试剂

1.仪器

高效液相色谱仪(配荧光检测器)、分析天平(感量 0.000 01 g)、天平(感量 0.01 g)、振荡器、离心机、聚四氟乙烯离心管(50 mL)、鸡心瓶(25 mL)、滤膜(0.45 μm)。

2.试剂

以下所有的试剂,除特别标明者外均为分析纯试剂;水为符合 GB/T 6682 规定的一级水。

①达氟沙星、恩诺沙星、盐酸环丙沙星、盐酸沙拉沙星和盐酸二氟沙星对照品:含量≥99.0%、磷酸、氢氧化钠、乙腈:色谱纯、三乙胺。

②氢氧化钠饱和溶液:取氢氧化钠适量,加水振荡使成饱和溶液,冷却后,置聚乙烯塑料瓶中,静置,澄清。

③5 mol/L 氢氧化钠溶液:取氢氧化钠饱和溶液 28 mL,用水溶解并稀释至 100 mL。

④0.03 mol/L 氢氧化钠溶液:取 5 mol/L 氢氧化钠溶液 0.6 mL,用水溶解并稀释至 100 mL。

⑤0.05 mol/L 磷酸三乙胺溶液:取磷酸 3.4 mL,用水溶解并稀释至 1 000 mL。用三乙胺调 pH 至 2.4。

⑥喹诺酮类药物混合标准储备液:精密称取达氟沙星对照品 10 mg,恩诺沙星、环丙沙星、沙拉沙星和二氟沙星对照品各 50 mg,于 50 mL 容量瓶中,用 0.03 mol/L 氢氧化钠溶液溶解并稀释至刻度,配制成达氟沙星浓度为 0.2 mg/mL,环丙沙星、恩诺沙星、沙拉沙星和二氟沙星浓度为 1 mg/mL 的喹诺酮类药物混合标准储备液。2~8 ℃保存,有效期 3 个月。

⑦喹诺酮类药物混合标准工作液:精密量取喹诺酮类药物混合标准储备液 1.0 mL,于 100 mL 容量瓶中,用流动相稀释,配制成达氟沙星浓度为 2 μg/mL,环丙沙星、恩诺沙星、沙

拉沙星和二氟沙星浓度为 $10~\mu g/mL$ 的喹诺酮类药物混合标准工作液。$2\sim8~℃$ 保存,有效期 1 周。

3. 试料的制备与保存

取适量新鲜或冷藏的空白或供试牛奶,混合均匀。

①取均质后的供试样品,作为供试试料。

②取均质后的空白样品,作为空白试料。

③取均质后的空白样品,添加适宜浓度的标准工作液,作为空白添加试料。

$-20~℃$ 以下保存。

(四)操作方法

1. 提取

称取试料(2 ± 0.05) g,于 50 mL 离心管中,加磷酸 $100~\mu L$,乙腈 4 mL,涡旋混匀,中速振荡 5 min,10 000 r/min 离心 10 min,取上清液于另一离心管中,加正己烷 5 mL,涡旋 1 min,静置,取下层清液于 25 mL 鸡心瓶中。残渣中加乙腈 4 mL,重复提取一次,上清液经同一份正己烷分配,合并两次提取液,于 50 ℃ 旋转蒸发至仅剩余不易蒸干的黄色油滴。用流动相 1.0 mL 溶解残余物,滤膜过滤,供高效液相色谱法测定。

2. 标准曲线制备

精密量取喹诺酮类药物混合标准工作液适量,用流动相稀释,配制成浓度环丙沙星、恩诺沙星、沙拉沙星和二氟沙星为 5、10、50、100、300 和 500 $\mu g/L$,达氟沙星浓度为 1、2、10、20、60 和 100 $\mu g/L$ 的系列标准溶液,供高效液相色谱测定。以测得峰面积为纵坐标,对应的标准溶液为横坐标,绘制标准曲线。求回归方程和相关系数。

3. 测定

(1)色谱条件

①色谱柱:C_{18}(250 mm×4.6 mm,粒径 5 μm),或相当者。

②流动相:0.05 mol/L 磷酸溶液-三乙胺+乙腈(90 + 10,体积比),滤膜过滤。

③流速:1.8 mL/min。

④检测波长:激发波长 280 nm;发射波长 450 nm。

⑤柱温:30 ℃。

⑥进样量:20 μL。

(2)测定

取试样溶液和相应的标准溶液,作单点或多点校准,按外标法,以峰面积计算。标准溶液中环丙沙星、达氟沙星、恩诺沙星、沙拉沙星和二氟沙星响应值应在仪器检测的线性范围之内。在上述色谱条件下,标准溶液和空白组织添加试样溶液的高效液相色谱图见实验拓展 C。

(3)空白试验

除不加试料外,采用完全相同的测定步骤进行平行操作。

(五)计算

试料中喹诺酮类药物残留量(μg/kg)按下式计算：

$$X = \frac{c \times V}{m}$$

式中：X—供试试料中相应的喹诺酮类药物残留量，μg/kg；c—试样溶液中相应的喹诺酮类药物质量浓度，ng/mL；V—溶解残渣所用流动相体积，mL；m—供试试料质量，g。

注：计算结果需扣除空白值，测定结果用平行测定的算术平均值表示，保留 3 位有效数字。

(六)检测方法灵敏度、准确度、精密度

1. 灵敏度

本方法环丙沙星、恩诺沙星、沙拉沙星和二氟沙星的检测限为 5 μg/kg，定量限为 10 μg/kg；达氟沙星的检测限为 1 μg/kg，定量限为 2 μg/kg。

2. 准确度

本方法在 10～100 μg/kg 添加浓度水平上的回收率为 60%～100%。

3. 精密度

本方法的批内相对标准偏差≤15%，批间相对标准偏差≤20%。

方法二：快速检测试纸条

(一)实验目的

通过实验了解和掌握用快速检测试纸条测定奶样中喹诺酮类药物(恩诺沙星、环丙沙星、达氟沙星、氟甲喹、沙拉沙星、二氟沙星、诺氟沙星、洛美沙星、培氟沙星、氧氟沙星、依诺沙星、麻保沙星、噁喹酸、氟罗沙星和左旋氧氟沙星)的残留。喹诺酮类快速检测试纸条具有方便、快速、灵敏等特点，适用于现场大批量样品检测。

(二)实验原理

检测试纸条含有被事先固定于硝酸纤维素膜测试区(T)的抗原和控制区(C)的Ⅱ抗。微孔中的金标抗体经奶样溶解后，50 ℃孵育 3 min，将试纸条插入金标微孔中反应 5 min，若样品为阴性，加样后在 T 区出现一条紫红色条带；若样品为阳性，则 T 区不会出现紫红色条带。无论样品中有无喹诺酮类药物存在，C 区都会出现一条紫红色条带。

(三)操作方法

①将待检奶样和产品组分恢复至室温，取所需量金标微孔和试纸条，做好标记并置于桌面上。

②将待检奶样充分摇匀后，吸取 200 μL 于金标微孔中，小心吹打至孔底的紫红色颗粒完全溶解。

③将金标微孔置于 50 ℃温育器中温育 3 min。

④将试纸条插入金标微孔中,使样品垫充分浸入奶样中,并反应 5 min。

⑤从金标微孔中取出试纸条,弃去试纸条下端的样品垫,判定结果。

(四)结果判定

①阴性:C 线显色,T 线比 C 线颜色深或者一致,检测结果为阴性。

②阳性:C 线显色,T 线比 C 线颜色浅或者没有颜色,检测结果为阳性。

③无效:C 线不显色,无论 T 线是否显色,该试纸条均判为无效。

(五)注意事项

不要混用来自不同批号的试纸条和金标微孔。

应避免延误将试纸条插入和取出金标微孔的操作,以保证各样品温育时间的一致。

试纸条开封后,1 h 立即使用,本试纸条为一次性产品,请勿重复使用。

本检测试纸条有效期为 12 个月,(20±5) ℃干燥处保存,不可冷冻,避免阳光直晒。

八、动物源性食品中青霉素类药物残留量的测定

方法一:液相色谱-串联质谱法

(一)实验目的

通过实验了解和掌握牛奶中青霉素类抗生素残留量检测的制样和液相色谱-串联质谱测定方法。

(二)实验原理

样品中青霉素类抗生素残留物用乙腈-水溶液提取,提取液经浓缩后,用缓冲溶液溶解,固相萃取小柱净化,洗脱液经氮吹后,用液相色谱-质谱/质谱测定,外标法定量。本方法参考农业部 781 号公告-11-2006 牛奶中青霉素类药物残留量的测定:高效液相色谱法。

(三)仪器和试剂

1.仪器

液相色谱-质谱/质谱仪(配有电喷雾离子源)、旋转蒸发器、固相萃取装置、离心机、均质器、涡旋混合器、pH 计、氮吹仪。

2.试剂和材料

乙腈(高效液相色谱级)、甲醇(高效液相色谱级)、甲酸(高效液相色谱级)、氯化钠、氢氧化钠、磷酸二氢钾、磷酸氢二钾。

①0.1 mol/L 氢氧化钠:称取 4 g 氢氧化钠,并用水稀释至 1 000 mL。

②0.05 mol/L 磷酸盐缓冲溶液(pH＝8.5):称取 8.7 g 磷酸氢二钾,超纯水溶液,稀释至 1 000 mL,用磷酸二氢钾调节 pH 至 8.5±0.1。

③0.025 mol/L 磷酸盐缓冲溶液(pH＝7.0):称取 3.4 g 磷酸氢二钾,超纯水溶液,稀释至 1 000 mL,用磷酸二氢钾调节 pH 至 7.0±0.1。

④0.01 mol/L 磷酸盐缓冲溶液(pH＝4.5):称取 0.77 g 乙酸铵,超纯水溶液,稀释至 1 000 mL,用磷酸二氢钾调节 pH 至 4.5±0.1。

⑤11 种青霉素类抗生素标准品:羟氨苄青霉素、氨苄青霉素、邻氯青霉素、双氯青霉素、乙氧萘胺青霉素、苯唑青霉素、苄青霉素、苯氧甲基青霉素、苯咪青霉素、甲氧苯青霉素、苯氧乙基青霉素纯度均大于等于 95%。

⑥11 种青霉素类抗生素标准储备溶液:分别称取适量标准品,分别用乙腈水溶液溶解并定容至 100 mL,各种青霉素类抗生素质量浓度为 100 μg/mL,置于－18 ℃冰箱避光保存,保存期 5 d。

⑦11 种青霉素族抗生素混合标准中间溶液:分别吸取适量的标准储备液于 100 mL 容量瓶中,用磷酸盐缓冲液定容至刻度,配成混合标准中间溶液:各种青霉素族抗生素质量浓度为:羟氨苄青霉素 500 ng/mL、氨苄青霉素 200 ng/mL、苯咪青霉素 100 ng/mL、甲氧苯青霉素 10 ng/mL、苄青霉素 100 ng/mL、苯氧甲基青霉素 50 ng/mL、苯唑青霉素 200 ng/mL、苯氧乙基青霉素 1 000 ng/mL、邻氯青霉素 100 ng/mL、乙氧萘胺青霉素 200 ng/mL、双氯青霉素 1 000 ng/mL。置于－4 ℃冰箱避光保存,保存期 5 d。

⑧混合标准工作液:准确移取标准中间溶液适量,用空白样品基质配制成不同浓度系列的混合标准工作液(用时现配)。

⑨Oasis HLB 固相萃取小柱,或相当者:500 mg,6 mL。使用前用甲醇和水相预处理,即先用 2 mL 甲醛淋洗小柱,然后用 1 mL 水淋洗小柱。

3.试料的制备与保存

取代表样品,用组织捣碎机充分捣碎,装入洁净容器,密封,并标明标记,于－18 ℃以下冷冻存放。

(四)操作方法

1.提取

①肝脏、肾脏、肌肉组织、鸡蛋样品:称取 5 g 试样(精确到 0.01 g)于 50 mL 离心管中,加入 15 mL 乙腈水溶液,均质 30 s,4 000 r/min 离心 5 min,上清液移至 50 mL 离心管中;另取一离心管,加入 10 mL 乙腈水溶液,洗涤均质器刀头,用玻璃棒捣碎离心管中的沉淀,加入上述洗涤均质器刀头溶液,在涡旋混合器上振荡 1 min,4 000 r/min 离心 5 min,上清液合并至 50 mL 离心管中,重复用 10 mL 乙腈水溶液洗涤刀头并提取一次,上清液合并至 50 mL 离心管中,用乙腈水溶液定容至 40 mL。准确移取 20 mL 入 100 mL 鸡心瓶。

②牛奶样品:称取 10 g 样品(精确到 0.01 g)于 50 mL 离心管中,加入 20 mL 乙腈,均质提取 30 s,4 000 r/min 离心 5 min,上清液转移至 50 mL 离心管;另取一离心管,加入 10 mL 乙腈水溶液,洗涤均质器刀头,用玻璃棒捣碎离心管中的沉淀,加入上述洗涤均质器刀头溶液,在涡旋混合器上振荡 1 min,4 000 r/min 离心 5 min,上清液合并至 50 mL 离心管中,重复用 10 mL 乙腈水溶液洗涤刀头并提取一次,上清液合并至 50 mL 离心管中,用乙腈水溶液定

容至 50 mL。准确移取 25 mL 入 100 mL 鸡心瓶。

将鸡心瓶于旋转蒸发器上(37 ℃水浴)蒸发除去乙腈(易起沫样品可加入 4 mL 饱和氯化钠溶液)。

2.净化

立即向已除去乙腈的鸡心瓶中加入 25 mL 磷酸盐缓冲液,涡旋混匀 1 min,用 0.1 mol/L 氢氧化钠调节 pH 为 8.5,以 1 mL/min 的速度通过经过预处理的固相萃取柱,先用 2 mL 磷酸盐缓冲液淋洗 2 次,再用 1 mL 超纯水淋洗,然后用 3 mL 乙腈洗脱(速度控制在 1 mL/min)。将洗脱液于 45 ℃下氮吹吹干,用 0.025 mol/L 磷酸盐缓冲液定容至 1 mL,过 0.45 μm 滤膜后,立即用液相色谱-质谱/质谱仪测定。

3.液相色谱/质谱条件

(1)液相色谱条件

色谱柱:C_{18}柱[250 mm×4.6 mm(内径),粒径 5 μm],或相当者。流动相:A 组分是 0.01 mol/L 乙酸铵溶液(甲酸调 pH 至 4.5);B 组分是乙腈。梯度洗脱程序见表 14-11。流速:1.0 mL/min。进样量:100 μL。

表 14-11　梯度洗脱程序

步骤	时间/min	流速/(mL/min)	组分 A/%	组分 B/%
1	0.00	1.0	98.0	2.0
2	3.00	1.0	98.0	2.0
3	5.00	1.0	90.0	10.0
4	15.00	1.0	70.0	30.0
5	20.00	1.0	60.0	40.0
6	20.10	1.0	98.0	2.0
7	30.00	1.0	98.0	2.0

(2)质谱条件

离子源:电喷雾离子源。扫描方式:正离子扫描。检测方式:多反应监测。雾化气、气帘气、辅助气、碰撞气均为高纯度氮气;使用前应调节各参数使质谱灵敏度达到检测要求,参考条件见实验拓展 E。

4.液相色谱-质谱/质谱测定

根据试样中被测物的含量情况,选取响应值相近的标准工作液一起进行色谱分析。标准工作液和待测液中青霉素族抗生素的响应值均应在仪器线性响应范围内。对标准工作液和样液等体积进行测定。在上述色谱条件下,11 种青霉素的参考保留时间分别约为:羟氨苄青霉素 8.5 min、氨苄青霉素 12.2 min、邻氯青霉素 21.5 min、双氯青霉素 23.5 min、乙氧萘胺青霉素 22.3 min、苯唑青霉素 20.3 min、苄青霉素 18.1 min、苯氧甲基青霉素 19.4 min、苯咪青霉素 16.5 min、甲氧苯青霉素 16.8 min、苯氧乙基青霉素 20.5 min。

(1)定性测定

按照上述条件测定样品和建立标准工作曲线,如果样品中化合物质量色谱峰的保留时间和标准溶液相比在±2.5%的允许偏差之内;待测化合物的定性离子对的重构离子色谱峰的信噪比大于或等于 $3(S/N \geqslant 3)$,定量离子对的重构离子色谱峰的信噪比大于或者等于 $10(S/N \geqslant 10)$;定性离子对的相对丰度与浓度相当的标准溶液相比,相对丰度偏差不超过表14-12 的规定,则可判断样品中存在相应的目标化合物。

表 14-12 定性确证时相对离子丰度的最大允许偏差

相对离子丰度	＞50%	＞20%～50%	＞10%～20%	≤10%
允许的相对偏差	±20%	±25%	±30%	±50%

(2)定量测定

按外标法使用标准工作曲线进行定量测定。

5. 空白试验

除不加试样外,均按上述操作步骤进行。

(五)计算

用色谱数据处理机或按下式计算试样中青霉素族抗生素残留量,计算结果需扣除空白值:

$$X = \frac{c \times V \times 1\,000}{m \times 1\,000}$$

式中:X—试样中青霉素族残留量,$\mu g/mL$;c—从标准曲线上得到的青霉素族残留溶液质量浓度,ng/mL;V—样液最终定容体积,mL;m—最终样液代表的试样质量,g。

(六)检测方法的测定低限与回收率

1. 测定低限(LOQ)

11 种青霉素族的抗生素的测定低限分别为:羟氨苄青霉素为 5 $\mu g/kg$,氨苄青霉素 2 $\mu g/kg$,苯咪青霉素 1 $\mu g/kg$,甲氧苯青霉素 0.1 $\mu g/kg$,苄青霉素 1 $\mu g/kg$,苯氧甲基青霉素 0.5 $\mu g/kg$,苯唑青霉素 2 $\mu g/kg$,苯氧乙基青霉素 10 $\mu g/kg$,邻氯青霉素 1 $\mu g/kg$,乙氧萘青霉素 2 $\mu g/kg$,双氯青霉素 10 $\mu g/kg$。

2. 回收率

见实验拓展 F.1 和实验拓展 F.2。

方法二:快速检测试纸条

(一)实验目的

通过实验了解和掌握用快速检测试纸条测定生乳、牛奶和奶粉中 β-内酰胺类抗生素(青霉素 G、氨苄西林、苯唑西林、萘夫西林、头孢喹肟、头孢洛宁、头孢哌酮、头孢噻呋、头孢氨苄、苄星青霉素、阿莫西林、氯唑西林、双氯西林、头孢乙腈、头孢匹林和头孢唑啉)的残留。β-内酰胺类抗生素(β-lactams,βS)快速检测试纸条具有方便、快速、灵敏等特点,适用于现场大批量样品检测。

(二)实验原理

检测试纸条硝酸纤维素膜上有一条检测线[15 种 β-内酰胺类药物(T)]和一条质控线(C)。微孔中的金标抗体经奶样溶解后,50 ℃孵育 3 min,将试纸条插入金标微孔中反应 3 min。根据 T 区、C 区的颜色深浅对比判定结果。无论样品中有无 β-内酰胺类抗生素存在,C 区都会出现一条紫红色条带。

(三)操作方法

①将待检奶样和产品组分恢复至室温,取所需量金标微孔和试纸条,做好标记并置于桌面上。

②将待检奶样充分摇匀后,吸取 200 μL 于金标微孔中,小心吹打至孔底的紫红色颗粒完全溶解。

③将金标微孔置于 50 ℃温育器中温育 3 min。

④将试纸条插入金标微孔中,使样品垫充分浸入奶样中,并反应 5 min。

⑤从金标微孔中取出试纸条,弃去试纸条下端的样品垫,判定结果。

(四)结果判定

①阴性:C 线显色,T 线比 C 线颜色深或者一致,检测结果为阴性。

②阳性:C 线显色,T 线比 C 线颜色浅或者没有颜色,检测结果为阳性。

③无效:C 线不显色,无论 T 线是否显色,该试纸条均判为无效。

(五)注意事项

不要混用来自不同批号的试纸条和金标微孔。

应避免延误将试纸条插入和取出金标微孔的操作,以保证各样品温育时间的一致。

试纸条开封后,1 h 内立即使用,本试纸条为一次性产品,请勿重复使用。

本检测试纸条有效期为 12 个月,20(±5) ℃干燥处保存,不可冷冻,避免阳光直晒。

九、动物源性食品中杆菌肽残留量的测定

液相色谱-串联质谱法

(一)实验目的

通过实验了解和掌握牛奶中杆菌肽残留量的检测方法液相色谱-串联质谱测定方法。

(二)实验原理

试样中杆菌肽残留用酸化的甲醇水匀浆提取,经双硫腙三氯甲烷溶液进行液液分配进化后,再经固相萃取柱净化,液相色谱-串联质谱仪测定,外标法定量。

(三)仪器和试剂

1.仪器

液相色谱-串联质谱仪:配电喷雾离子源,分析天平:感量 0.1 g 和 0.01 g,高速组织捣碎机:转速不低于 10 000 r/min,振荡器,离心机:转速不低于 4 000 r/min,离心管:10 mL 和 60 mL(具塞),储液器:50 mL,固相萃取真空装置,氮气吹干仪,微量注射器:25 μL 和 100 μL。

2.试剂

除另外说明外,所用试剂均为分析纯,水为 GB/T 6682 规定的一级水。

甲醇(色谱纯)、三氯甲烷(色谱纯)、甲酸、双硫腙(优级纯)、杆菌肽标准物质(纯度 ≥92.0%)。

甲醇+水(1+1),量取 250 mL 甲醇与 250 mL 水混合。

①0.3%甲酸溶液:移取 3 mL 甲酸于装有约 800 mL 水的 1 L 容量瓶中,用水定容至刻度并混匀。

②0.1%甲酸甲醇溶液:移取 1 mL 甲酸于装有约 800 mL 甲醇的 1 L 容量瓶中,用甲醇定容至刻度并混匀。

③0.002 5%双硫腙三氯甲烷溶液:称取 0.025 g 双硫腙于装有约 800 mL 三氯甲烷的 1 L 容量瓶中,用三氯甲烷定容至刻度并混匀。

④饱和双硫腙三氯甲烷溶液:移取适量的 0.002 5%双硫腙三氯甲烷溶液于盛有约 100 mL,甲醇+水(1+1)的 250 mL 分液漏斗中,振摇 1 min,静置分层,取下层溶液备用。

⑤杆菌肽标准储备溶液:准确称取适量的杆菌肽于 50 mL 容量瓶中,用 0.1%甲酸甲醇溶液配制成浓度为 0.1 mg/mL 的标准储备液。储备液在 2~4 ℃保存,可用 2 个月。

⑥杆菌肽标准工作溶液:移取杆菌肽标准储备溶液 1.0 mL 于 10 mL 容量瓶中,用 0.1%甲酸甲醇溶液定容,配制成浓度为 10.0 mg/L 的标准工作溶液,在 2~4 ℃保存,可用 1 周。

⑦杆菌肽基质标准工作溶液:根据需要吸取适量的杆菌肽标准工作溶液,用空白样品提取液稀释成适当浓度的基质标准工作溶液,当天配制。

⑧Oasis HLB 固相萃取柱或相当者:60 mg,3 mL。使用前分别用 3 mL 甲醇和 3 mL 水预处理,并保持柱体湿润。

3.试料的制备与保存

(1)试样的制备

猪肝脏、肾脏要去除脂肪和其他的非肝脏、肾脏组织,猪肉要去皮和骨头,将其搅碎拌匀,分为 0.5 kg 作为试样,将制备好的试样密封,并做上标记。

(2)试样保存

将试样置于-18 ℃条件下保存。

(四)操作方法

1.提取

称取 10 g 试样(精确到 0.01 g)置于 60 mL 离心管中,加入 0.1 mL 甲酸和 20 mL,甲醇+水(1+1),于高速组织捣碎机上匀浆提取 1 min,然后加入 20 mL 经甲醇+水(1+1)饱和的 0.002 5%双硫腙三氯甲烷溶液,于振荡器上剧烈振荡 10 min,以 4 000 r/min 离心 10 min,取上清液 10 mL 于 50 mL 试管中,弃去其余上清液。往上述双硫腙三氯甲烷溶液中加入 30 mL 水,捣碎残渣,置于振荡器上剧烈振荡 10 min,移取全部上清液于另一 60 mL 离心管中。重复提取一次,合并上清液,混匀,以 4 000 r/min 离心 10 min,取上清液 30 mL 与 50 mL 试管中的提取液合并,混匀。

2.净化

在预处理过的固相萃取柱顶部连接储液器,移入上述试管中样液,待样液全部通过萃取柱后,加入 2 mL 水,弃去全部流出液。然后,将固相萃取柱在 50~55 kPa 的负压下抽干 1 h,最后用 2 mL 甲醇洗脱,收集洗脱液于 10 mL 试管中,洗脱液在 35 ℃ 水浴中用氮吹仪吹干,用 0.5 mL 甲醇重新溶解残渣,再加入 0.5 mL 0.3%甲酸溶液,摇匀后,供液相色谱-串联质谱仪测定。

3.液相色谱/质谱条件

(1)液相色谱条件

色谱柱:Inertsil ODS-3,5.0 μm,150 mm×2.1 mm(内径)或相当者;液相色谱梯度洗脱条件见表 14-13。柱温:40 ℃。进样量:20 μL。

表 14-13　液相色谱梯度洗脱条件

时间/min	流速/(mL/min)	水(含 0.3%甲酸)/%	甲醇/%
0.00	400	95.0	5.0
5.00	400	50.0	50.0
20.00	400	50.0	50.0
21.10	400	95.0	5.0
25.00	400	95.0	5.0

(2)质谱条件

离子源:电喷雾离子源。扫描方式:正离子扫描。检测方法:多反应监测。电喷雾电压:5 500 V。碰撞气压力:410 kPa。雾化气压力:600 kPa。气帘气压力:410 kPa。辅助加热气压力:690 kPa。离子源温度:700 ℃。定性离子对、定量离子对和去镁电压(FP)、碰撞气能量(CE)及碰撞室出口电压(CXP)见表 14-14。

表 14-14　杆菌肽的定性离子对、定量离子对、去镁电压、聚焦电压、碰撞气能量和碰撞室出口电压

名称	定性离子对 (m/z)	定量离子对 (m/z)	去镁电压 (DP)/V	聚焦电压 (FP)/V	碰撞气能量 (CE)/V	碰撞室出口电压 (CXP)/V
杆菌肽	712.3/227.2 712.3/356.2	712.3/199.2	52	90	73 48 43	3 7 3

4．液相色谱–串联质谱测定

用 5 个不同浓度的杆菌肽基质标准溶液分别进样,以标准工作溶液浓度为横坐标,以峰面积为纵坐标,绘制标准工作曲线,用标准工作曲线对样品进行定量,样品溶液中杆菌肽的响应值均应在仪器测定的线性范围内。杆菌肽的保留时间为 8.49 min。

5．平行试验

按上述步骤,对同一试样进行平行试验。

6．空白试验

除不称取试样外,均按上述分析步骤进行。

(五)计算

杆菌肽残留量按下式计算:

$$X = \frac{c \times V \times 1\,000}{m \times 1\,000}$$

式中:X—试样中青霉素族残留量,μg/mL;c—从标准曲线上得到的青霉素族残留溶液浓度,ng/mL;V—样液最终定容体积,mL;m—最终样液代表的试样质量,g。

注:计算结果需将空白值扣除。

(六)检测方法精密度、重复性、再现性

1．精密度

本标准的精密度数据是按照 GB/T 6379.1 和 GB/T 6379.2 的规定确定的,其重复性和再显性的值以 95% 的可信度来计算。

2．重复性

在重复性测定的条件下,获得的两次独立测试结果的绝对值不超过重复性限 r。样品中杆菌肽含量范围及重复性方程表 14-15。

表 14-15　含量范围及重复性和再现性方程

名称	含量范围/(mg/kg)	重复性限 r	再现性 R
杆菌肽	0.05～1.0	lgr = 0.919 3 * lgm − 0.920 3	lgR = 0.959 6 * lgm − 0.640 2

注:m 表示 2 次测定结果的算术平均值。

如果 2 次测定值的差值超过重复性限(r),应舍弃试验结果并重新完成 2 次单次试验的测定。

3. 再现性

在再现性条件下,获得的 2 次独立测试结果的绝对差值不超过再现性限 R。样品中杆菌肽含量范围及重复方程见表 14-15。

实验拓展 A　9 种大环内置类药物中英文通用名称、化学分子式和 CAS 号

表 A.1　9 种大环内置类药物中英文通用名称、化学分子式和 CAS 号

中文通用名称	英文通用名称	化学分子式	CAS 号
竹桃霉素	Oleandomycin	$C_{35}H_{61}NO_{12}$	2751-09-9
红霉素	Erythromycin	/	110-07-8
克拉霉素	Clarithromycin	$C_{38}H_{69}NO_{13}$	81103-11-9
阿奇霉素	Azithromycin	$C_{38}H_{72}N_2O_{12}$	83905-01-5
吉他霉素	Kitasamycin	/	69-23-8
交沙霉素	Josamycin	$C_{42}H_{69}NO_{15}$	16846-24-5
螺旋霉素	Spiramycin	$C_{43}H_{74}N_2O_{14}$	8025-81-8
替米考星	Tilmicosin	$C_{46}H_{80}N_2O_{13}$	108050-54-0
泰乐菌素	Tylosin	$C_{46}H_{77}NO_{17}$	1401-69-0

实验拓展 B　混合标准溶液的特征离子质量色谱

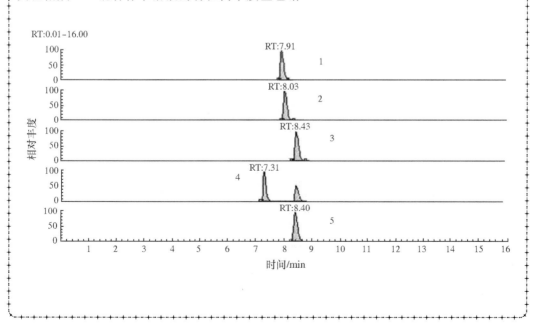

185

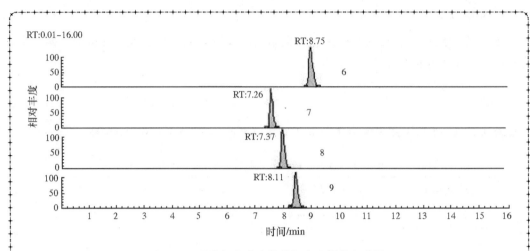

图 B.1　混合标准溶液的特征离子质量色谱图

注:1. 竹桃霉素 1 ng/mL;2. 红霉素 1 ng/mL;3. 克拉霉素 1 ng/mL;4. 阿奇霉素 1 ng/mL;5. 吉他霉素 1 ng/mL;
　　6. 交沙霉素 1 ng/mL;7. 螺旋霉素 1 ng/mL;8. 替米考星 1 ng/mL;9. 泰乐菌素 1 ng/mL。

实验拓展 C1　喹诺酮类药物对照溶液色谱见图 C.1。

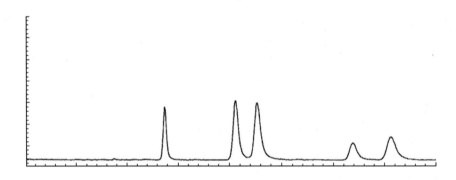

图 C.1　喹诺酮类药物对照溶液色谱图(20 μg/L)

实验拓展 C2　牛奶空白试样色谱见图 C.2。

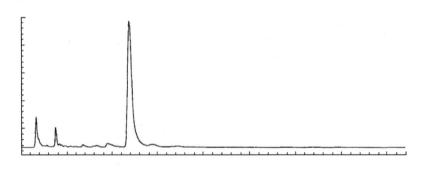

图 C.2　牛奶空白试样色谱图

实验拓展 C3 牛奶空白添加喹诺酮类药物试样色谱见图 C.3。

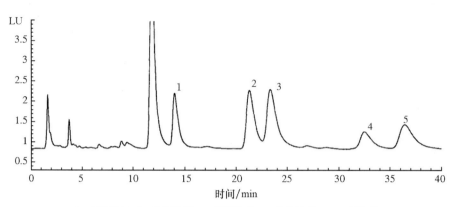

1—环丙沙星;2—达氟沙星;3—恩诺沙星;4—沙拉沙星;5—二氟沙星。

图 C.3 牛奶空白添加喹诺酮类药物试样色谱图(100 μg/kg)

实验拓展 D1 喹诺酮类药物基质匹配标准溶液色谱见图 D.1。

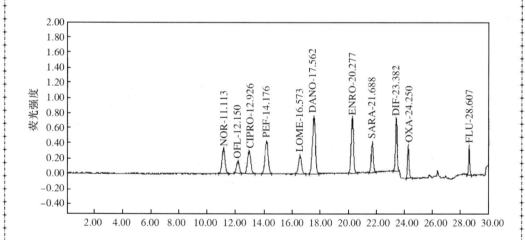

诺氟沙星 NOR;氧氟沙星 OFL;环丙沙星 CIPRO;培氟沙星 PEF;洛美沙星 LOME;恩诺沙星 ENRO;沙拉沙星 SARA;二氟沙星 DIF 和噁喹酸 OXA 的浓度为 100 μg/L;达氟沙星 DANO 为 30 μg/L;氟甲喹 FLU 为 50 μg/L。

图 D.1 喹诺酮类药物基质匹配标准溶液色谱图

实验拓展 D2 牛奶空白试样色谱见图 D. 2。

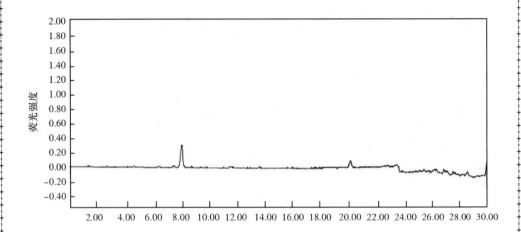

图 D. 2 牛奶空白试样色谱图

实验拓展 D3 牛奶空白添加喹诺酮类药物试样色谱见图 D. 3。

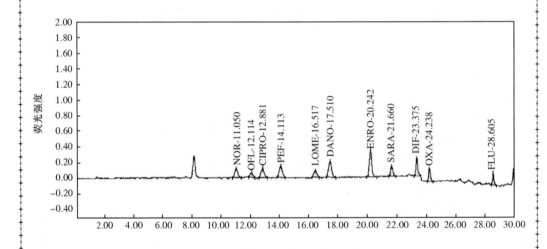

图 D. 3 牛奶空白添加喹诺酮类药物试样色谱图

188

实验拓展 E

质谱/质谱测定参考质谱条件：

a. 电喷雾电压(IS)：5 500 V。

b. 雾化气压力(GSI)：0.483 MPa(70 Psi)。

c. 气帘气压力(CUR)：0.207 MPa(30 Psi)。

d. 辅助气压力(GS2)：0.621 MPa(90 Psi)。

e. 离子源温度(TEM)：700 ℃。

f. 11 种青霉素族抗生素的定性离子对、定量离子对、去簇电压(DP)、碰撞气能量(CE)及碰撞室出口电压(CXP)见表 E.1。

表 E.1　青霉素族抗生素的定性离子对、定量离子对、去簇电压、碰撞气能量和碰撞室出口电压

组分名称	定性离子对 (m/z)	定量离子对 (m/z)	去簇电压 (DP)/V	碰撞气能量 (CE)/V	碰撞室出口电压 (CXP)/V
羟氨苄青霉素	366/349	366/349	48	14	10
	366/208		50	17	10
氨苄青霉素	350/106	330/106	60	23	10
	350/192		50	50	10
苯咪青霉素	462/218	462/218	65	20	10
	462/246		60	20	10
甲氧苯青霉素	381/165	381/165	55	23	10
	381/222		60	30	10
苄青霉素	335/160	335/160	60	25	10
	335/175		60	25	10
苯氧甲基青霉素	351/160	351/160	65	16	10
	351/192		60	25	10
苯咪青霉素	402/160	402/160	70	20	10
	402/243		60	25	10
苯氧乙基青霉素	387/182	387/228	100	22	10
	387/228		65	16	10
邻氯青霉素	436/277	436/277	60	17	10
	436/160		60	25	10
乙氧萘青霉素	415/199	415/199	50	50	10
	415/256		70	20	10
双氯青霉素	492/182	470/160	60	25	10
	492/333		60	25	10

实验拓展 F

表 F.1　11 种青霉素族抗生素在猪肉、猪肝、猪肾中的添加回收率

化合物	添加浓度/ （μg/kg）	平均回收率/%		
		猪肉	猪肝	猪肾
羟氨苄青霉素	5	74.5～86.0	64.0～86.8	63.8～86.2
	50	75.0～89.8	73.0～89.6	76.2～86.8
	500	75.3～90.2	70.5～90.3	70.8～90.9
氨苄青霉素	2	71.5～94.0	68.5～87.5	68.5～81.5
	20	71.0～93.5	68.5～94.0	72.0～90.5
	200	74.2～87.1	69.2～89.9	76.0～88.2
苯咪青霉素	1	74.0～84.0	62.0～83.0	67.0～84.0
	10	72.3～86.4	74.5～82.1	70.9～85.9
	100	79.0～89.1	72.0～87.0	77.5～88.5
甲氧苯青霉素	0.1	70.0～84.0	63.0～85.0	65.0～87.0
	1	75.0～83.0	73.0～87.0	76.0～89.0
	10	81.3～94.2	73.5～89.3	77.4～87.8
苄青霉素	1	72.0～81.0	71.0～80.0	65.0～84.0
	10	72.5～87.3	75.3～87.6	73.5～87.5
	100	73.4～84.3	72.2～85.7	77.9～88.4
苯氧甲基青霉素	0.5	72.0～88.0	64.0～86.0	72.0～88.0
	5	72.2～90.6	73.4～90.6	69.6～89.0
	50	73.8～85.2	74.2～94.8	71.2～95.0
苯唑青霉素	2	70.0～76.0	65.5～85.0	72.5～87.5
	20	67.0～84.5	70.0～89.0	75.5～93.5
	200	77.0～90.2	70.1～88.7	71.3～87.6
苯氧乙基青霉素	10	70.2～86.5	64.7～81.0	77.5～86.3
	100	73.8～86.5	74.0～87.8	71.5～89.3
	1 000	79.8～90.4	77.8～89.2	78.1～89.3
邻氯青霉素	1	72.0～85.0	63.0～83.0	66.0～85.0
	10	74.7～88.5	77.0～88.7	74.2～89.1
	100	76.2～88.4	73.2～87.3	77.6～89.4

续表 F.1

化合物	添加浓度/(μg/kg)	平均回收率/%		
		猪肉	猪肝	猪肾
乙氧萘青霉素	2	71.0～89.0	64.0～81.5	68.0～84.5
	20	64.5～84.5	72.5～87.5	75.5～89.5
	200	68.5～82.6	76.2～89.5	77.3～90.6
双氯青霉素	10	62.5～83.7	64.5～80.4	66.1～83.3
	100	77.7～87.3	71.8～88.0	74.2～87.1
	1 000	76.6～82.7	75.6～87.3	78.4～87.1

表 F.2　11 种青霉素族抗生素在牛奶、鸡蛋中的添加回收率

化合物	添加浓度/(μg/kg)	平均回收率/%	
		牛奶	鸡蛋
羟氨苄青霉素	2.5	62.4～84.8	66.4～92.8
	25	75.2～88.8	71.6～91.6
	250	73.9～92.5	68.1～96.6
氨苄青霉素	1	68.0～87.0	68.0～85.0
	10	73.9～87.5	71.5～88.7
	100	77.4～88.5	76.1～88.1
苯咪青霉素	0.5	68.0～88.0	72.0～88.0
	5	75.4～90.4	76.6～90.0
	50	77.4～91.0	78.0～92.4
甲氧苯青霉素	0.05	66.0～82.0	72.0～84.0
	0.5	74.0～88.0	74.0～88.0
	5	76.4～91.6	73.2～91.2
苄青霉素	0.5	64.0～86.0	76.0～96.0
	5	74.2～90.2	73.0～93.0
	50	77.0～90.6	74.2～91.4
苯氧甲基青霉素	0.25	64.0～88.0	68.0～92.0
	2.5	74.8～96.0	71.6～98.8
	25	68.0～83.0	70.8～96.8
苯唑青霉素	1	76.4～87.6	67.0～88.0
	10	76.9～89.6	75.5～90.8
	100	75.9～87.6	77.7～92.5

续表 F.2

化合物	添加浓度/(μg/kg)	平均回收率/%	
		牛奶	鸡蛋
苯氧乙基青霉素	5	66.6～83.4	68.2～86.4
	50	71.8～91.0	77.2～93.2
	500	78.0～91.4	76.2～92.9
邻氯青霉素	0.5	66.0～84.0	66.0～88.0
	5	77.2～90.6	70.6～90.6
	50	78.4～92.0	72.8～90.4
乙氧萘青霉素	1	68.0～84.0	69.0～88.0
	10	75.5～86.1	75.4～89.6
	100	79.3～89.5	77.0～94.5
双氯青霉素	5	66.8～83.0	68.8～83.4
	50	74.2～90.8	73.2～89.2
	500	75.0～92.9	71.2～88.7

实验十五　动物性食品中的农药残留检验

一、动物性食品中有机氯农药残留的检验

实验目的：通过实验了解和掌握气相色谱法测定畜禽肉及其制品、乳和乳制品、蛋与蛋制品中有机氯农药多组分的残留量。

　　有机氯农药是一类应用最早的高效广谱杀虫剂，主要是含一个或几个苯环的氯素衍生物，主要品种有滴滴涕（DDT）和六六六（HCH），其次是艾氏剂、异艾氏剂、狄氏剂、异狄氏剂、毒杀芬（氯化莰烯）、氯丹、七氯、开篷、林丹（丙体六六六）等。食品动物体内有机氯农药主要来源于被污染的饲料、饲草、饮水以及环境；非法使用有机氯农药治疗体内外寄生虫（如使用毒杀芬），经皮肤吸收或被动物舔食，或误食拌过有机氯农药的种子，也可引起动物性食品有机氯农药残留。有机氯农药多蓄积于脂肪或含脂肪多的组织，一般动物性食品残留量高于植物性食品，含脂肪多的食品高于脂肪少的食品，猪肉高于牛肉、羊肉和兔肉，淡水鱼高于海产鱼类。有机氯农药通过食物进入人体后，代谢缓慢，主要蓄积于脂肪组织，其次为肝、肾、脾和脑组织，并能通过胎盘，对人体产生各种影响。人中毒后出现四肢无力，头痛，头晕，食欲不振，抽搐，肌肉震颤和麻痹等症状。我国食品卫生标准规定动物性食品中六六六和DDT的再残留限量指标，见表 15-1。

表 15-1　动物性食品中有机氯农药的再残留限量指标

食品		再残留限量/(mg/kg)		标准号
		六六六	滴滴涕	
普通食品	肉及肉制品 　脂肪含量10%以下（以原样计） 　脂肪含量10%及以上（以脂肪计）	≤0.1 ≤1.0	≤0.2 ≤2.0	GB 2763—2016
	水产品	≤0.1	≤0.5	
	蛋品	≤0.1	≤0.1	
	牛乳	≤0.02	≤0.02	
	乳制品 　脂肪含量2%以下（以原样计） 　脂肪含量10%及以上（以脂肪计）	≤0.01 ≤0.5	≤0.01 ≤0.5	

　　注：再残留限量是指一些残留持久性农药虽已禁用，但已造成对环境的污染，从而再次在食品中形成残留，为控制这类农药残留物对食品的污染而制定其在食品中的残留限量。

我国国家标准规定动物性食品中有机氯农药残留量的测定方法主要有气相色谱法、薄层色谱法（GB/T 5009.162—2008）等。这里主要介绍气相色谱-电子捕获检测器法。

（一）基本原理

样品经提取、净化、浓缩、定容，用毛细管柱气相色谱分离，电子捕获检测器检测，以保留时间定性，外标法定量。出峰顺序：α-HCH、β-HCH、γ-HCH、五氯硝基苯、δ-HCH、七氯、艾氏剂、除螨酯、环氧七氯、杀螨酯、狄氏剂，p,p'-DDE、p,p'-DDD、o,p'-DDT、p,p'-DDT、胺菊酯、氯菊酯、氯氰菊酯、α-氰戊菊酯、溴氰菊酯。

（二）试剂

①丙酮：重蒸。

②二氯甲烷：重蒸。

③乙酸乙酯：重蒸。

④环己烷：重蒸。

⑤正己烷：重蒸。

⑥石油醚：沸程 30～60 ℃，分析纯，重蒸。

⑦氯化钠。

⑧无水硫酸钠。

⑨凝胶：Bio-Beads S-X3 200～400 目。

⑩农药标准品：见表 15-2。

⑪标准溶液：分别准确称取表 15-2 中标准品，用少量苯溶解，再以正己烷稀释成一定浓度的储备液。根据各农药在仪器上的响应情况，以正己烷配制混合标准应用液。

表 15-2　农药标准品 %

序号	农药组分	英义名称	纯度
1	α-六六六	α-HCH	＞99
2	β-六六六	β-HCH	＞99
3	γ-六六六	γ-HCH	＞99
4	δ-六六六	δ-HCH	＞99
5	p,p'-滴滴涕	p,p'-DDT	＞99
6	o,p'-滴滴涕	o,p'-DDT	＞99
7	p,p'-滴滴伊	p,p'-DDE	＞99
8	p,p'-滴滴滴	p,p'-DDD	＞99
9	五氯硝基苯	Quintozene	＞99
10	七氯	Heptachlor	＞99
11	环氧七氯	Heptachlor epoxide	＞99
12	艾氏剂	Aldrin	＞99
13	狄氏剂	Dieldrin	＞99

续表 15-2 %

序号	农药组分	英文名称	纯度
14	除螨酯	Fenson	>99
15	杀螨酯	Chlorfenson	>99
16	胺菊酯	Phthalthrin	>99
17	氯菊酯	Permethrin	>99
18	氯氰菊酯	Cypermethrin	>99
19	α-氰戊菊酯	α-fenvalerate	>99
20	溴氰菊酯	Deltamethrin	>99

(三)仪器

①气相色谱仪:具电子捕获检测器,毛细管色谱柱。

②旋转蒸发仪。

③凝胶净化柱:长 30 cm、内径 2.5 cm 具活塞玻璃层析柱,柱底垫少许玻璃棉。用洗脱剂乙酸乙酯-环己烷(1+1)浸泡的凝胶以湿法装入柱中,柱高约 26 cm,使凝胶始终保持在洗脱液中。

(四)分析步骤

1.试样制备

蛋品去壳,制成匀浆;肉品去筋后,切成小块,制成肉糜;乳品混匀待用。

2.提取与分配

①称取蛋类样品 20 g(精确至 0.01 g),于 100 mL 具塞三角瓶中,加水 5 mL(视样品水分含量加水,使总水量约 20 g。通常鲜蛋水分含量约 75%,加水 5 mL 即可),加 40 mL 丙酮,振摇 30 min,加氯化钠 6 g,充分摇匀,再加 30 mL 石油醚,振摇 30 min。取 35 mL 上清液,经无水硫酸钠滤于旋转蒸发瓶中,浓缩至约 1 mL,加 2 mL 乙酸乙酯-环己烷(1+1)溶液再浓缩,如此重复 3 次,浓缩至约 1 mL。

②称取肉类样品 20 g(精确至 0.01 g),加水 6 mL(视样品水分含量加水,使总水量约 20 g。通常鲜肉水分含量约 70%,加水 6 mL 即可),以下按照①中蛋类样品的提取、分配步骤处理。

③称取乳类样品 20 g(精确至 0.01 g。鲜乳不需加水,直接加丙酮提取),以下按照①中蛋类样品的提取、分配步骤处理。

3.净化

将此浓缩液经凝胶柱以乙酸乙酯-环己烷(1 + 1)溶液洗脱,弃去 0~35 mL 流分,收集 35~70 mL 流分。将其旋转蒸发浓缩至约 1 mL,再经凝胶柱净化收集 35~70 mL 流分,蒸发浓缩,用氮气吹除溶剂,以石油醚定容至 1 mL,留待 GC 分析。

4.测定

(1)气相色谱参考条件

①色谱柱:涂以 OV-101 0.25 μm,30 m×0.32 mm(内径)石英弹性毛细管柱。

②柱温:程序升温

$$60\ ℃(1\ min) \xrightarrow{40\ ℃/min} 170\ ℃ \xrightarrow{2\ ℃/min} 235\ ℃ \xrightarrow{40\ ℃/min} 280\ ℃(10\ min)$$

③进样口温度:270 ℃。

④检测器:电子捕获检测器(ECD),300 ℃。

⑤载气流速:氮气(N_2)1 mL/min,尾吹 50 mL/min。

(2)色谱分析

分别量取 1 L 混合标准液及试样净化液注入气相色谱仪中,以保留时间定性,以试样和标准的峰高或峰面积比较定量。

(五)结果计算

试样中各农药的含量按下式进行计算:

$$X = \frac{m_1 \times V_2 \times 1\ 000}{m \times V_1 \times 1\ 000}$$

式中:X—样品中各农药的含量,单位为毫克每千克(mg/kg);m_1—被测样液中各农药的含量,单位为纳克(ng);V_2—样液最后定容体积,单位为毫升(mL);m—试样质量,单位为克(g);V_1—样液进样体积,单位为微升(μL)。

注:计算结果保留 2 位有效数字。

(六)精密度

在重复性条件下获得的两次独立测定结果的绝对差值不得超过算术平均值的 15%。

二、动物性食品中有机磷农药残留的检验

实验目的:通过实验了解和掌握气相色谱法测定畜禽肉及其制品、乳和乳制品、蛋与蛋制品中有机磷农药多组分的残留量。

有机磷农药是五价磷、磷酸、硫代磷酸或相关酸的酯类,广泛应用于农作物的杀虫、杀菌和除草,主要作用机理是抑制昆虫体内神经组织中胆碱酯酶的活性,破坏神经系统,导致死亡。按经口的急性毒性,将有机磷农药分为高毒、中毒、低毒三类。有机磷农药的主要品种有敌敌畏、敌百虫、对硫磷、倍硫磷、杀螟硫磷、苯腈磷、甲拌磷、马拉硫磷、辛硫磷、甲胺磷、双硫磷、皮蝇磷、毒死蜱、二嗪农、乐果等。在我国,有机磷农药用量占全部农药用量的 80%～90%,有些在兽医临床上也被用作体外杀虫药。有机磷农药大部分是磷酸酯类或酰胺类化合物,多为油状,难溶于水,易溶于有机溶剂,在碱性溶液中易水解破坏。有机磷农药的化学性质不稳定,分解快,在土壤中持续时间仅数天,个别长达数月。其生物半衰期短,不易在作物、动物和人体内蓄积残留,食物经洗涤、烹调加工后,残留的有机磷农药均有不同程度的削减。

有机磷农药经皮肤、黏膜、呼吸道或随食物进入人体后,分布于全身各器官组织,以肝脏最多,其次为肾脏、骨骼、肌肉和脑组织。有机磷农药属于神经毒物,进入体内后主要抑制血

液和组织中胆碱酯酶活性,导致乙酰胆碱大量蓄积,引起胆碱能神经功能紊乱,而出现中毒症状。大量接触或摄入后可以导致人的急性中毒,出现毒蕈碱型、烟碱型和中枢神经系统中毒症状。轻者有头痛、头晕、恶心、呕吐、无力、胸闷、视力模糊等,中度中毒时有神经衰弱、皮炎、失眠、出汗、肌肉震颤、运动障碍、语言失常、瞳孔缩小等症状,重者神经错乱、肌肉抽搐、痉挛、昏迷、血压升高、呼吸困难,并能影响心脏功能,因呼吸麻痹而死亡。人群流行病学调查和动物试验资料显示,有机磷农药具有慢性毒性和特殊毒性作用,导致心脏、肝脏、肾和其他器官的损害,能引起肝功能障碍、糖代谢紊乱、白细胞吞噬能力减退。慢性中毒者可以出现神经衰弱症候群,如腹胀、多汗等,同时有肌肉震颤和瞳孔缩小等症状。动物实验证明,有机磷农药还具有致突变作用和致癌作用。我国农业部 2002 年第 235 号公告中"已批准的动物性食品中最高残留限量规定",部分有机磷农药在动物性食品中的 MRL($\leqslant \mu g/kg$)如下。

①敌百虫:牛肌肉、脂肪、肝、肾、奶 50。

②敌敌畏:牛、羊、马肌肉、脂肪副产品 20;猪肌肉、脂肪 100,副产品 200。

③倍硫磷:牛、猪、禽肌肉、脂肪、副产品 100。

④辛硫磷:牛、猪、羊肌肉、肝、肾 50,脂肪 400;牛奶 10。

⑤二嗪农:牛、羊奶 20;牛、羊、猪肌肉、肝、肾 20,脂肪 700。

我国国家标准规定动物性食品中有机磷农药残留量的测定方法主要有气相色谱法、高效液相色谱-质谱法、薄层色谱法、酶抑制法(GB/T 5009.161—2003)等。这里主要介绍高效液相色谱法。

(一)基本原理

食品试样经提取、净化、浓缩、定容,用毛细管柱气相色谱分离,火焰光度检测器检测,以保留时间定性,通过外标法进行定量。有机磷农药出峰顺序为甲胺磷、敌敌畏、乙酰甲胺磷、久效磷、乐果、乙拌磷、甲基对硫磷、杀螟硫磷、甲基嘧啶磷、马拉硫磷、倍硫磷、对硫磷、乙硫磷。

(二)试剂

①丙酮:重蒸;二氯甲烷:重蒸;乙酸乙酯:重蒸;环己烷:重蒸。

②氯化钠:无水硫酸钠。

③凝胶:Bio-Beads S-X$_3$,200~400 目。

④有机磷农药标准品:甲胺磷等有机磷农药标准品,要求纯度在 99% 以上。

⑤有机磷农药标准溶液的配制

A. 单体有机磷农药标准储备液:准确称取各有机磷农药标准品 0.010 0 g,分别置于25 mL 容量瓶中,用乙酸乙酯溶解,定容(浓度各为 400 $\mu g/mL$)。

B. 混合有机磷农药标准应用液:测定前,量取不同体积的各单体有机磷农药储备液于10 mL 容量瓶中,用氮气吹尽溶剂,经操作方法中 2(1)"加水 5 mL"起提取及操作方法中 3净化处理、定容。此混合标准应用液中各有机磷农药质量浓度($\mu g/mL$)为甲胺磷 16、敌敌畏 80、乙酰甲胺磷 24、久效磷 80、乐果 16、乙拌磷 24、甲基对硫磷 16、杀螟硫磷 16、甲基嘧啶磷 16、马拉硫磷 16、倍硫磷 24、对硫磷 16、乙硫磷 8。

(三)仪器

①气相色谱仪:具火焰光度检测器,毛细管色谱柱。

②旋转蒸发仪。

③凝胶净化柱:长 30 cm、内径 2.5 cm 的具活塞玻璃层析柱,柱底垫少许玻璃棉。用洗脱液乙酸乙酯-环己烷(1+1)浸泡的凝胶以湿法装入柱中,柱床高约 26 cm,胶床始终保持在洗脱液中。

(四)操作方法

(1)食品试样制备

蛋品去壳,制成匀浆;肉品去筋后,切成小块,制成肉糜;乳品混匀,待用。

(2)提取与分配

①称取蛋类试样 20 g(精确到 0.01 g)于 100 mL 具塞三角瓶中,加水 5 mL(视试样水分含量加水,使总量约 20 g),加 40 mL 丙酮,振摇 30 min,加氯化钠 6 g,充分摇匀,再加 30 mL 二氯甲烷,振摇 30 min。取 35 mL 上清液,经无水硫酸钠滤于旋转蒸发瓶中,浓缩至约 1 mL,加 2 mL 乙酸乙酯-环己烷(1+1)溶液再浓缩,如此重复 3 次,浓缩至约 1 mL。

②称取肉类试样 20 g(精确到 0.01 g),加水 6 mL(视试样水分含量加水,使总水量约 20 g),以下按照①中蛋类试样的提取、分配步骤处理。

③称取乳类试样 20 g(精确到 0.01 g),以下按照①中蛋类试样的提取与分配步骤依次处理。

(3)净化

将此浓缩液经凝胶柱,以乙酸乙酯-环己烷(1+1)溶液洗脱,弃去 0~35 mL 流分,收集 35~70 mL 流分。将其旋转蒸发浓缩至约 1 mL,再经凝胶柱净化收集 35~70 mL 流分,旋转蒸发浓缩,用氮气吹至约 1 mL,以乙酸乙酯定容至 1 mL,留待气相色谱分析。

(4)气相色谱测定

①色谱条件。

A. 色谱柱:涂以 SE-54,0.25 μm,30 m×0.32 mm(内径)石英弹性毛细管柱。

B. 柱温:按下列程序升温。

$$60 \ ℃,1 \ min \xrightarrow{40 \ ℃/min} 110 \ ℃ \xrightarrow{5 \ ℃/min} 235 \ ℃ \xrightarrow{40 \ ℃/min} 265 \ ℃$$

C. 进样口温度:270 ℃。

D. 检测器:火焰光度检测器(FPD-P)。

E. 气体流速:氮气(载气)为 1 mL/min;尾吹为 50 mL/min;氢气为 50 mL/min;空气为 500 mL/min。

②色谱分析:分别量取 1 μL 混合标准液及试样净化液注入色谱仪中,以保留时间定性,以试样和标准液的峰高或峰面积比较定量。

(五)计算

$$X = \frac{m_1 \times V_2 \times 1\ 000}{m \times V_1 \times 1\ 000}$$

式中:X—试样中各农药的含量,mg/kg;m_1—被测样液中各农药的含量,mg;m—试样质量,g;V_1—样液进样体积,μL;V_2—试样最后定容体积,mL。

注:计算结果保留 2 位有效数字。

(六)说明

①精密度:在重复性条件下获得的两次独立测定结果的绝对差值不得超过算术平均值的 15%。

②本法为国家标准检测方法(GB/T 5009.161—2003)。本方法对各种有机磷农药检出限($\mu g/kg$)为甲胺磷 5.7、敌敌畏 3.5、乙酰甲胺磷 10.0、久效磷 12.0、乐果 2.6、乙拌磷 1.2、甲基对硫磷 2.6、杀螟硫磷 2.9、甲基嘧啶磷 2.5、马拉硫磷 2.8、倍硫磷 2.1、对硫磷 2.6、乙硫磷 1.7。

三、动物性食品中氨基甲酸酯类农药残留的检验

实验目的:通过实验了解和掌握气相色谱法测定畜禽肉及其制品、乳和乳制品、蛋与蛋制品中氨基甲酸酯类农药的残留量。

氨基甲酸酯类农药广泛用于杀虫、杀螨、杀线虫、杀菌和除草等方面。这类农药分为五大类,主要品种有西维因、叶蝉散、涕灭威、呋喃丹、异索威、草克等。氨基甲酸酯类农药遇碱易分解失效,在环境和生物体内易分解,土壤中半衰期为 8～14 d。这类农药不易在生物体内蓄积,在农作物中残留时间短,如在谷类中半衰期为 3～4 d,畜禽肌肉和脂肪中残留量低,残留时间为 7 d 左右。但呋喃丹(克百威)、涕灭威等具有较高毒性,呋喃丹等还用作兽药,由此引起动物中毒较为常见,农业部发布的《食品动物禁用的兽药及其他化合物清单》规定,禁止在所有食品动物中使用呋喃丹。尽管氨基甲酸酯农药的残留较有机磷农药为轻,但随着这类农药用量和使用范围的不断增大,动物性食品中残留问题也逐渐突出。

氨基甲酸酯类农药可以经呼吸道、消化道侵入机体,主要分布在肝、肾、脂肪和肌肉组织中。不同种类的氨基甲酸酯类农药毒性有所差异,涕灭威和克百威急性毒性较强,WHO 将涕灭威列为极危险的有害农药。在我国,因误食、误用此类农药引起的急性中毒事件时有发生。氨基甲酸酯类农药具有氨基,在环境中或胃内酸性条件下与亚硝酸盐反应易生成亚硝基化合物,致使氨基甲酸酯农药具有潜在的致癌性、致突变性。我国国家标准规定动物性食品中氨基甲酸酯类农药残留量的测定方法主要有气相色谱法、高效液相色谱法(GB/T 5009.163—2003)等。这里主要介绍高效液相色谱法。

(一)基本原理

试样经提取、净化、浓缩、定容,微孔滤膜过滤后进样,用反相高效液相色谱分离,紫外检测器检测,根据色谱峰的保留时间定性,外标法定量。

(二)试剂

①甲醇:重蒸。

②丙酮:重蒸。

③乙酸乙酯:重蒸。

④环己烷:重蒸。

⑤氯化钠。

⑥无水硫酸钠。

⑦蒸馏水：重蒸。

⑧凝胶：Bio-Beads S-X3 200～400 目。

⑨氨基甲酸酯类农药(NMCs)标准：涕灭威、甲萘威、呋喃丹、速灭威、异丙威纯度均大于99%。

⑩NMCs 标准溶液配制：将 5 种 NMCs 分别以甲醇配成一定浓度的标准储备液，冰箱保存。使用前取标准储备液一定量，用甲醇稀释配成混合标准应用液。5 种 NMCs 的浓度分别为涕灭威 6.0 mg/L、甲萘威 5.0 mg/L、呋喃丹 5.0 mg/L、速灭威 10.0 mg/L、异丙威10.0 mg/L。

(三)仪器

①高效液相色谱仪：附紫外检测器及数据处理器。

②旋转蒸发仪。

③凝胶净化柱：长 50 cm，内径 2.5 cm 带活塞玻璃层析柱，柱底垫少量玻璃棉，用洗脱剂(乙酸乙酯＋环己烷：1 ＋ 1)浸泡过夜的凝胶以湿法装入柱中，柱床高约 40 cm，柱床始终保持在洗脱剂中。

(四)试样制备

蛋品去壳，制成匀浆；肉品切块后，制成肉糜；乳品混匀后待用。

(五)分析步骤

1.提取与分配

①称取蛋类试样 20 g(精确到 0.01 g)，于 100 mL 具塞三角瓶中，加水 5 mL(视试样水分含量加水，使总水量约 20 g。通常鲜蛋水分含量约 75%，加水 5 mL 即可)，加 40 mL 丙酮，振摇 30 min，加氯化钠 6 g，充分摇匀，再加 30 mL 二氯甲烷，振摇 30 min。取 35 mL 上清液，经无水硫酸钠滤于旋转蒸发瓶中，浓缩至约 1 mL，加 2 mL 乙酸乙酯-环己烷(1 ＋ 1)溶液再浓缩，如此重复 3 次，浓缩至约 1 mL。

②称取肉类试样 20 g(精确到 0.01 g)，加水 6 mL(视试样水分含量加水，使总水量约20 g。通常鲜肉水分含量约 70%，加水 6 mL 即可)，以下按照①中蛋类试样的提取、分配步骤处理。

③称取乳类试样 20 g(精确到 0.01 g。鲜乳不需加水，直接加丙酮提取)。以下按照①中蛋类试样的提取、分配步骤处理。

2.净化

将此浓缩液经凝胶柱以乙酸乙酯-环己烷(1＋1)溶液洗脱，弃去 0～35 mL 流分，收集35～70 mL 流分。将其旋转蒸发浓缩至约 1 mL，再经凝胶柱净化收集 35～70 mL 流分，旋转蒸发浓缩，用氮气吹至约 1 mL，以乙酸乙酯定容至 1 mL，留待 HPLC 分析。

3.高效液相色谱测定

(1)色谱条件

①色谱柱：Altima C$_{18}$ 4.6 mm×25 cm。

②流动相,甲醇＋水(60＋40);流速 0.5 mL/min。

③柱温:30℃。

④紫外检测波长为 210 nm。

(2)测定

将仪器调至最佳状态后,分别将 5 μL 混合标准溶液及试样净化液注入色谱仪中,以保留时间定性,以试样峰高或峰面积与标准比较定量。

(六)结果计算

按下式计算:

$$X = \frac{m_1 \times V_2 \times 1\ 000}{m \times V_1 \times 1\ 000}$$

式中:X—试样中各农药的含量,单位为毫克每千克(mg/kg);M_1—被测样液中各农药的含量,单位为纳克(ng);m—试样质量,单位为克(g);V_1—样液进样体积,单位为微升(μL);V_2—试样最后定容体积,单位为毫升(mL);计算结果保留 2 位有效数字。

(七)精密度

在重复性条件下获得的 2 次独立测定结果的绝对差值不得超过算术平均值的 15%。

实验十六　动物性食品中激素的检测方法

一、动物性食品中 β 受体激动剂残留的测定

方法一：液相色谱-串联质谱法

(一)实验目的

通过实验了解和掌握测定动物性食品中的 β 受体激动剂沙丁胺醇、莱克多巴胺、克伦特罗残留量的检测方法——液相色谱-串联质谱法。

(二)实验原理

试样中的残留物经酶解，用高氯酸调节 pH，沉淀蛋白后离心，上清液用异丙醇-乙酸乙酯提取，再用阳离子交换柱净化，液相色谱-串联质谱法测定，内标法定量。另外，在畜产品、禽肉产品中，本方法提及的沙丁胺醇、莱克多巴胺、克洛特罗 3 种 β 受体激动剂，均可以使用相关酶联免疫试剂盒进行快速检测。本方法参考 GB/T 22286—2008 动物源性食品中多种 β 受体激动剂残留量的测定液相色谱串联质谱法。

(三)仪器和试剂

1. 仪器

高校液相色谱-串联质谱联用仪：配有电喷雾离子源（ESI）；均质器；涡旋混合器；离心机：5 000 r/min 和 15 000 r/min；氮吹仪；水平振荡器；真空过柱装置；pH 计；超声波发生器。

2. 试剂

除了另有规定之外，所有试剂均为分析纯，试验用水应符合 GB/T 6682 一级水的标准。

甲醇：液相色谱纯；乙酸钠（$CH_3COONa \cdot 3H_2O$）；0.2 mol/L 乙酸钠缓冲液：称取13.6 g 乙酸钠，溶解于 500 mL 水中，用适量乙酸调节 pH 至 5.2；高氯酸：70％～72％；0.2 mol/L 高氯酸：移取 8.7 mL 高氯酸，用水稀释至 1 000 mL；氢氧化钠；10 mol/L 氢氧化钠溶液：称取 40 g 氢氧化钠，用适量水溶解冷却后，用水稀释至 100 mL；饱和氯化钠溶液；异丙醇-乙酸乙酯：(6＋4，体积比)；甲酸水溶液：2％；氨水甲醇溶液：2％；0.1％ 甲酸水溶液-甲醇溶液：(95＋5，体积比)；β-葡萄糖醛苷酶/芳基硫酸酯酶（β-Glucuronidase/aryl sulfatase）：10 000 units/mg；Oasis MCX 阳离子交换柱：60 mg/3 mL，使用前依次用 3 mL 甲醇和 3 mL

202

水活化。

注:Oasis MCX 阳离子交换柱是由 Waters 公司提供的产品商品名,给出这一信息是为了方便本标准的使用者,并不表示对该产品的认可,如果其他产品能有相同的效果,则可使用这些等效的产品。

沙丁胺醇(CAS:18559-94-9)、莱克多巴胺盐酸盐(CAS:90274-24-1)、克伦特罗盐酸盐(CAS:37148-27-9)标准品:纯度大于 98%。

标准储备溶液:准确称取适量的沙丁胺醇、莱克多巴胺、克伦特罗标准品,用甲醇分别配制成 100 μg/mL 的标准储备液,保存−18 ℃冰箱内,可使用 1 年。

混合标准储备溶液(1 μg/mL):分别准确吸取 1.00 mL 沙丁胺醇、莱克多巴胺、克伦特罗至 100 mL 容量瓶中,用甲醇稀释至刻度,−18 ℃避光保存。

同位素内标物:克伦特罗-D9,沙丁胺醇-D3,纯度大于 98%。

同位素内标储备溶液:准确称取适量的克伦特罗-D9,沙丁胺醇-D3,用甲醇配制成 100 μg/mL 的标准储备液,保存于−18 ℃冰箱内,可使用 1 年。

同位素内标工作溶液(10 ng/mL):将上述同位素内标储备溶液用甲醇进行适当稀释。

(四)操作方法

1. 空白添加试样制备

准确称取 8 份(2±0.05) g 组织匀浆物于 50 mL 离心管中;其中 2 份作为空白对照用,2 份作为基质添加标准溶液用。另 4 份中各添加 50 μL 的 100 μg/mL 标准储备液作为空白添加试样,涡匀,静置 15 min。

2. 提取

称取 2 g(精确到 0.01 g)经捣碎的样品于 50 mL 离心管中,加入 8 mL 乙酸钠缓冲液中,充分混匀,再加入 50 μL β-葡萄糖醛甙酶/芳基硫酸酯酶,混匀后,37 ℃水浴水解 12 h。添加 100 μL 10 ng/mL 的内标工作液于待测样品中,加盖置于水平振荡器,振荡 15 min,离心 10 min(5 000 r/min),取 4 mL 上清液加入 0.1 mol/L 高氯酸溶液中,混合均匀,用高氯酸调节 pH 到 1±0.3。5 000 r/min 离心 10 min 后,将全部上清液(约 10 mL)转移到 50 mL 离心管中,用 10 mol/L 的氢氧化钠溶液调节 pH 到 11。加入 10 mL 饱和氯化钠溶液和 10 mL 异丙醇-乙酸乙酯(6+4)混合溶液,充分提取,在 5 000 r/min 下离心 10 min。转移全部有机相,在 40 ℃水浴下用氮气将其吹干。加入 5 mL 乙酸钠缓冲液,超声混匀,使残渣充分溶解后备用。

3. 净化

将阳离子交换小柱连接到真空过柱装置。将上述残渣溶液上柱,依次用 2 mL 水、2 mL 2%甲酸水溶液和 2 mL 甲醇洗涤柱子并彻底抽干,最后用 2 mL 的 5%氨水甲醇溶液洗脱柱子上的待测成分。流速控制在 0.5 mL/min。洗脱液在 40 ℃水浴下氮气吹干。

准确加入 200 μL 0.1%甲酸/水-甲醇溶液(95+5),超声混匀。将溶液转移到 1.5 mL 离心管中,15 000 r/min 离心 10 min,上清液供液相色谱串联质谱测定。

4．测定

(1)色谱条件

①色谱柱:Waters ATLANTICS C18 柱,150 mm×2.1 mm(内径),粒度 5 μm。

②流动相:A:0.1%甲酸/水,B:0.1%甲酸/乙腈,梯度淋洗见表 16-1。

表 16-1　梯度淋洗

时间/min	A/%	B/%
0	96	4
2	96	4
8	20	80
21	77	23
22	5	95
25	5	95
25.5	96	4

③流速:0.2 mL/min;柱温:30 ℃;进样量:20 μL;离子源:电喷雾(ESI),正离子模式;扫描方式:多反应检测(MRM);脱溶剂气、锥孔气、碰撞气均为高纯氮气或其他合适的高纯气体;使用前应调节各气体流量以使用质谱灵敏度达到检测要求;毛细管电压、锥孔电压,碰撞能量灯电压值应优化至最优灵敏度;监测离子:监测离子见表 16-2。

表 16-2　离子监测　　　　　　　　　　　　　　　　　　　　　　　　　　　　　　*m/z*

被测物	母离子	子离子	定量子离子
沙丁胺醇	240	148,222	148
莱克多巴胺	302	164,284	164
克伦特罗	277	203,259	203
沙丁胺醇-D3	243	151	151
克伦特罗-D9	286	204	204

注:方法中所列色谱柱仅供参考,给出这一信息是为了方便本标准的使用者,并不表示对该产品的认可。如果其他产品有相同的效果,则可使用这些等效的产品。

(2)测定

按照样品提取中液相色谱-串联质谱条件,测定样品和混合标准工作溶液,以色谱峰面积按内标法定量。在上述色谱条件下沙丁胺醇、莱克多巴胺、克伦特罗和同位素内标沙丁胺醇-D3、克伦特罗-D9 的参考保留时间分别为标准溶液的液相色谱窗帘质谱图参见附录 A。

(3)确证

按照液相色谱-串联质谱条件,测定样品和标准工作溶液,如果检出的质量色谱峰保留时间与标准样品一致,并且在扣除背景后的样品谱图中,各定性离子的相对丰度与浓度接近的同样条件下得到的标准溶液谱图相比,误差不超过表 16-3 规定的范围,则可判定样品中存在对应的被测物。

表 16-3　定性确证时相对离子丰度的最大允许误差

相对离子丰度	＞50％	＞20％～50％	＞10％～20％	≤10％
允许的相对误差	±20	±25％	±30％	±50％

5.空白试验

除不加试样外,均按上述测定步骤进行。

（五）计算

按下式计算样品中沙丁胺醇、莱克多巴胺、克伦特罗残留量,计算结果需扣除空白值。

沙丁胺醇-D3 作为沙丁胺醇、莱克多巴胺的内标物质,克伦特罗-D9 作为克伦特罗的内标物质。

$$C = \frac{c \times c_i \times A \times A_{si} \times V}{c_{si} \times A_i \times A_s \times m}$$

式中:X—样品中被测物残留量,$\mu g/kg$;c—沙丁胺醇、莱克多巴胺、克伦特罗标准工作溶液的浓度,$\mu g/L$;c_{si}—标准工作溶液中内标物的浓度,$\mu g/L$;c_i—样液中内标物的浓度,$\mu g/L$;A_s—沙丁胺醇、莱克多巴胺、克伦特罗标准工作液的峰面积;A—样液中沙丁胺醇、莱克多巴胺、克伦特罗的峰面积;A_{si}—标准工作溶液中内标物的峰面积;A_i—样液中内标物的峰面积;V—样品定容体积,mL;m—样品称样量,g。

注:计算结果小于本标准检出限 0.5 $\mu g/kg$ 时,视为未检出。

（六）精密度

在重复性条件下获得的两次独立测定结果的绝对差值不得超过算数平均值的30％。

（七）禁用

本方法中所列举的 3 种 β 受体激动剂:沙丁胺醇、莱克多巴胺、克伦特罗均属于农业部规定禁止使用的药物,在动物性食品中不得检出。（莱克多巴胺:农业部 176 号公告;沙丁胺醇、克伦特罗:农业部 235 公告）

方法二:酶联免疫试剂盒

(一)实验目的

通过实验了解和掌握测定动物性食品中 β 激动剂类药物——俗称瘦肉精残留的检测方法——酶联免疫试剂盒法。其具有方便快捷,灵敏等特点,适用于大批量样品筛查。

(二)实验原理

样品中的 β 激动剂类药物与酶标板上固定的抗原特异性竞争抗体,加入酶标Ⅱ抗,催化底物显色,根据显色的深浅来判断样品中 β 激动剂类药物的含量。颜色深,含量少;颜色浅,含量多。

(三)操作方法

①将动物性食品,如精肉或内脏样本 4 g 以上（颗粒小于 1 cm³ 最佳）装入 5 mL 离心管

中(以装入管中 3/4 为宜),拧紧管盖(不要让水进入管子里)。将装有样品的离心管在沸水中加热 10 min 后(以肉熟透为准)取出冷却至室温。

②取 10 滴(约 300 μL)PBST 缓冲液,到 1.5 mL 小离心管中,然后甩净此吸管里的残留液,用此吸管吸取煮出的样品渗出液,加 10 滴(约 300 μL),充分混匀。

③取出检测卡平放,用滴管从 1.5 mL 的离心管里吸取待检样品溶液,垂直滴加 3 滴于加样孔中,加样后开始计时(加样的时候应注意滴加速度,建议缓慢滴加)。

④结果应在 3~5 min 读取,其他时间判读无效。

(四)结果判定

详见产品说明书(维德维康地塞米松酶联免疫试剂盒)。

(五)注意事项

试剂盒贮存于 2~8 ℃,切勿冷冻,有效期 1 年。

未使用完的酶标板条应密封,2~8 ℃保存,勿将板条暴露在潮湿环境中。

使用试剂盒前,仔细阅读说明书。

请勿使用过期试剂盒,不同批号试剂盒中的试剂不得混用。

试剂盒使用前,需将盒内各组分置于实验台上恢复至室温(25±2)℃(提示:约 2 h)。

应避免使用金属类物质盛装和搅拌试剂。

各试剂在使用前请摇匀,混合时应避免出现气泡。

若底物 A 液、底物 B 液在使用前已变成蓝色,或混合后立即变蓝,说明试剂已变质。

板孔中加入样品溶液、抗体工作液、AB 混合液、终止液各步骤时间不得超过 3 min。

检测时,应尽量减少酶标板上方空气流动。

终止液中含有强酸物质,若不小心溅上皮肤或衣物请立即用水冲洗。

检测过程中所用枪头不得重复使用。

二、动物性食品中糖皮质激素残留的测定

方法一:液相色谱-串联质谱法

(一)实验目的

通过实验了解和学习测定动物性食品中的糖皮质激素地塞米松的残留量的检测方法——液相色谱-串联质谱法。

(二)实验原理

组织样品用碱水解,乙酸乙酯提取。牛奶和鸡蛋样品用乙酸乙酯提取,提取液用固相萃取柱净化,高效液相色谱-串联质谱 ESI 负离子模式进行检测。另外,地塞米松在畜禽产品可使用地塞米松酶联免疫试剂盒、乳及乳制品中可使用地塞米松快速检测试纸条进行快速检测。本方法参考农业部 1031 号公告-2-2008 动物源性食品中糖皮质激素类药物留检测相色谱-串联质谱法。

(三)仪器和试剂

1.仪器

高效液相色谱-串联质谱仪:配有电喷雾离子源(ESI)、天平:感量 0.01 g、分析天平(感量 0.000 1 g)、冷冻高速离心机(15 000 r/min)、振荡器、涡旋混合器、组织匀浆机、氮吹仪、旋转蒸发仪、固相萃取装置、固相萃取柱:Silica柱(500 mg/6 mL,或相当者)。

2.试剂

以下所有的试剂,除特别注明外均为分析纯试剂,水为符合 GB/T 6682 规定的一级水。

①糖皮质激素类药物标准品:地塞米松,≥99.5%。

②甲醇、正乙烷、乙腈:色谱纯、乙酸乙酯、丙酮、甲酸。

③氢氧化钠溶液 0.1 mol/L(称取 4.0 g 氢氧化钠,用水溶解,稀释定容 1 000 mL)。

④正乙烷-丙酮溶液(6+4)。

⑤流动项:A 项水,B 项乙腈(色谱纯),C 项:移取 20 mL 甲酸,用水定容至 1 000 mL,得到 0.2%甲酸水溶液,0.22 μm 滤膜过滤,现配现用。

⑥糖皮质激素类药物标准储备液:分别精密称取适量的糖皮质激素类药物标准品,用甲醇溶解定容,分别配制成 1 000 μg/mL 的溶液作为储备液。—20 ℃以下保存。

⑦糖皮质激素类药物混合标准工作液:准确量取糖皮质激素药物标准储备液适量,用 20%乙腈水溶液稀释成适宜浓度的混合标准工作液,现配现用。

(四)操作方法

1.制样

取新鲜或冷冻空白或供试组织,并使均质,组织样品—20 ℃贮存备用;取适量新鲜或冷藏空白供试牛奶或者鸡蛋样品,牛奶和鸡蛋样品 4 ℃以下贮存备用。准确称取 8 份(2±0.05)g 组织匀浆物于 50 mL 离心管中;其中 2 份作为空白对照用,2 份作为基质添加标准溶液用。另 4 份中各添加 50 μL 的 100 μg/mL 标准储备液作为空白添加试样,涡匀,静置 15 min。

2.试料的制备

取供试样品均质,作为供试试料。

取空白样品均质,作为空白试料。

3.提取

称取组织试料(2±0.05)g 于 50 mL 离心管中,加乙酸乙酯 15 mL,涡旋混合,8 000 r/min 离心 15 min,移取乙酸乙酯层。于残渣中加 0.1 mol/L 氢氧化钠溶液 10 mL,混匀,加乙酸乙酯 20 mL,涡旋混合,200 r/min 摇床振动 15 min,8 000 r/min 离心 15 min,移取乙酸乙酯层。合并两次提取液,40 ℃旋转蒸至近干,加乙酸乙酯 1 mL 和正己烷 5 mL,溶解残渣,待净化。

取牛奶试料(2±0.05)g 于 50 mL 离心管中,加乙酸乙酯 20 mL,涡旋混合,200 r/min 摇床振动 15 min,8 000 r/min 离心 15 min。移取乙酸乙酯层,40 ℃转蒸至近干,加乙酸乙酯 1 mL 和正己烷 5 mL,溶解残渣,待净化。

称取鸡蛋试料(2±0.05)g 于 50 mL 离心管中,加乙酸乙酯 20 mL,涡旋混合,200 r/min

摇床振动 15 min，8 000 r/min 离心 15 min。移取乙酸乙酯层，40 ℃旋转蒸至近干，加乙酸乙酯 1 mL 和正己烷 5 mL，溶解残渣，待净化。

4．净化

用正己烷 6 mL 活化固相萃取柱，提取液过柱。用正己烷 6 mL 淋洗萃取柱，抽干，用正己烷-丙酮(6＋4)6 mL 洗脱。洗脱液 50 ℃氮气吹干，加 20％乙腈水溶液 0.5 mL，溶解残渣，转入 1.5 mL 离心管中，15 000 r/min 离心 20 min，取上清液，过 0.22 μm 滤膜，供高效液相色谱-串联质谱法测定。

5．液相色谱、质谱条件

(1)液相色谱条件

色谱柱：C_{18}柱，粒径 5 μm，150 mm×2.1 mm，或相当者。流动相：A 相：B 相：C 相，梯度洗脱程序见表 16-4。柱温：40 ℃。进样量：20 μL。

表 16-4 液相色谱梯度洗脱条件

时间/min	流速/(mL/min)	A 相/％	B 相/％	C 相/％
0	0.20	65	30	5
17	0.20	65	30	5
20	0.20	45	50	5
24	0.20	45	50	5
24.1	0.20	65	30	5
30	0.20	65	30	5

(2)质谱条件

离子源：电喷雾离子源；扫描方式：负离子扫描；检测方式：选择反应监测；喷雾电压：4 000 V；离子传输管温度：330 ℃；鞘气压力：40 bar；辅助气压力：6 bar；地塞米松选择反应检测的优化参数见表 16-5。

表 16-5 地塞米松选择反应检测的优化参数

相对保留时间/min	定性离子对	定量离子对	Tube lens/V
14.7	437.0＞361.0 437.0＞391.5	437.0＞361.0	15 10

6．液相色谱/串联质谱测定

取适量试样溶液和相应的标准溶液，单点校准，按外标法，以峰面积积分值定量，标准工作液及试样液中糖皮质激素类药物的响应值均应在仪器检测的线性范围之内。在上述色谱条件下，标准溶液和试样溶液的特征离子的质量色谱图见附录 A。

7．空白试验

取空白试料采用完全相同的测定步骤进行平行操作。

8．定性与定量

通过样品色谱图的保留时间与标准的保留时间、各色谱峰的特征离子与相应浓度标准品各色谱峰的特征离子相对照定性。样品与标准品保留时间的相对偏差不大于 5％;样品特征离子的相对丰度与浓度相当混合标准溶液的相对丰度一致,相对丰度偏差不超过表 16-6 的规定,则可判断样品中存在相应的被测物。

表 16-6　定性测定时相对离子丰度的最大允许偏差

相对离子丰度	＞50％	＞20％～50％	＞10％～20％	≤10％
允许的相对偏差	±20％	±25％	±30％	±50％

(五)计算

试料中糖皮质激素类药物的残留量(μg/kg)按下式计算。

$$X = \frac{A \times C_s \times V}{A_s \times W}$$

式中:X—试料中糖皮质激素类药物的残留量,μg/k 或 μg/L;A—试样溶液中糖皮质激素类药物的峰面积;A_s—标准工作液中糖皮质激素类药物的峰面积;C_s—标准工作液中糖皮质激素类药物的浓度,μg/L;V—溶解残余物所得试样溶液体积,mL;W—样品质量,g。

注:计算结果需将空白值扣除。

(六)检测方法灵敏度、准确度、精密度

1.灵敏度

地塞米松在牛奶中的定量限为 0.2 μg/L,肌肉和鸡蛋中定量限为 0.5 μg/kg,肝脏中定量限为 1 μg/kg;倍氯米松和氟氢可的松在牛奶中定量限为 0.4 μg/L,肌肉和鸡蛋中定量限为 1 μg/kg,肝脏中定量限为 2 μg/kg;氢化可的松在牛奶中定量限为 0.8 μg/L,肌肉和鸡蛋中定最限为 2 μg/kg,肝脏中定量限为 4 μg/kg。

2.准确度

本方法在牛奶中添加 0.2～0.6 μg/kg 浓度时回收率为 50％～120％,在肝脏中添加 1～4 μg/kg 浓度时回收率为 60％～120％,在肌肉和鸡蛋中添加 0.5～1.5 μg/kg 浓度时回收率为 50％～120％。

3.精密度

本方法的批间变异系数不大于 20％。

方法二:快速检测试纸条法

(一)实验目的

地塞米松(dexamethasone,DEX)快速检测试纸条具有方便、快速、灵敏等特点,适用于现场大批量样品检测。通过实验了解和掌握用快速检测试纸条测定奶样中地塞米松的残留。

(二)实验原理

检测试纸条含有被事先固定于硝酸纤维素膜测试区(T)的抗原和控制区(C)的Ⅱ抗。微孔中的金标抗体经奶样溶解后,50 ℃孵育 3 min,将试纸条插入金标微孔中反应 5 min。根

据 T 区、C 区的颜色深浅对比判定结果。无论样品中有无地塞米松存在,C 区都会出现一条紫红色条带。

(三)操作方法

①将待检奶样和产品组分恢复至室温,取所需量金标微孔和试纸条,做好标记并置于桌面上。

②将待检奶样充分摇匀后,吸取 200 μL 于金标微孔中,小心吹打至孔底的紫红色颗粒完全溶解。

③将金标微孔置于 50 ℃温育器中温育 3 min。

④将试纸条插入金标微孔中,使样品垫充分浸入奶样中,并反应 5 min。

⑤从金标微孔中取出试纸条,弃去试纸条下端的样品垫,判定结果。

(四)结果判定

①阴性:C 线显色,T 线比 C 线颜色深或者一致,检测结果为阴性。

②阳性:C 线显色,T 线比 C 线颜色浅或者没有颜色,检测结果为阳性。

③无效:C 线不显色,无论 T 线是否显色,该试纸条均判为无效。

(五)注意事项

不要混用来自不同批号的试纸条和金标微孔。

应避免延误将试纸条插入和取出金标微孔的操作,以保证各样品温育时间的一致。

试纸条开封后,1 h 内立即使用。

本试纸条为一次性产品,请勿重复使用。

请勿使用过期、破损或污染的试纸条。

本试纸条仅用于初筛,最终结果以仪器方法确证为准。

(20±5) ℃干燥处保存,不可冷冻,避免阳光直晒,本检测试纸条有效期为 12 个月。

方法三:酶联免疫试剂盒

(一)实验目的

地塞米松属于肾上腺皮质激素类药物,具有抗炎、抗过敏、免疫抑制等药理作用。通过实验了解和掌握用酶联免疫试剂盒测定畜产品中地塞米松的残留。

(二)实验原理

样品中的地塞米松与酶标板上固定的抗原特异性竞争抗体,加入酶标 Ⅱ 抗,催化底物显色,根据显色的深浅来判断样品中的含量。颜色深,含量少;颜色浅,含量多。

(三)操作方法

以下 4 方面的具体操作方法和结果判定参考购买的产品相关说明书。

①溶液配制。

②样品处理。

③加样测定。

④结果分析。

(四)结果判定

详见产品说明书(维德维康地塞米松酶联免疫试剂盒)。

(五)注意事项

试剂盒贮存于 2～8 ℃,切勿冷冻,有效期 1 年。

未使用完的酶标板条应密封,2～8 ℃保存;勿将板条暴露在潮湿环境中。

试剂盒使用前,需将盒内各组份置于实验台上恢复至室温[(25±2) ℃](提示:约 2 h)。

应避免使用金属类物质盛装和搅拌试剂。

各试剂在使用前请摇匀,混合时应避免出现气泡。

若底物 A 液、底物 B 液在使用前已变成蓝色,或混合后立即变蓝,说明试剂已变质。

板孔中加入样品溶液、抗体工作液、AB 混合液、终止液各步骤时间不得超过 3 min。

检测时,应尽量减少酶标板上方空气流动。

终止液中含有强酸物质,若不小心溅上皮肤或衣物请立即用水冲洗。

检测过程中所用枪头不得重复使用。

三、动物性食品中雌激素残留的测定——气相色谱-质谱法

(一)实验目的

以奶及奶制品为例,学习掌握奶和奶制品前处理的基本操作和技术,进一步学习利用气相色谱-质谱法检测奶和奶制品中的 17β-雌二醇、雌三醇、炔雌醇单个或多个雌激素的残留量。

(二)实验原理

奶制品中残留的雌激素,用乙酸乙酯和乙腈混合溶剂提取,固相萃取柱净化,硅烷化试剂衍生,离子模式气相色谱-质谱测定,外标法定量。

本方法参考 GB 29698—2013,检测限为 0.5 μg/kg,定量限为 1.0 μg/kg;在 1～10 μg/kg 添加浓度水平上的回收率为 60%～120%;批内相对标准偏差≤15%,批间相对标准偏差≤20%。

(三)仪器和试剂

1.仪器

气相色谱-质谱联用仪(EI 源),分析天平(感量 0.000 01 g),天平(感量 0.01 g),氮吹仪,固相萃取装置,均质器,涡旋混合器,离心机,烘箱,pH 计,旋转浓缩仪。

2.试剂

17β-雌二醇,雌三醇,炔雌醇(含量≥98.0%),二硫赤藓糖醇,N-甲基三甲基硅基三氟乙酰氨,三甲基硅烷,乙腈,甲醇,甲苯,正己烷,盐酸,氢氧化钠,C18 固相萃取柱(LC-C18,500 mg/3 mL),硅胶固相萃取柱(LC-Si,500 mg/3 mL),95%正己烷乙酸乙酯溶液,70%正己烷乙酸乙酯溶液,1 mol/L 氢氧化钠溶液,5 mol/L 盐酸溶液。

衍生化试剂(取二硫赤藓糖醇 0.01 g,用 N-甲基三甲基硅基三氟乙酰氨(MSTFA)5 mL溶解,于液面下加三甲基硅烷 10 μL,混匀,2～8 ℃放置过夜,避光防潮密封保存)。

标准储备液(分别精确称取适量标准品,用甲醇配制成 1 mg/mL 的标准储备液),混合

标准中间工作液(取上述标准储备液各 1 mL 置于 100 mL 容量瓶中,用甲醇定容至刻度,配制成混合标准工作液,浓度为 10 mg/L),滤膜(0.22 μm)。

(四)操作方法

1.试料的制备与保存

取适量新鲜或冷藏的空白或供试样品,混合,并使均质;取均质后的供试样品,作为供试试料;取均质后的空白样品,作为空白试料;取均质后的空白样品,添加适宜浓度的标准工作液,作为空白添加试料。试料均在 2～8 ℃保存。

2.提取

(1)液态材料

称取试料(10±0.05) g,于 50 mL 离心管中,加乙腈 5 mL、乙酸乙酯 15 mL,旋涡振荡 3 min,8 000 r/min 离心 5 min,收集上清液于另一 50 mL 离心管中,残渣重复提取一次,合并两次上清液,于 40 ℃水浴旋转蒸发至近干,用 1 mol/L 氢氧化钠溶液 6 mL 分 3 次溶解,转至另一 50 mL 离心管中,加正己烷 20 mL 旋涡振荡 1 min,8 000 r/min 离心 3 min,收集下层提取液,用 5 mol/L 盐酸溶液调 pH 至 5.0～5.2,备用。

(2)固态材料

称取试料(10±0.05) g,于 50 mL 离心管中,加乙酸乙酯 15 mL,旋涡振荡 3 min,8 000 r/min 离心 5 min,收集上清液于另一 50 mL 离心管中,残渣重复提取一次,合并两次上清液,40 ℃水浴旋转蒸发至近干,用 1 mol/L 氢氧化钠溶液 6 mL 分 3 次溶解,转至另一 50 mL 离心管中,加正己烷 20 mL 旋涡振荡 1 min,8 000 r/min 离心 3 min,收集下层提取液,用 5 mol/L 盐酸溶液调 pH 至 5.0～5.2,备用。

3.净化

C_{18}柱依次用甲醇 5 mL 和水 5 mL 活化,取备用液过柱,用水 5 mL 淋洗,抽干,用甲醇 5 mL 洗脱,收集洗脱液,于 40 ℃水浴氮气吹干。用 95%正己烷乙酸乙酯溶液 5 mL 溶解残余物,过经正己烷 5 mL 活化后的硅胶柱,加正己烷 5 mL 淋洗,抽干,再用 70%正己烷乙酸乙酯溶液 5 mL 洗脱,收集洗脱液,于 40 ℃水浴氮气吹干。

4.衍生化

残余物加甲苯和衍生化试剂各 100 μL 溶解,混匀,封口,在 80 ℃烘箱中衍生 60 min,冷却,供气相色谱-质谱测定。

5.气相色谱-质谱条件

(1)气相色谱条件

色谱柱 HP-5 MS 石英毛细管色谱柱(30 m×0.25 mm,膜厚 0.25 μm),或相当者。载气为高纯氦气,恒流 1.0 mL/min。进样口温度 220 ℃。进样体积:1 μL,不分流。色谱柱起始温度 100 ℃(保持 1 min),以 20 ℃/min 的升温速率升至 200 ℃(保持 3 min),再以 20 ℃/min 的升温速率升至 260 ℃(保持 5 min),再以 20 ℃/min 的升温速率升至 280 ℃(保持 5 min)。

(2)质谱条件

离子源(EI)温度:200 ℃。EM 电压:高于调谐电压 200 V。电子能量:70 eV。GC/MS 传输线温度:280 ℃。四极杆温度:160 ℃。选择离子监测(SIM):(m/z)232、285、326、416

（17β-雌二醇）；311、345、414、504（雌三醇）；285、300、425、440（炔雌醇）。

6.测定

（1）标准工作曲线的制备

精密量取 10 mg/L 混合标准工作液适量，用甲醇稀释，配制成浓度为 10、50、100、200、500 和 1 000 μg/L 系列标准工作液，于 40 ℃水浴氮气吹干，按衍生化步骤处理，供气相色谱法-质谱测定。以测得峰面积为纵坐标，对应的标准溶液浓度为横坐标，绘制标准曲线。求回归方程和相关系数。

（2）测定方法

①定性测定：通过试样色谱图的保留时间与相应标准品的保留时间、各色谱峰的特征离子与相应浓度标准溶液各色谱峰的特征离子相对照定性。试样与标准品保留时间的相对偏差不大于 5％；试样特征离子的相对丰度与浓度相当混合标准溶液的相对丰度一致，相对丰度偏差不超过表 16-7 的规定，则可判断试样中存在相应的被测物。

表 16-7　定性确诊时相对离子丰度的最大允许误差

相对丰度	＞50％	20％～50％	10％～20％	≤10％
允许偏差	±10％	±15％	±20％	±50％

②定量测定：取适量试样溶液和相应的标准溶液，做单点或多点校准，按外标法，以峰面积定量，标准溶液及试样液中 17β-雌二醇、雌三醇和炔雌醇的响应值均应在仪器检测的线性范围之内。在上述色谱条件下，标准溶液、空白试样和空白添加试样的色谱图及质谱图见附录 A。

7.空白试验

除不加试样外，采用完全相同的测定步骤进行平行操作。

（五）结果计算

按下式计算试料中 17β-雌二醇、雌三醇、炔雌醇的残留量 X，单位为微克每千克（μg/kg）：

$$X = \frac{A \times Cs \times V}{A_S \times m}$$

式中：A—试样中相应的 17β-雌二醇、雌三醇和炔雌醇的峰面积；Cs—标准溶液中相应的 17β-雌二醇、雌三醇和炔雌醇浓度，μg/L；V—溶解残余物体积，mL；As—标准溶液中相应的 17β-雌二醇、雌三醇和炔雌醇的峰面积；m—供试试料质量，g。

注：计算结果需扣除空白值，测定结果用平行测定算术平均值表示，保留 3 位有效数字。

（六）准确度和精密度计算

按下式计算试料中 17β-雌二醇、雌三醇、炔雌醇的添加回收结果，单位为％：

$$R = \frac{X_i}{X} \times 100\%$$

式中：R—空白添加样品的回收率结果；Xi—实际测得的样品中激素残留量；X—添加到样品中的激素质量。

按下式计算试料中 17β-雌二醇、雌三醇、炔雌醇的变异系数，单位为％：

$$CV = \frac{\sqrt{\dfrac{\sum X_i - X)^2}{N-1}}}{X} \times 100\%$$

四、动物性食品中雄激素残留的测定方法——液相色谱-串联 质谱法

(一)实验目的

以牛奶和奶粉为例,学习掌握牛奶和奶粉前处理的基本操作和技术,进一步学习利用液相色谱-质谱法检测牛奶和奶粉中的 α-群勃龙、β-群勃龙、19-乙烯去甲睾酮和 epi-19-乙烯去甲睾酮单个或多个药物残留量。

(二)实验原理

试样在 pH=5.0 条件下加酶水解,乙腈-乙酸乙酯提取,凝胶色谱净化,用高效液相色谱-串联质谱测定,外标法定量。本方法参考 GB/T 22976—2008,牛奶中 α-群勃龙、β-群勃龙、19-乙烯去甲睾酮和 epi-19-乙烯去甲睾酮的检出限为 1 μg/kg,奶粉中 α-群勃龙、β-群勃龙、19-乙烯去甲睾酮和 epi-19-乙烯去甲睾酮的检出限为 5 μg/kg。

(三)仪器和试剂

1. 仪器

高效液相色谱-串联质谱仪(配有电喷雾离子源 ESI)、凝胶色谱仪、分析天平(感量 0.000 1 mg)、天平(感量 0.01 g)、离心机、恒温水浴摇床、涡旋振荡器、旋转蒸发仪。

2. 试剂

乙腈、乙酸乙酯、环己烷、甲醇、乙酸、无水硫酸钠(分析纯,经 650 ℃ 灼烧 4 h,置于干燥器内备用)、乙酸钠(分析纯)、β-葡萄糖苷酸酶/芳基硫酸酯酶(100 000 unit/mL)、0.02 mol/L 乙酸钠缓冲液(pH=5.0)、甲醇溶液(7+3,30 体积的水与 70 体积的甲醇混匀)、乙酸乙酯-环己烷(1+1,50 体积的乙酸乙酯与 50 体积的环己烷混匀)、α-群勃龙、β-群勃龙、19-乙烯去甲睾酮和 epi-19-乙烯去甲睾酮(含量≥98.0%)、标准储备液(分别精确称取适量标准品,用乙腈配制成 100 μg/mL 的标准储备液)、混合标准中间工作液(取上述标准储备液各 1 mL 置于 100 mL 容量瓶中,用乙腈定容至刻度,配制成混合标准工作液,浓度为 1 μg/mL)、滤膜 (0.45 μm)。

(四)操作方法

1. 试料的制备与保存

牛奶样品称取约 5 g(准确至 0.01 g)于 50 mL 具塞离心管中,奶粉样品称取约 1 g(准确至 0.01 g)并加入 5 mL 水于 50 mL 具塞离心管中,混匀,作为供试试料;取牛奶阴性样品 5 g,奶粉阴性样品 1 g(精确到 0.01 g),同上操作,作为空白试料。对同一试料,要进行平行试验操作。

2. 提取

在称取好试料的离心管中加入 5 mL 乙酸钠缓冲液和 20 μL β-葡萄糖苷酸酶/芳基硫酸酯酶,摇匀后盖好塞子置于恒温水浴摇床上,37 ℃振荡水解过夜。待水解液冷却至室温后,首先加入 5 mL 乙腈,振摇,以沉淀蛋白,然后再加入 20 mL 乙酸乙酯,涡旋振荡提取 2 min 后,3 000 r/min 离心 10 min,移取上清液通过 5 g 无水硫酸钠过滤至鸡心瓶中。再用 20 mL 乙酸乙酯重复提取一次,合并上清液于同一鸡心瓶中。

3. 净化

凝胶色谱参考条件如下:a) 净化柱:22 g S-X3 Bio-Beads 填料,200 mm×25 mm(内径)或相当者;b) 流动相:乙酸乙酯-环己烷(4.11),流速:5.0 mL/min;c) 定量环:5 mL;d)净化程序:0~10 min 弃去洗脱液,10~15.5 min 收集洗脱液。将提取液在 45 ℃下蒸至近干,用乙酸乙酯-环己烷(1+1)定容至 10 mL 的玻璃试管中,按上述条件净化。净化后将收集的洗脱液蒸干,用 1 mL 甲醇溶液(4.10)涡旋振荡溶解,过 0.45 μm 滤膜供 HPLC-MS-MS 分析。

4. 液相色谱-质谱条件

(1)液相色谱条件

① 色谱柱:C18,5 μm,150 mm×2.1 mm(内径)或相当者;②色谱柱温度:30 ℃;③进样量:20 μL;d) 流动相梯度及流速见表 16-8。

表 16-8　液相色谱梯度洗脱条件

时间/min	流速/(μL/min)	0.1%乙酸水溶液/%	乙腈/%
0.00	200	80	20
6.00	200	65	35
8.00	200	65	35
8.10	200	80	20
10.0	200	80	20

(2)质谱条件

①离子化模式:电喷雾正离子模式(ESI＋);②质谱扫描方式:多反应监测(MRM);③鞘气压力:104 kPa;④辅助气压力:138 kPa;⑤正离子模式电喷雾电压(IS):4 000 V;⑥毛细管温度:320 ℃;⑦源内诱导解离电压:10 V;⑧Q1 为 0.4,Q3 为 0.7;⑨碰撞气:高纯氩气;⑩碰撞气压力:0.2 Pa;⑪其他质谱参数见表 16-9。

表 16-9　被测物的参考保留时间、采集窗口、监测离子对和裂解能量

化合物名称	保留时间/min	检测离子对(m/z)	裂解能量/eV
β-群勃龙	8.93	271.16/253.08[a]	21
		271.16/199.08	21
α-群勃龙	9.47	271.16/253.08[a]	21
		271.16/199.08	21

续表 16-9

化合物名称	保留时间/min	检测离子对（m/z）	裂解能量/eV
19-乙烯去甲睾酮	10.28	275.18/239.10[a]	15
		275.18/257.12	25
epi-19-乙烯去甲睾酮	11.64	275.18/239.10[a]	15
		275.18/257.12	25

注：[a]为定量离子对，对于不同质谱仪器，仪器参数可能存在差异，测定前应将质谱参数优化到最佳。

5．测定方法

（1）定性测定

每种被测组分选择 1 个母离子，2 个以上子离子，在相同实验条件下，试料中待测物质的保留时间，与混合基质标准校准溶液中对应的保留时间偏差在±2.5%之内；且试样谱图中各组分定性离子的相对丰度与浓度接近的混合基质标准校准溶液谱图中对应的定性离子的相对丰度进行比较，偏差不超过表 16-10 规定的范围，则可判定为试样中存在对应的待测物。

表 16-10　定性确证时相对离子丰度的最大允许误差

相对丰度	＞50%	20%～50%	10%～20%	≤10%
允许偏差	±20%	±25%	±30%	±50%

（2）定量测定

在仪器最佳工作条件下，对混合基质标准校准溶液进样，以峰面积为纵坐标，混合基质校准溶液浓度为横坐标绘制标准工作曲线，用标准工作曲线对样品进行定量，样品溶液中待测物的响应值均应在仪器测定的线性范围内。在上述色谱和质谱条件下，标准物质多反应监测（MRM）色谱图参见附录 A 中的图 A。

（五）计算

按下式计算试料中被测组分残留量 X，单位为微克每千克（$\mu g/kg$）：

$$X = \frac{C \times V}{m}$$

式中：C—从标准工作曲线上得到的被测组分溶液浓度，ng/mL；V—样品溶液定容体积，mL；m—样品溶液所代表试样的质量，g。

注：计算结果应扣除空白值。

（六）准确度和精密度计算

按下式计算试料中 α-群勃龙、β-群勃龙、19-乙烯去甲睾酮和 epi-19-乙烯去甲睾酮的添加回收结果，单位为%：

$$R = \frac{X_i}{X} \times 100\%$$

式中:R—空白添加样品的回收率结果;X_i—实际测得的样品中激素残留量;X—添加到样品中的激素质量。

按下式计算试料中 α-群勃龙、β-群勃龙、19-乙烯去甲睾酮和 epi-19-乙烯去甲睾酮的变异系数,单位为‰:

$$CV = \frac{\sqrt{\dfrac{\sum X_i - X)^2}{N-1}}}{X} \times 100\%$$

实验拓展 A　（GB/T 22286—2008）

A.1　沙丁胺醇和沙丁胺醇-D3 的多反应监测(MRM)色谱,见图 A.1。

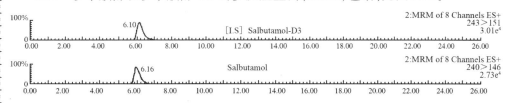

图 A.1　沙丁胺醇和沙丁胺醇-D3 的多反应监测(MRM)色谱图

A.2　莱克多巴胺的多反应监测(MRM)色谱,见图 A.2。

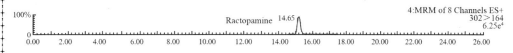

图 A.2　莱克多巴胺的多反应监测(MRM)色谱图

A.3　克伦特罗的多反应监测(MRM)色谱,见图 A.3。

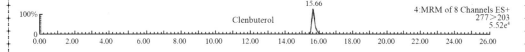

图 A.3　克伦特罗的多反应监测(MRM)色谱图

实验拓展 B

B.1　地塞米松特征离子质量色谱,见图 B.1。

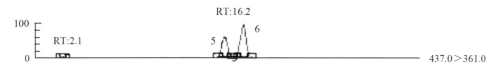

图 B.1　地塞米松特征离子质量色谱图

实验拓展 C

C.1 17β-雌二醇、雌三醇、炔雌醇标准溶液色谱,见图 C.1。

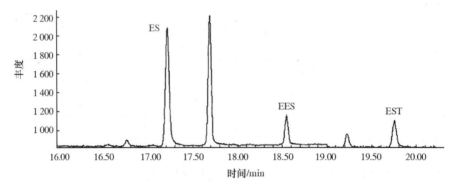

ES—17β-雌二醇衍生物;EES—炔雌醇衍生物;EST—雌三醇衍生物。

图 C.1 17β-雌二醇、雌三醇、炔雌醇标准溶液色谱图(100 μg/L)

C.2 17β-雌二醇、雌三醇、炔雌醇标准溶液色谱,见图 C.2。

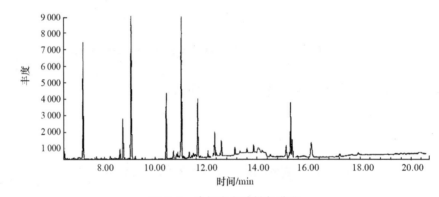

图 C.2 牛奶空白试样色谱图

C.3 牛奶空白添加 17β-雌二醇、雌三醇、炔雌醇试样色谱,见图 C.3。

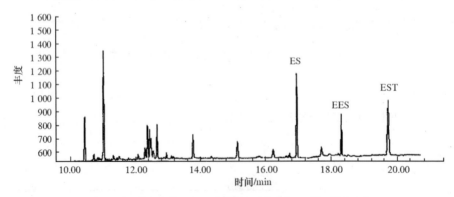

ES—17β-雌二醇衍生物;EES—炔雌醇衍生物;EST—雌三醇衍生物。

图 C.3 牛奶空白添加 17β-雌二醇、雌三醇、炔雌醇试样色谱图(100 μg/L)

实验拓展 D

D.1 α-群勃龙、β-群勃龙、19-乙烯去甲睾酮和 epi-19-乙烯去甲睾酮标准物质多反映监测色谱,见图 D.1。

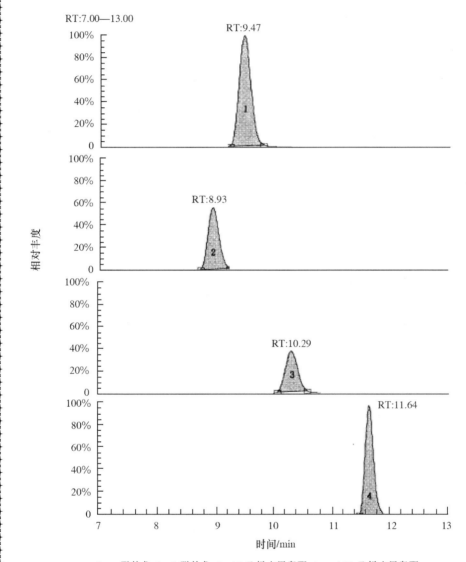

1—α-群勃龙;2—β-群勃龙;3—19-乙烯去甲睾酮;4—epi-19-乙烯去甲睾酮。

图 D.1 α-群勃龙、β-群勃龙、19-乙烯去甲睾酮和 epi-19-乙烯去甲睾酮标准物质多反映监测色谱图

实验十七　动物性食品中致癌物质残留的检测

一、动物性食品中 N-亚硝胺类的检测——气相色谱-质谱法

(一)实验目的

通过实验了解和掌握测定动物性食品中的 N-亚硝胺类残留量的检测方法——气相色谱-质谱串联法。

(二)实验原理

试样中的 N-亚硝胺类化合物经水蒸气蒸馏和有机溶剂萃取后,浓缩至一定体积,采用气相色谱-质谱联用仪进行确认和定量。

(三)仪器和试剂

1. 仪器

气相色谱-质谱联用仪,旋转蒸发仪,全玻璃水蒸气蒸馏装置或等效的全自动水蒸气蒸馏装置,氮吹仪,制冰机,天平(感量 0.01 g),分析天平(感量 0.000 1 g)。

2. 试剂

二氯甲烷(色谱纯),无水硫酸钠,氯化钠,硫酸,无水乙醇,硫酸溶液(1+3)。

N-亚硝胺标准溶液:用二氯甲烷配制成 1 mg/mL 的溶液。

N-亚硝胺标准中间液标准使用液:用二氯甲烷配制成 1 μg/mL 的标准使用液。

(四)操作方法

1. 提取

水蒸馏装置蒸馏:准确称取 200 g(精确至 0.01 g)试样,加入 100 mL 水和 50 g 氯化钠于蒸馏管中,充分混匀,检查气密性。在 500 mL 平底烧瓶中加入 100 mL 二氯甲烷及少量冰块用以接收冷凝液,冷凝管出口伸入二氯甲烷液面下,并将平底烧瓶置于冰浴中,开启蒸馏装置加热蒸馏,收集 400 mL 冷凝液后关闭加热装置,停止蒸馏。

2. 萃取净化

在盛有蒸馏液的平底烧瓶中加入 20 g 氯化钠和 3 mL 的硫酸(1+3),搅拌使氯化钠完全溶解。然后将溶液转移至 500 mL 分液漏斗中,振荡 5 min,必要时放气,静置分层后,将二

氯甲烷层转移至另一平底烧瓶中,再用 150 mL 二氯甲烷分 3 次提取水层,合并 4 次二氯甲烷萃取液,总体积约为 250 mL。

3．浓缩

将二氯甲烷萃取液用 10 g 无水硫酸钠脱水后,进行旋转蒸发,于 40 ℃ 水浴上浓缩至 5～10 mL 改氮吹,并准确定容至 1.0 mL,摇匀后待测定。

4．仪器参考条件

(1)气相色谱条件

毛细管气相色谱柱(INNOWAX 石英毛细管柱,30 mm×0.25 mm,膜厚 0.25 μm)。进样口温度:220 ℃。程序升温条件:初始柱温 40 ℃,以 10 ℃/min 的速率升至 80 ℃,以 1 ℃/min 的速率升至 100 ℃,再以 20 ℃/min 的速率升至 240 ℃,保持 2 min。载气:氦气。流速:1.0 mL/min。进样方式:不分流进样。进样体积:1.0 μL。

(2)质谱条件

选择离子检测。9.9 min 开始扫描 N-二甲基亚硝胺,选择离子为 15.0、42.0、43.0、44.0、74.0;电子轰击离子化源(EI),电压:70 eV;离子化电流:300 μA;离子源温度:230 ℃;接口温度:230 ℃;离子源真空度:1.33×10^{-4} Pa。

5．标准曲线的制作

分别准确吸取 N-亚硝胺的混合标准储备液(1 μg/mL)配制标准系列的浓度为 0.01 μg/mL、0.02 μg/mL、0.05 μg/mL、0.1 μg/mL、0.2 μg/mL、0.5 μg/mL 的混合标准系列溶液,进样分析,用峰面积对浓度进行线性回归,表明在给定的浓度范围内 N-亚硝胺呈线性,回归方程分别为 y 为峰面积,x 为质量浓度(μg/mL)。

6．试样溶液的测定

将试样溶液注入气相色谱-质谱联用仪中,得到某一特定监测离子的峰面积,根据标准曲线计算得到试样溶液中 N-二甲基亚硝胺(μg/mL)。

(五)计算

按下式计算试样中 N-二甲基亚硝胺含量 X,单位为 μg/kg 或 μg/L:

$$X = \frac{h_1}{h_2} \times \rho \times \frac{V}{m} \times 1\,000$$

式中:h_1—浓缩液中某一 N-亚硝胺化合物的峰面积,h_2—N-亚硝胺标准的峰面积;ρ—标准溶液中 N-亚硝胺化合物的浓度,μg/mL;V—试液(浓缩液)的体积,mL;m—试样的质量或体积,g 或 mL。

注:结果保留 3 位有效数字。

(六)精密度

在重复性条件下获得的 2 次独立测定结果的绝对差值不得超过算术平均值的 15%。

二、动物性食品中黄曲霉毒素的测定方法

方法一:液相色谱-串联质谱法

(一)实验目的

通过实验了解和掌握测定动物性食品中的黄曲霉毒素的检测方法——液相色谱-串联质谱法。

(二)实验原理

试样中的黄曲霉毒素 B_1、黄曲霉毒素 B_2、黄曲霉毒素 G_1、黄曲霉毒素 G_2,用乙腈或甲醇提取,提取液用含 1% TritonX-100(或吐温-20)的磷酸盐缓冲液稀释后(必要时经黄曲霉固相进化柱初步净化),通过免疫亲和柱净化和富集,净化液浓缩、定容和过滤后经液相色谱分离,串联质谱检测,同位素内标法定量。

(三)仪器和试剂

1.仪器

液相色谱-串联质谱仪(带电喷雾离子源)、涡旋混合器、超声波/涡旋振荡器或摇床、离心机、天平(感量 0.01 g)、分析天平(0.000 1 g)、pH 计、固相萃取装置(带真空泵)、氮吹仪。

2.试剂

甲醇(色谱纯),乙腈(色谱纯),乙酸铵(色谱纯),氯化钠,磷酸氢二钠,磷酸二氢钾,氯化钾,盐酸,TritonX-100(或吐温-20),同位素内标液相色谱柱、免疫亲和柱、微孔滤头(0.22 μm),筛网(1～2 mm),玻璃纤维滤纸。

①标准储备溶液(10 μg/mL):分别称取 AFT B_1、AFT B_2、AFT G_1 和 AFT G_2 1 mg(精确至 0.01 mg),用乙腈溶解并定容至 100 mL。此溶液浓度约为 10 μg/mL。溶液转移至试剂瓶中后,在 -20 ℃下避光保存,备用。

②混合标准工作液(100 ng/mL):准确移取混合标准储备溶液(1.0 μg/mL)1.00 mL 置于 100 mL 容量瓶中,乙腈定容。密封避光,-20 ℃下保存,3 个月有效。

③混合同位素内标工作液(100 ng/mL):准确移取 0.5 μg/mL $^{13}C_{17}$-AFTB$_1$、$^{13}C_{17}$-AFTB$_2$、$^{13}C_{17}$-AFTG$_1$ 和 $^{13}C_{17}$-AFTG$_2$ 各 2.00 mL,用乙腈定容至 10 mL,-20 ℃,避光保存。

④标准系列工作溶液:准确移取混合标准工作液(100 ng/mL)10 μL、50 μL、100 μL、200 μL、500 μL、800 μL、1 000 μL 至 10 mL 容量瓶中,加入 200 μL 100 ng/mL 的同位素内标工作液,用初始流动相定容至刻度,配制浓度点为 0.1 ng/mL、0.5 ng/mL、1.0 ng/mL、2.0 ng/mL、5.0 ng/mL、8.0 ng/mL、10.0 ng/mL 的系列标准溶液。

(四)操作方法

1.试样制备

样品(动物油脂)需大于 1 kg,粉碎,过筛,使其粒径小于 2 mm 孔径试验筛,混合均匀后

缩分至100 g,储存于样品瓶中,密封保存。

另准备空白组:不称取试样完成2和3步骤。

2. 提取

准确称取(5 ± 0.05) g试样于50 mL离心管中,加入100 μL同位素内标工作液,振荡混合后,静置30 min;加入20 mL乙腈水溶液(84+16),涡旋混匀,超声波/涡旋振荡器或摇床中振荡20 min,6 000 r/min离心10 min,取上清液备用。

3. 净化

准确移取4 mL上清液,加入46 mL 1% Trition X-100(或吐温-20)的PBS,混匀;将低温下保存的免疫亲和柱恢复室温。待免疫亲和柱内原有液体流尽后,将上述样液移至50 mL注射筒中,控制样液以1~3 mL/min的速度稳定下滴。待水滴完后,用真空泵抽干亲和柱。脱离真空系统,在亲和柱下部放置10 mL刻度试管,取下50 mL注射针筒,用1 mL甲醇洗脱亲和柱2次,控制1~3 mL/min的速度下滴,再用真空泵抽干亲和柱,收集全部洗脱液至试管中。在50 ℃下用氮气缓缓地将洗脱液吹至近干,加入1.0 mL初始流动相,涡旋30 s溶解残留物,0.22 μm滤膜过滤,收集滤液于进样瓶中以备进样。

4. 液相色谱-质谱条件

(1)液相色谱条件

色谱柱(C$_{18}$柱,100 mm×2.1 mm×1.7 μm)。流动相:A相:乙酸铵溶液(5 mmol/L);B相:乙腈-甲醇溶液(50+50)。流速:0.3 mL/min。柱温:40 ℃。检测波长:270 nm。进样量:10 μL。

(2)质谱条件

检测方式:多离子反应检测(MRM)。离子源控制条件:电离方式:ESI$^+$,毛细管电压:3.5 kV,锥孔电压:30 V,射频透镜1电压:14.9 V,射频透镜2电压:15.1 V,离子源温度:150 ℃,锥孔反吹流量:50 L/h,脱溶剂气温度:500 ℃,脱溶剂气流量:800 L/h,电子倍增电压:650 V。离子选择参数:见表17-1。

表 17-1　离子选择参数表

化合物名称	母离子 (m/z)	定量离子 (m/z)	碰撞能量 eV	定性离子 (m/z)	碰撞能量 eV	离子化方式
AFTB$_1$	313	285	22	241	38	ESI$^+$
^{13}C$_{17}$-AFTB$_1$	330	255	23	301	35	ESI$^+$
AFTB$_2$	315	287	25	259	28	ESI$^+$
^{13}C$_{17}$-AFTB$_2$	332	303	25	273	28	ESI$^+$
AFTG$_1$	329	243	25	283	25	ESI$^+$
^{13}C$_{17}$-AFTG$_1$	346	257	25	299	25	ESI$^+$
AFTG$_2$	331	245	30	285	27	ESI$^+$
^{13}C$_{17}$-AFTG$_2$	348	259	30	301	27	ESI$^+$

5．定性测定

试样中目标化合物色谱峰的保留时间与相应标准色谱峰的保留时间相比较，变化范围应在±2.5％之内。每种化合物的质谱定性离子必须出现，至少应包括一个母离子和两个子离子，而且同一检测批次，对同一化合物，样品中目标化合物的两个离子的相对丰度与浓度相当的标准溶液相比，其允许偏差不超过表17-2规定的范围。

表 17-2　定性时相对离子丰度的最大允许偏差

相对离子丰度	＞50％	20％～50％	10％～20％	≤10％
允许相对偏差	±20％	±25％	±30％	±50％

6．标准曲线的制作

将标准系列溶液由低到高进样检测，以 AFT B_1、AFT B_2、AFT G_1 和 AFT G_2 色谱峰与各对应内标色谱峰的峰面积比值-浓度作图，得到标准曲线回归方程，其线性相关系数应大于 0.99。

（五）计算

按下式计算试样中黄曲霉毒素 B 族和 G 族的残留量 X，单位为 $\mu g/kg$：

$$X = \frac{\rho \times V_1 \times V_2 \times 1\,000}{V_3 \times m \times 1\,000}$$

式中：ρ—进样溶液中 AFT B_1、AFT B_2、AFT G_1 或 AFT G_2 按照内标法在标准曲线中对应的浓度，ng/mL；V_1—试样提取液体积，mL；V_3—样品经净化洗脱后的最终定容体积，mL；V_2—用于净化分取的样品体积，mL；m—试样的称样量，g。

将净化处理得到的待测溶液进样，内标法计算待测液中目标物质的质量浓度，按上述公式计算样品中待测物的含量。待测样液中的响应值在标准曲线线性范围内，超过线性范围则应适当减少取样量重新测定。

（六）准确度和精密度计算

在重复性条件下获得的两次独立测定结果的绝对差值不得超过算术平均值的 20％。

方法二：快速检测试纸条法

（一）实验目的

通过实验了解用快速检测试纸条测定奶样中黄曲霉毒素 M1 的残留。黄曲霉毒素 M1 快速检测试纸条具有方便、快速、灵敏等特点，适用于现场大批量样品检测。

（二）实验原理

试纸条含有被事先固定于硝酸纤维素膜测试区（T）的抗原和控制区（C）的 Ⅱ 抗，适用于生乳、牛奶、奶粉样品中黄曲霉毒素 M_1 的检测。根据 T 区、C 区的颜色深浅对比判读结果。

（三）操作方法

将待检奶样和产品组份恢复至室温，待检奶样充分混匀后，取 200 μL 于金标微孔中，小心吹打至孔底的紫红色颗粒完全溶解。将金标微孔置于 50 ℃ 温育器中温育 3 min。将试纸条插入金标微孔中，使样品充分浸入奶样，并反应 5 min。

（四）结果判定

从金标微孔中取出试纸条，弃去试纸条下端的样品垫，判定结果。

①阴性：C 线显色，T 线比 C 线颜色深或一致。

②阳性：C 线显色，T 线比 C 线颜色前或没有颜色。

③无效：C 线不显色，无论 T 线是否显色，该试纸条均判为无效。

（五）注意事项

应避免延误将试纸条插入和取出金标微孔的操作，以保证各样品温育时间的一致。

试纸条开封后，1 h 内立即使用。

试纸条仅用于初筛，最终结果以仪器方法确证为准。

三、动物性食品中多氯联苯残留量的测定——气相色谱法

（一）实验目的

通过实验了解和掌握测定动物性食品中的多氯联苯的检测方法——气相色谱法。

（二）实验原理

本方法以 PCB198 为定量内标，在试样中加入 PCB198，水浴加热振荡提取后，经硫酸处理、色谱柱层析净化，采用气相色谱-电子捕获检测器法测定，以保留时间定性，内标法定量。适用于鱼类、贝类、蛋类、肉类、奶类及其制品等动物性食品和油脂类试样中指示性 PCBs 的测定。

（三）仪器和试剂

1.仪器

气相色谱仪（配电子捕获检测器，ECD）、色谱柱（DB-5 ms 柱，30 mm×0.25 mm，膜厚 0.25 μm）、旋转蒸发仪、氮气浓缩器、超声波清洗器、涡旋振荡器、分析天平、水浴振荡器、离心机、层析柱。

2.试剂

正己烷（农残级）、二氯甲烷（农残级）、丙酮（农残级）、无水硫酸钠（优级纯）、浓硫酸（优级纯）、碱性氧化铝。

标准溶液配制，见表 17-3。

表 17-3　GC-ECD 方法中指示性多氯联苯的系列标准溶液　　　　　　　　　　　　μg/L

化合物	浓度				
	CS1	CS2	CS3	CS4	CS5
PCB28	5	20	50	200	800
PCB25	5	20	50	200	800
PCB101	5	20	50	200	800
PCB118	5	20	50	200	800
PCB138	5	20	50	200	800
PCB153	5	20	50	200	800
PCB180	5	20	50	200	800
PCB198(定量内标)	50	50	50	50	50

(四)操作方法

1. 预处理

称取试样 5～10 g(精确到 0.1 g)至具塞锥形瓶中,加入定量内标 PCB198 后,以适量正己烷+二氯甲烷(50+50)为提取溶液,于水浴振荡器上提取 2 h,水浴温度为 40 ℃,振荡速度为 200 r/min。

2. 净化

(1)硫酸净化

将浓缩的提取液转移至 10 mL 试管中,用约 5 mL 正己烷洗涤茄形瓶 3～4 次,洗液并入浓缩液中,用正己烷定容至刻度,并加入 0.5 mL 浓硫酸,振摇 1 min,以 3 000 r/min 的转速离心 5 min,使硫酸层和有机层分离。如果上层溶液仍然有颜色,表明脂肪未完全除去,再加入一定量的浓硫酸,重复操作,直至上层溶液呈无色。

(2)碱性氧化铝柱净化

净化柱装填:玻璃柱底端加入少量玻璃棉后,从底部开始,依此装入 2.5 g 经过烘烤的碱性氧化铝、2 g 无水硫酸钠,用 15 mL 正己烷预淋洗。

净化:将(1)中浓缩液转移至层析柱上,用约 5 mL 正己烷洗涤茄形瓶 3～4 次,洗液一并转移至层析柱中。当液面降至无水硫酸钠层时,加入 30 mL 正己烷(2×15 mL)洗脱;当液面降至无水硫酸钠层时,用 25 mL 二氯甲烷+正己烷(5+95)洗脱。洗脱液旋转蒸发浓缩至近干。

3. 试样溶液浓缩

将(2)中试样溶液转移至进样瓶中,用少量正己烷洗茄形瓶 3～4 次,洗液并入进样瓶中,在氮气流下浓缩至 1 mL,待 GC 分析。

4. 色谱条件

色谱柱(DB-5ms 柱,30 mm×0.25 mm,膜厚 0.25 μm)。进样口温度:290 ℃。升温程序:开始温度 90 ℃,保持 0.5 min;以 15 ℃/min 升温至 200 ℃,保持 5 min;以 2.5 ℃/min 升

温至 250℃,保持 2 min;以 20 ℃/min 升温至 265℃,保持 5 min。载气:高纯氮气(纯度＞99.999%),柱前压 67kPa(相当于 10 psi)。进样量:不分流进样 1 μL。色谱分析:以保留时间定性,以试样和标准的峰高或峰面积比较定量。

5.PCB 的定性分析

以保留时间或相对保留时间进行定性分析,所检测的 PCBs 色谱峰信噪比(S/N)大于 3。

(五)计算

1.相对响应因子(RRF)

采用内标法,以相对响应因子(RRF)进行定量计算,按下式计算 RRF 值:

$$RRF = \frac{A_n \times C_s}{A_s \times C_n}$$

式中: A_n—目标化合物的峰面积; C_s—定量内标的浓度,μg/L; A_s—定量内标的峰面积; C_n—目标化合物的浓度,μg/L。

2.按下式计算试样中 PCBs 含量 X_n(μg/kg)

$$X_n = \frac{A_n \times m_s}{A_s \times RRF \times m_s}$$

式中: A_n—目标化合物的峰面积; m_s—试样中加入定量内标的量,ng; A_s—定量内标的峰面积; RRF—目标化合物对定量内标的相对响应因子。

3.检测限

本方法的检测限规定为具有 3 倍信噪比、相对保留时间符合要求的响应所对应的试样浓度。计算公式如下:

$$DL = \frac{3 \times N \times m_s}{H \times RRF \times m}$$

式中: DL—检测限,μg/kg; N—噪声峰高; m_s—加入定量内标的量,ng; H—定量内标的峰高; RRF—目标化合物对定量内标的相对响应因子; m—试样量,g。

(六)注意事项

各目标化合物定量限为 0.5 μg/kg。

在重复性条件下获得的两次独立测定结果绝对差值不得超过算术平均值的 20%。

在系列标准溶液中,各目标化合物的 RRF 值相对标准偏差(RSD)应小于 20%。

实验十八　动物性食品中重金属残留的检测

一、动物性食品中总汞的测定

(一)实验目的

通过实验了解和掌握动物性食品中总汞残留量的检测方法——冷原子吸收光谱法。

(二)实验原理

汞蒸气对波长 253.7 nm 的共振线具有强烈的吸收作用。试样经过酸消解或催化酸消解使汞转为离子状态,在强酸性介质中以氯化亚锡还原成元素汞,载气将元素汞吹入汞测定仪,进行冷原子吸收测定,在一定浓度范围其吸收值与汞含量成正比,外标法定量。

(三)试剂和材料

1.试剂

硝酸(HNO_3),盐酸(HCl),过氧化氢(H_2O_2)(30%),无水氯化钙($CaCl_2$):分析纯,高锰酸钾($KMnO_4$):分析纯,重铬酸钾($K_2Cr_2O_7$);氯化亚锡($SnCl_2 \cdot 2H_2O$):分析纯。

2.试剂配制

①高锰酸钾溶液(50 g/L):称取 5.0 g 高锰酸钾置于 100 mL 棕色瓶中,以水溶解稀释至 100 mL。

②硝酸溶液(5＋95):量取 5 mL 硝酸,缓缓倒入 95 mL 水中,混匀。

③重铬酸钾的硝酸溶液(0.5 g/L):称取 0.05 g 重铬酸钾溶于 100 mL 硝酸溶液(5＋95)中。

④氯化亚锡溶液(100 g/L):称取 10 g 氯化亚锡溶于 20 mL 盐酸中,90 ℃水浴中加热,轻微振荡,待氯化亚锡溶解成透明状后,冷却,纯水稀释定容至 100 mL,加入几粒金属锡,置阴凉、避光处保存。一经发现浑浊应重新配制。

⑤硝酸溶液(1＋9):量取 50 mL 硝酸,缓缓加入 450 mL 水中。

3.标准品(氯化汞)

纯度≥99%。

4.标准溶液配制

①汞标准储备液(1.00 mg/mL):准确称取 0.135 4 g 干燥过的氧化汞,用重铬酸钾的硝

酸溶液(0.5 g/L)溶解并转移至 100 mL 容量瓶中,定容。此溶液浓度为 1.00 mg/mL。于 4 ℃ 冰箱中避光保存,可保存两年。或购买经国家认证并授予标准物质证书的标准溶液物质。

②汞标准中间液(10 μg/mL):吸取 1.00 mL 汞标准储备液(1.00 mg/mL)于 100 mL 容量瓶中,用重铬酸钾的硝酸溶液(0.5 g/L)稀释和定容。此溶液浓度为 10 μg/mL。于 4 ℃ 冰箱中避光保存,可保存 2 年。

③汞标准使用溶液(50 ng/mL):吸取 0.50 mL 的汞标准中间液(10 μg/mL)于 100 mL 容量瓶中,用重铬酸钾的硝酸溶液(0.5 g/L)稀释和定容。此溶液浓度为 50 ng/mL,现用现配。

(四)仪器和设备

注:玻璃器皿及聚四氟乙烯消解内罐均需以硝酸溶液(1+4)浸泡 24 h,用水反复冲洗,后用去离子水冲洗干净。

①测汞仪(附气体循环泵、气体干燥装置、汞蒸气发生装置及汞蒸气吸收瓶),或全自动测汞仪。

②天平:感量为 0.1 mg 和 1 mg。

③微波消解系统。

④压力消解器。

⑤恒温干燥箱(200～300 ℃)。

⑥控温电热板(50～200 ℃)。

⑦超声水浴箱。

(五)分析步骤

1.试样预处理

①在采样和制备过程中,应注意不使试样污染。

②鱼类、肉类及蛋类等新鲜样品,洗净晾干,取可食部分匀浆,装入洁净聚乙烯瓶中,密封,于 4 ℃ 冰箱冷藏备用。

2.试样消解

(1)压力罐消解法

称取固体试样 0.2～1.0 g(精确到 0.001 g)、新鲜样品 0.5～2.0 g(精确到 0.001 g)或液体试样 1～5 mL(精确到 0.001 mL),置于消解内罐中,加入 5 mL 硝酸浸泡过夜。盖上内盖,旋紧不锈钢外套,放入恒温干燥箱,140～160 ℃ 保持 4～5 h,在箱内自然冷却至室温,然后缓慢旋松不锈钢外套,将消解内罐取出,用少量水冲洗内盖,放在控温电热板上或超声水浴箱中,于 80 ℃ 加热或超声脱气 2～5 min 赶去棕色气体。取出消解内罐,将消化液转移至 25 mL 容量瓶中,用少量水分 3 次洗涤内罐,洗涤液合并于容量瓶中并定容至刻度,混匀备用;同时做空白试验。

(2)微波消解法

称取固体试样 0.2～0.5 g(精确到 0.001 g)、新鲜样品 0.2～0.8 g 或液体试样 1～3 mL

于消解内罐中,加入 5～8 mL 硝酸,加盖放置过夜,旋紧罐盖,按照微波消解仪的标准操作步骤进行消解。冷却后取出,缓慢打开罐盖排气,用少量水冲洗内盖,将消解罐放在控温电热板上或超声水浴箱中,于 80 ℃加热或超声脱气 2～5 min,赶去棕色气体。取出消解内罐,将消化液转移至 25 mL 塑料容量瓶中,用少量水分 3 次洗涤内罐,洗涤液合并于容量瓶中并定容至刻度,混匀备用;同时做空白试验。

(3)回流消解法

①动物油脂:称取 1.0～3.0 g(精确到 0.001 g)试样,置于消化装置锥形瓶中,加玻璃珠数粒,加入 7 mL 硫酸,小心混匀至溶液颜色变为棕色,然后加 40 mL 硝酸,装上冷凝管后,小火加热,待开始发泡即停止加热,发泡停止后,加热回流 2 h。如加热过程中溶液变棕色,再加 5 mL 硝酸,继续回流 2h,消解到样品完全溶解,一般放淡黄色或无色,放冷后从冷凝管上端小心加 20 mL 水,继续加热回流 10 min 放冷,用适量水冲洗冷凝管,冲洗液并入消化液中,将消化液经玻璃棉过滤于 100 mL 容量瓶内,用少量水洗锥形瓶、滤器,洗液并入容量瓶内,加水至刻度,混匀。同时做空白试验。

②肉、蛋类:称取 0.5～2.0 g(精确到 0.001 g)捣碎混匀的试样,置于消化装置锥形瓶中,加玻璃珠数粒及 30 mL 硝酸,5 mL 硫酸,转动锥形瓶防止局部炭化。以下按步骤①"装上冷凝管后,小火加热……同时做空白试验"步骤操作。

③乳及乳制品:称取 1.0～4.0 g(精确到 0.001 g)乳或乳制品,置于消化装置锥形瓶中,加玻璃珠数粒及 30 mL 硝酸,乳加 10 mL 硫酸,乳制品加 5 mL 硫酸,转动锥形瓶防止局部炭化。以下按步骤①"装上冷凝管后,小火加热……同时做空白试验"步骤操作。

3.仪器参考条件。

打开测汞仪,预热 1 h,并将仪器性能调至最佳状态。

4.标准曲线的制作

分别吸取汞标准使用液(50 ng/mL)0.00 mL、0.20 mL、0.50 mL、1.00 mL、1.50 mL、2.00 mL、2.50 mL 于 50 mL 容量瓶中,用硝酸溶液(1+9)稀释至刻度,混匀。各自相当于汞浓度为 0.00 ng/mL、0.20 ng/mL、0.50 ng/mL、1.00 ng/mL、1.50 ng/mL、2.00 ng/mL、2.50 ng/mL。将标准系列溶液分别置于测汞仪的汞蒸气发生器中,连接抽气装置,沿壁迅速加入 3.0 mL 还原剂氯化亚锡(100 g/L),迅速盖紧瓶塞,随后有气泡产生,立即通过流速为 1.0 L/min 的氮气或经活性炭处理的空气,使汞蒸气经过氯化钙干燥管进入测汞仪中,从仪器读数显示的最高点测得其吸收值。然后,打开吸收瓶上的三通阀将产生的剩余汞蒸气吸收于高锰酸钾溶液(50 g/L)中,待测汞仪上的读数达到零点时进行下一次的测定。同时做空白试验。求得吸光度值与汞质量关系的一元线性回归方程。

5.试样溶液的测定

分别吸取样液和试剂空白液各 5.0 mL 置于测汞仪的汞蒸气发生器的还原瓶中,以下按照步骤 4"连接抽气装置……同时做空白试验"进行操作。将所测得吸光度值,代入标准系列溶液的一元线性回归方程中求得试样溶液中汞含量。

(六)分析结果的表述

试样中汞含量按以下公式进行计算:

$$X = \frac{(m_1 - m_2) \times V_1 \times 1\,000}{m_1 \times V_2 \times 1\,000 \times 1\,000}$$

式中：X—试样中汞含量，mg/kg 或 mg/L；m_1—测定样液中汞质量，ng；m_2—空白液中汞质量，ng；V_1—试样消化液定容总体积，mL；1 000—换算系数；m—试样质量，g 或 mL；V_2—测定样液体积，mL。

注：计算结果保留 2 位有效数字。

(七)精密度

在重复性条件下获得的 2 次独立测定结果的绝对差值不得超过算术平均值的 20%。

(八)其他

当样品称样量为 0.5 g，定容体积为 25 mL 时，方法的检出限为 0.002 mg/kg，定量限为 0.007 mg/kg。

二、动物性食品中铅的测定

(一)实验目的

了解和掌握测定动物性食品中铅含量的检测方法——二硫腙比色法。测定方法参照 GB 5009.12—2017《食品安全国家标准　食品中铅的测定》进行。

(二)实验原理

试样经消化后，在 pH 8.5～9.0 时，铅离子与二硫腙生成红色络合物，溶于三氯甲烷。加入柠檬酸铵、氰化钾和盐酸羟胺等，防止铁、铜、锌等离子干扰。于波长 510 nm 处测定吸光度，与标准系列比较定量。

(三)试剂和材料

1.试剂

注：除非另有说明，本方法所有试剂均为分析纯，水为 GB/T 6682 规定的弱三级水。

硝酸（HNO_3）：优级纯，高氯酸（$HClO_4$）：优级纯，氨水（$NH_3 \cdot H_2O$）：优级纯，盐酸（HCl）：优级纯，酚红（$C_{19}H_{14}O_5S$），盐酸羟胺（$NH_2OH \cdot HCl$），柠檬酸铵[$C_6H_5O_7(NH_4)_3$]，氰化钾（KCN），三氯甲烷（CH_3Cl，不应含氧化物），二硫腙（$C_6H_5NHNHCSN{=}NC_6H_5$），乙醇（C_2H_5OH）：优级纯。

2.试剂配制

①硝酸溶液（5+95）：量取 50 mL 硝酸，缓慢加入 950 mL 水中，混匀。

②硝酸溶液（1+9）：量取 50 mL 硝酸，缓慢加入 450 mL 水中，混匀。

③氨水溶液（1+1）：量取 100 mL 氨水，加入 100 mL 水，混匀。

④氨水溶液（1+99）：量取 10 mL 氨水，加入 990 mL 水，混匀。

⑤盐酸溶液（1+1）：量取 100 mL 盐酸，加入 100 mL 水，混匀。

⑥酚红指示液（1 g/L）：称取 0.1 g 酚红，用少量多次乙醇溶解后移入 100 mL 容量瓶中并定容至刻度，混匀。

⑦二硫腙-三氯甲烷溶液(0.5 g/L):称取 0.5 g 二硫腙,用三氯甲烷溶解,并定容至 1 000 mL,混匀,保存于 0～5 ℃下,必要时用下述方法纯化。

称取 0.5 g 研细的二硫腙,溶于 50 mL 三氯甲烷中,如不全溶,可用滤纸过滤于 250 mL 分液漏斗中,用氨水溶液(1＋99)提取 3 次,每次 100 mL,将提取液用棉花过滤至 500 mL 分液漏斗中,用盐酸溶液(1＋1)调至酸性,将沉淀出的二硫腙用三氯甲烷提取 2～3 次,每次 20 mL,合并三氯甲烷层,用等量水洗涤两次,弃去洗涤液,在 50 ℃水浴上蒸去三氯甲烷。精制的二硫腙置硫酸干燥器中,干燥备用。或将沉淀出的二硫腙用 200 mL、200 mL、100 mL 三氯甲烷提取 3 次,合并三氯甲烷层为二硫腙-三氯甲烷溶液。

⑧盐酸羟胺溶液(200 g/L):称 20 g 盐酸羟胺,加水溶解至 50 mL,加 2 滴酚红指示液(1 g/L),加氨水溶液(1＋1),调 pH 至 8.5～9.0(由黄变红,再多加 2 滴),用二硫腙-三氯甲烷溶液(0.5 g/L)提取至三氯甲烷层绿色不变为止,再用三氯甲烷洗 2 次,弃去三氯甲烷层,水层加盐酸溶液(1＋1)至呈酸性,加水至 100 mL,混匀。

⑨柠檬酸铵溶液(200 g/L):称取 50 g 柠檬酸铵,溶于 100 mL 水中,加 2 滴酚红指示液(1 g/L),加氨水溶液(1＋1),调 pH 至 8.5～9.0,用二硫腙-三氯甲烷溶液(0.5 g/L)提取数次,每次 10～20 mL,至三氯甲烷层绿色不变为止,弃去三氯甲烷层,再用三氯甲烷洗 2 次,每次 5 mL,弃去三氯甲烷层,加水稀释至 250 mL,混匀。

⑩氰化钾溶液(100 g/L):称取 10 g 氰化钾,用水溶解后稀释至 100 mL,混匀。

⑪二硫腙使用液:吸取 1.0 mL 二硫腙-三氯甲烷溶液(0.5 g/L),加三氯甲烷至 10 mL,混匀。用 1 cm 比色杯,以三氯甲烷调节零点,于波长 510 nm 处测吸光度(A),用以下公式算出配制 100 mL 二硫腙使用液(70%透光率)所需二硫腙-三氯甲烷溶液(0.5 g/L)的毫升数(V)。量取计算所得体积的二硫腙-三氯甲烷溶液,用三氯甲烷稀释至 100 mL。

$$V = \frac{10 \times (2 - \lg 70)}{A} = \frac{1.55}{A}$$

3.标准品

硝酸铅[$Pb(NO_3)_2$,CAS 号:10099-74-8]:纯度＞99.99%。或经国家认证并授予标准物质证书的一定浓度的铅标准溶液。

4.标准溶液配制

①铅标准储备液(1 000 mg/L):准确称取 1.598 5 g(精确至 0.000 1 g)硝酸铅,用少量硝酸溶液(1＋9)溶解,移入 1 000 mL 容量瓶,加水至刻度,混匀。

②铅标准使用液(10.0 mg/L):准确吸取铅标准储备液(1 000 mg/L)1.00 mL 于100 mL 容量瓶中,加硝酸溶液(5＋95)至刻度,混匀。

(四)仪器和设备

所有玻璃器皿均需硝酸(1＋5)浸泡过夜,用自来水反复冲洗,最后用水冲洗干净。

分光光度计、分析天平(感量 0.1 mg 和 1 mg)、可调式电热炉、可调式电热板。

(四)分析步骤

1.试样制备

在采样和试样制备过程中,应避免试样污染。

①鱼类、肉类等:样品用水洗净,晾干,取可食部分,制成匀浆,储于塑料瓶中。

②液态乳等液体样品:将样品摇匀。

2.试样前处理——湿法消解

称取固体试样 0.2～3 g(精确至 0.001 g)或准确移取液体试样 0.500～5.00 mL 于带刻度消化管中,加入 10 mL 硝酸和 0.5 mL 高氯酸,在可调式电热炉上消解[参考条件:120 ℃/(0.5～1) h;升至 180 ℃/(2～4) h,升至 200～220 ℃]。若消化液呈棕褐色,再加少量硝酸,消解至冒白烟,消化液呈无色透明或略带黄色,取出消化管,冷却后用水定容至 10 mL,混匀备用。同时做试剂空白试验。也可采用锥形瓶,于可调式电热板上,按上述操作方法进行湿法消解。

3.测定

(1)仪器参考条件

根据各自仪器性能调至最佳状态。测定波长:510 nm。

(2)标准曲线的制作

吸取 0.000 mL、0.100 mL、0.200 mL、0.300 mL、0.400 mL 和 0.500 mL 铅标准使用液(相当 0.00 μg、1.00 μg、2.00 μg、3.00 μg、4.00 μg 和 5.00 μg 铅)分别置于 125 mL 分液漏斗中,各加硝酸溶液(5+95)至 20 mL。再各加 2 mL 柠檬酸铵溶液(200 g/L),1 mL 盐酸羟胺溶液(200 g/L)和 2 滴酚红指示液(1 g/L),用氨水溶液(1+1)调至红色,再各加 2 mL 氰化钾溶液(100 g/L),混匀。各加 5 mL 二硫腙使用液,剧烈振摇 1 min,静置分层后,三氯甲烷层经脱脂棉滤入 1 cm 比色杯中,以三氯甲烷调节零点于波长 510 nm 处测吸光度,以铅的质量为横坐标,吸光度值为纵坐标,制作标准曲线。

(3)试样溶液的测定

将试样溶液及空白溶液分别置于 125 mL 分液漏斗中,各加硝酸溶液至 20 mL。于消解液及试剂空白液中各加 2 mL 柠檬酸铵溶液(200 g/L),1 mL 盐酸羟胺溶液(200 g/L)和 2 滴酚红指示液(1 g/L),用氨水溶液(1+1)调至红色,再各加 2 mL 氰化钾溶液(100 g/L),混匀。各加 5 mL 二硫腙使用液,剧烈振摇 1 min,静置分层后,三氯甲烷层经脱脂棉滤入 1 cm 比色杯中,于波长 510 nm 处测吸光度,与标准系列比较定量。

(六)分析结果的表述

试样中铅的含量按以下公式计算:

$$X = \frac{m_1 - m_0}{m_2}$$

式中:X—试样中铅的含量,mg/kg 或 mg/L;m_1—试样溶液中铅的质量,μg;m_0—空白溶液中铅的质量,μg;m_2—试样称样量或移取体积,g 或 mL。

注:当铅含量≥10.0 mg/kg(或 mg/L)时,计算结果保留 3 位有效数字;当铅含量<10.0 mg/kg(或 mg/L)时,计算结果保留 2 位有效数字。

(七)精密度

在重复性条件下获得的 2 次独立测定结果的绝对差值不得超过算术平均值的 10%。

(八)其他

以称样量 0.5 g(或 0.5 mL)计算,方法的检出限为 1 mg/kg(或 1 mg/L),定量限为 3 mg/kg(或 3 mg/L)。

三、动物性食品中镉的测定

(一)实验目的

了解和掌握测定动物性食品中镉含量的检测方法——石墨炉原子吸收光谱法。测定方法参照 GB 5009.15—2014《食品安全国家标准 食品中镉的测定》进行。

(二)基本原理

试样经灰化或酸消解后,注入一定量样品消化液于原子吸收分光光度计石墨炉中,电热原子化后吸收 228.8 nm 共振线,在一定浓度范围内,其吸光度值与镉含量成正比,采用标准曲线法定量。

(三)试剂与材料

注:所用玻璃仪器均需以硝酸溶液(1+4)浸泡 24 h 以上,用水反复冲洗,最后用去离子水冲洗干净。

1. 试剂

硝酸(HNO_3):优级纯,盐酸(HCl):优级纯,高氯酸($HClO_4$):优级纯,过氧化氢(H_2O_2, 30%),磷酸二氢铵($NH_4H_2PO_4$)。

2. 试剂配制

①硝酸溶液(1%):取 10.0 mL 硝酸加入 100 mL 水中,稀释至 1 000 mL。

②盐酸溶液(1+1):取 50 mL 盐酸慢慢加入 50 mL 水中。

③硝酸-高氯酸混合溶液(9+1):取 9 份硝酸与 1 份高氯酸混合。

④磷酸二氢铵溶液(10 g/L):称取 10.0 g 磷酸二氢铵,用 100 mL 硝酸溶液(1%)溶解后定量移入 1 000 mL 容量瓶,用硝酸溶液(1%)定容至刻度。

3. 标准品

金属镉(Cd)标准品,纯度为 99.99%或经国家认证并授予标准物质证书的标准物质。

4. 标准溶液配制

①镉标准储备液(1 000 mg/L):准确称取 1 g 金属镉标准品(精确至 0.000 1 g)于小烧杯中,分次加 20 mL 盐酸溶液(1+1)溶解,加 2 滴硝酸,移入 1 000 mL 容量瓶中,用水定容至刻度,混匀;或购买经国家认证并授予标准物质证书的标准物质。

②镉标准使用液(100 ng/mL):吸取镉标准储备液 10.0 mL 于 100 mL 容量瓶中,用硝酸溶液(1%)定容至刻度,如此经多次稀释成每毫升含 100.0 ng 镉的标准使用液。

③镉标准曲线工作液:准确吸取镉标准使用液 0.00 mL、0.50 mL、1.00 mL、1.50 mL、2.00 mL、3.00 mL 于 100 mL 容量瓶中,用硝酸溶液(1%)定容至刻度,即得到含镉量分别为 0.00 ng/mL、0.50 ng/mL、1.00 ng/mL、1.50 ng/mL、2.00 ng/mL、3.00 ng/mL 的标准系列

溶液。

(四)仪器和设备

原子吸收光谱仪(配石墨炉原子化器,附铅空心阴极灯)、分析天平(感量 0.1 mg 和 1 mg)、可调式电热炉、可调式电热板、微波消解系统(配聚四氟乙烯消解内罐)、恒温干燥箱、压力消解器、压力消解罐(配聚四氟乙烯消解内罐)。

(五)分析步骤

1. 试样制备

肉类、鱼类及蛋类等鲜(湿)试样:用食品加工机打成匀浆或碾磨成匀浆,储于洁净的塑料瓶中,并标明标记,于-18~-16 ℃冰箱中保存备用。

乳等液态试样:按样品保存条件保存备用。含气样品使用前应除气。

2. 试样消解

可根据实验室条件选用以下任何一种方法消解,称量时应保证样品的均匀性:

①压力消解罐消解法:称取鲜(湿)试样 1~2 g(精确到 0.001 g)于聚四氟乙烯内罐,加硝酸 5 mL 浸泡过夜。再加过氧化氢溶液(30%)2~3 mL(总量不能超过罐容积的 1/3)。盖好内盖,旋紧不锈钢外套,放入恒温干燥箱,120~160 ℃保持 4~6 h,在箱内自然冷却至室温,打开后加热赶酸至近干,将消化液洗入 10 mL 或 25 mL 容量瓶中,用少量硝酸溶液(1%)洗涤内罐和内盖 3 次,洗液合并于容量瓶中并用硝酸溶液(1%)定容至刻度,混匀备用;同时做试剂空白试验。

②微波消解:称取鲜(湿)试样 1~2 g(精确到 0.001 g)置于微波消解罐中,加 5 mL 硝酸和 2 mL 过氧化氢。微波消化程序可以根据仪器型号调至最佳条件。消解完毕,待消解罐冷却后打开,消化液呈无色或淡黄色,加热赶酸至近干,用少量硝酸溶液(1%)冲洗消解罐 3 次,将溶液转移至 10 mL 或 25 mL 容量瓶中,并用硝酸溶液(1%)定容至刻度,混匀备用;同时做试剂空白试验。

③湿式消解法:称取鲜(湿)试样 1~2 g(精确到 0.001 g)于锥形瓶中,放数粒玻璃珠,加 10 mL 硝酸-高氯酸混合溶液(9+1),加盖浸泡过夜,加一小漏斗在电热板上消化,若变棕黑色,再加硝酸,直至冒白烟,消化液呈无色透明或略带微黄色,放冷后将消化液洗入 10~25 mL 容量瓶中,用少量硝酸溶液(1%)洗涤锥形瓶 3 次,洗液合并于容量瓶中并用硝酸溶液(1%)定容至刻度,混匀备用;同时做试剂空白试验。

④干法灰化:称取鲜(湿)试样 1~2 g(精确到 0.001 g)、液态试样 1~2 g(精确到 0.001 g)于瓷坩埚中,先小火在可调式电炉上炭化至无烟,移入马弗炉 500 ℃灰化 6~8 h,冷却。若个别试样灰化不彻底,加 1 mL 混合酸在可调式电炉上小火加热,将混合酸蒸干后,再转入马弗炉中 500 ℃继续灰化 1~2 h,直至试样消化完全,呈灰白色或浅灰色。放冷,用硝酸溶液(1%)将灰分溶解,将试样消化液移入 10 mL 或 25 mL 容量瓶中,用少量硝酸溶液(1%)洗涤瓷坩埚 3 次,洗液合并于容量瓶中并用硝酸溶液(1%)定容至刻度,混匀备用;同时做试剂空白试验。

注:试验要在通风良好的通风橱内进行。对含油脂的样品,尽量避免用湿式消解法消化,最好采用干法消化,如果必须采用湿式消解法消化,样品的取样量最大不能超过 1 g。

3. 仪器参考条件

根据所用仪器型号将仪器调至最佳状态。原子吸收分光光度计(附石墨炉及镉空心阴极灯)测定参考条件如下:

①波长 228.8 nm,狭缝 0.2~1.0 nm,灯电流 2~10 mA,干燥温度 105 ℃,干燥时间 20 s。

②灰化温度 400~700 ℃,灰化时间 20~40 s。

③原子化温度 1 300~2 300 ℃,原子化时间 3~5 s。

④背景校正为氘灯或塞曼效应。

4. 标准曲线的制作

将标准曲线工作液按浓度由低到高的顺序各取 20 μL 注入石墨炉,测其吸光度值,以标准曲线工作液的浓度为横坐标,相应的吸光度值为纵坐标,绘制标准曲线并求出吸光度值与浓度关系的一元线性回归方程。

标准系列溶液应不少于 5 个点的不同浓度的镉标准溶液,相关系数不应小于 0.995。如果有自动进样装置,也可用程序稀释来配制标准系列。

5. 试样溶液的测定

于测定标准曲线工作液相同的实验条件下,吸取样品消化液 20 μL(可根据使用仪器选择最佳进样量),注入石墨炉,测其吸光度值。代入标准系列的一元线性回归方程中求样品消化液中镉的含量,平行测定次数不少于 2 次。若测定结果超出标准曲线范围,用硝酸溶液(1%)稀释后再行测定。

6. 基体改进剂的使用

对有干扰的试样,和样品消化液一起注入石墨炉 5 μL 基体改进剂磷酸二氢铵溶液(10 g/L),绘制标准曲线时也要加入与试样测定时等量的基体改进剂。

(六)分析结果的表述

试样中镉含量按以下公式进行计算:

$$X = \frac{(c_1 - c_0) \times V}{m \times 1\,000}$$

式中:X—试样中镉含量,mg/kg 或 mg/L;c_1—试样消化液中镉含量,ng/mL;c_0—空白液中镉含量,ng/mL;V—试样消化液定容总体积,mL;m—试样质量或体积,g 或 mL;1 000—换算系数。

注:以重复性条件下获得的 2 次独立测定结果的算术平均值表示,结果保留 2 位有效数字。

(七)精密度

在重复性条件下获得的 2 次独立测定结果的绝对差值不得超过算术平均值的 20%。

(八)其他

该方法检出限为 0.001 mg/kg,定量限为 0.003 mg/kg。

参考文献

［1］陈明勇. 动物性食品卫生学实验教程［M］. 北京:中国农业大学出版社,2005.

［2］陈明勇. 动物性食品检验技术［M］. 北京:中国农业大学出版社,2014.

［3］张彦明,佘锐萍. 动物性食品卫生学［M］. 5 版. 北京:中国农业出版社,2015.

［4］中华人民共和国国家卫生和计划生育委员会,国家食品药品监督管理总局. 中华人民共和国国家标准 食品安全国家标准 食品中氯化物的测定:GB 5009.44—2016［S］. 北京:中国标准出版社,2017.

［5］中华人民共和国国家卫生和计划生育委员会,国家食品药品监督管理总局. 中华人民共和国国家标准 食品安全国家标准 鲜(冻)畜、禽产品:GB 2707—2016［S］. 北京:中国标准出版社,2017.

［6］中华人民共和国卫生部. 中华人民共和国国家标准 食品安全国家标准 牛肉、羊肉、兔肉卫生标准:GB 2708—1994［S］. 北京:中国标准出版社,1994.

［7］中华人民共和国国家质量监督检验检疫总局. 中华人民共和国国家标准 食品安全国家标准 鲜、冻禽产品:GB 16869—2005［S］. 北京:中国标准出版社,2006.

［8］中华人民共和国国家卫生和计划生育委员会,国家食品药品监督管理总局. 中华人民共和国国家标准 食品安全国家标准 食品中挥发性盐基氮的测定:GB 5009.228—2016［S］. 北京:中国标准出版社,2017.

［9］中华人民共和国国家卫生和计划生育委员会,国家食品药品监督管理总局. 中华人民共和国国家标准 食品安全国家标准 食品 pH 值的测定:GB 5009.237—2016［S］. 北京:中国标准出版社,2017.

［10］国家食品药品监督管理总局,中华人民共和国国家卫生和计划生育委员会. 中华人民共和国国家标准 食品安全国家标准 食品微生物学检验 菌落总数测定:GB 4789.2—2016［S］. 北京:中国标准出版社,2017.

［11］国家食品药品监督管理总局,中华人民共和国国家卫生和计划生育委员会. 中华人民共和国国家标准 食品安全国家标准 食品微生物学检验 大肠菌群检验:GB 4789.3—2016［S］. 北京:中国标准出版社,2017.

［12］国家食品药品监督管理总局,中华人民共和国国家卫生和计划生育委员会. 中华人民共和国国家标准 食品安全国家标准 食品微生物学检验 沙门菌检验:GB 4789.4—2016［S］. 北京:中国标准出版社,2017.

［13］中华人民共和国卫生部. 中华人民共和国国家标准 食品安全国家标准 食品微生物

学检验　志贺氏菌检验:GB 4789.5—2012[S]. 北京:中国标准出版社,2012.

[14] 中华人民共和国国家质量监督检验检疫总局,中国国家标准化管理委员会. 中华人民共和国国家标准　食品安全国家标准　食品微生物学检验　金黄色葡萄球菌检验:GB 4789.10—2016[S]. 北京:中国标准出版社,2017.

[15] 国家质量监督检验检疫总局. 中华人民共和国国家标准　农产品安全质量　无公害畜禽肉安全要求:GB 18406.3—2001[S]. 北京:中国标准出版社,2001.

[16] 中华人民共和国农业部. 中华人民共和国农业行业标准　无公害食品　兔肉:NY 5129—2002[S]. 北京:中国标准出版社,2002.

[17] 中华人民共和国农业部. 中华人民共和国农业行业标准　无公害食品　猪肝:NY 5146—2002[S]. 北京:中国标准出版社,2002.

[18] 中华人民共和国农业部. 中华人民共和国农业行业标准　无公害食品　禽与禽副产品:NY 5034—2005[S]. 北京:中国标准出版社,2005.

[19] 中华人民共和国农业部. 中华人民共和国农业行业标准　无公害食品　羊肉:NY 5147—2008[S]. 北京:中国标准出版社,2008.

[20] 中华人民共和国农业部. 中华人民共和国农业行业标准　无公害食品　猪肉:NY 5029—2008[S]. 北京:中国标准出版社,2008.

[21] 中华人民共和国农业部. 中华人民共和国农业行业标准　无公害食品　牛肉:NY 5044—2008[S]. 北京:中国标准出版社,2008.

[22] 中华人民共和国国家卫生和计划生育委员会,国家食品药品监督管理总局. 中华人民和国国家标准　食品安全国家标准　食品中亚硝酸盐与硝酸盐的测定:GB 5009.33—2016[S]. 北京:中国标准出版社,2017.

[23] 中华人民共和国国家卫生和计划生育委员会,国家食品药品监督管理总局. 中华人民和国国家标准　食品安全国家标准　食品中酸价的测定:GB 5009.229—2016[S]. 北京:中国标准出版社,2017.

[24] 中华人民共和国国家卫生和计划生育委员会,国家食品药品监督管理总局. 中华人民和国国家标准　食品安全国家标准　食品中水分的测定:GB 5009.3—2016[S]. 北京:中国标准出版社,2017.

[25] 中华人民共和国国家卫生和计划生育委员会,国家食品药品监督管理总局. 中华人民和国国家标准　食品安全国家标准　食品中挥发性盐基氮的测定:GB 5009.228—2016[S]. 北京:中国标准出版社,2017.

[26] 国家食品药品监督管理总局,中华人民共和国国家卫生和计划生育委员会. 中华人民共和国国家标准　食品安全国家标准　食品微生物学检验　商业无菌检验:GB/T 4789.26—2013[S]. 北京:中国标准出版社,2014.

[27] 中华人民共和国国家质量监督检验检疫总局,中国国家标准化管理委员会. 中华人民共和国国家标准　食用猪油:GB/T 8937—2006[S]. 北京:中国标准出版社,2007.

[28] 中华人民共和国卫生部. 中华人民共和国国家标准　食品安全国家标准　鲜蛋卫生标准:GB 2748—2003[S]. 北京:中国标准出版社,2005.

[29] 中华人民共和国国家卫生和计划生育委员会,国家食品药品监督管理总局. 中华人民

和国国家标准　食品安全国家标准　蛋与蛋制品:GB 2749—2015［S］.北京:中国标准出版社,2016.

［30］中华人民共和国卫生部.中华人民共和国国家标准　食品安全国家标准　蛋与蛋制品检验:GB/T 4789.19—2003［S］.北京:中国标准出版社,2004.

［31］国家食品药品监督管理总局,中华人民共和国国家卫生和计划生育委员会.中华人民共和国国家标准　食品安全国家标准　食品中污染物限量:GB 2762—2017［S］.北京:中国标准出版社,2017.

［32］中华人民共和国农业农村局,国家市场监督管理总局,中华人民共和国国家卫生健康委员会.中华人民共和国国家标准　食品安全国家标准　食品中农药最大残留限量:GB 2763—2019［S］.北京:中国标准出版社,2020.

［33］国家食品药品监督管理总局,中华人民共和国国家卫生和计划生育委员会.中华人民共和国国家标准　食品安全国家标准　蛋与蛋制品生产卫生规范:GB 21710—2016［S］.北京:中国标准出版社,2017.

［34］中华人民共和国卫生部.中华人民共和国国家标准 食品安全国家标准　乳与乳制品卫生标准的分析方法:GB/T 5009.46—2003［S］.北京:中国标准出版社,2004.

［35］中华人民共和国国家质量监督检验检疫总局.中华人民共和国国家标准　原料乳中三聚氰胺快速检测　液相色谱法:GB/T 22400—2008［S］.北京:中国标准出版社,2008.

［36］中华人民共和国卫生部.中华人民共和国国家标准　食品安全国家标准　鲜乳卫生标准:GB19301—2003［S］.北京:中国标准出版社,2004.

［37］中华人民共和国卫生部,国家标准化管理委员会.中华人民共和国国家标准　食品安全国家标准　巴氏杀菌、灭菌乳卫生标准:GB 19645—2005［S］.北京:中国标准出版社,2005.

［38］中华人民共和国国家质量监督检验检疫总局,中国国家标准化管理委员会.中华人民共和国国家标准　食品安全国家标准　分析实验室用水规格和试验方法:GB/T 6682—2008［S］.北京:中国标准出版社,2008.

［39］中华人民共和国卫生部.中华人民共和国国家标准　食品安全国家标准　肉与肉制品卫生标准的分析方法:GB/T 5009.44—2003［S］.北京:中国标准出版社,2004.

［40］中华人民共和国国家卫生和计划生育委员会.中华人民共和国国家标准　食品安全国家标准　食品中三甲胺的测定:GB 5009.179—2016［S］.北京:中国标准出版社,2017.

［41］中华人民共和国国家卫生和计划生育委员会,国家食品药品监督管理总局.中华人民共和国国家标准　食品安全国家标准　食品中生物胺的测定:GB 5009.208—2016［S］.北京:中国标准出版社,2017.

［42］中华人民共和国国家卫生和计划生育委员会.中华人民共和国国家标准　食品安全国家标准　食品微生物学检验　霉菌和酵母计数:GB 4789.15—2016［S］.北京:中国标准出版社,2017.

［43］中华人民共和国卫生部.中华人民共和国国家标准 食品安全国家标准　食品微生物学检验　大肠埃希菌计数:GB 4789.38—2012［S］.北京:中国标准出版社,2012.

［44］中华人民共和国国家卫生和计划生育委员会.中华人民共和国国家标准　食品微生物

学检验　肉毒梭菌及肉毒毒素检验:GB 4789.12—2016[S]. 北京:中国标准出版社,2017.

[45] 中华人民共和国国家卫生和计划生育委员会. 中华人民共和国国家标准　食品微生物学检验　空肠弯曲菌检验:GB 4789.9—2014[S]. 北京:中国标准出版社,2015.

[46] 病死及病害动物无害化处理技术规范. 农医发〔2017〕25 号.

[47] 中华人民共和国农业部. 中华人民共和国国家标准　动物性食品中 13 种磺胺类药物多残留的测定　高效液相色谱法:GB 29694—2013[S]. 北京:中国标准出版社,2014.

[48] 中华人民共和国农业部. 无公害食品　水产品中渔药残留限量:NY 5070—2002 [S]. 北京:中国标准出版社,2002.

[49] 中华人民共和国农村农业部,中华人民共和国国家卫生和计划生育委员会. 中华人民共和国国家标准　食品安全国家标准　牛奶中氯霉素残留量的测定　液相色谱-串联质谱法:GB 29688—2013[S]. 北京:中国标准出版社,2014.

[50] 中华人民共和国国家质量监督检验检疫总局. 中华人民共和国国家标准　动物源性食品中四环素类兽药残留量检测方法　液相色谱-质谱/质谱法与高效液相色谱法:GB/T 21317—2007[S]. 北京:中国标准出版社,2008.

[51] 中华人民共和国国家质量监督检验检疫总局. 中华人民共和国国家标准　动物源性食品中硝基呋喃类药物代谢物残留量检测方法　高效液相色谱/串联质谱法:GB/T 21311—2007[S]. 北京:中国标准出版社,2008.

[52] 中华人民共和国国家质量监督检验检疫总局,中华人民共和国国家卫生健康委员会,中华人民共和国农村农业部. 中华人民共和国国家标准　食品安全国家标准　水产品中大环内酯类药物残留量的测定　液相色谱-串联质谱法:GB 31660.1—2019 [S]. 北京:中国标准出版社,2020.

[53] 中华人民共和国农业部,中华人民共和国国家卫生和计划生育委员会. 中华人民共和国国家标准　牛奶中喹诺酮类药物多残留的测定　高效液相色谱法:GB 29692—2013 [S]. 北京:中国标准出版社,2014.

[54] 中华人民共和国国家质量监督检验检疫总局. 中华人民共和国国家标准　测量方法与结果的准确度(正确度与精密度)　第 1 部分:总则与定义:GB/T 6379.1—2004 [S]. 北京:中国标准出版社,2005.

[55] 中华人民共和国国家质量监督检验检疫总局. 中华人民共和国国家标准　测量方法与结果的准确度　第 2 部分:确定标准测量方法重复性与再现性的基本方法:GB/T 6379.1—2004 [S]. 北京:中国标准出版社,2005.

[56] 中华人民共和国卫生部. 中华人民共和国国家标准　动物性食品中有机氯农药和拟除虫菊酯农药多组分残留量的测定:GB/T 5009.162—2008 [S]. 北京:中国标准出版社,2009.

[57] 中华人民共和国卫生部. 中华人民共和国国家标准　动物性食品中有机磷农药多组分残留量的测定:GB/T 5009.161—2003 [S]. 北京:中国标准出版社,2004.

[58] 中华人民共和国卫生部. 中华人民共和国国家标准　动物性食品中氨基甲酸酯类农药多组分残留高效液相色谱测定:GB/T 5009.163—2003 [S]. 北京:中国标准出版

社,2004.

[59] 中华人民共和国国家质量监督检验检疫总局. 中华人民共和国国家标准　动物肌肉中478 种农药及相关化学品残留量的测定　气相色谱-质谱法 GB/T 19650—2006[S]. 北京:中国标准出版社,2007.

[60] 中华人民共和国国家质量监督检验检疫总局. 中华人民共和国国家标准　动物源性食品中多种 β-受体激动剂残留量的测定　液相色谱串联质谱法:GB/T 22286—2008[S].北京:中国标准出版社,2008.

[61] 中华人民共和国农业部,中华人民共和国国家卫生和计划生育委员会. 中华人民共和国国家标准　食品安全国家标准　奶及奶制品中 17β-雌二醇、雌三醇、炔雌醇多残留的测定　气相色谱-质谱法:GB 29698—2013[S]. 北京:中国标准出版社,2014.

[62] 中华人民共和国国家卫生和计划生育委员会,中华人民共和国国家标准　食品中铅的测定:GB 5009.12—2017[S].北京:中国标准出版社,2017.

[63] 中华人民共和国国家卫生和计划生育委员会,中华人民共和国国家标准　食品中镉的测定:GB 5009.15—2014[S].北京:中国标准出版社,2015.

[64] 沈建忠,等.一种检测红霉素类化合物的方法及其专用酶联免疫试剂盒[P]. 中国专利:CN 101299046,2008-11-05.